理学療法 MOOK 12

循環器疾患のリハビリテーション

シリーズ編集　黒川　幸雄（新潟医療福祉大学）
　　　　　　　高橋　正明（群馬パース大学保健科学部）
　　　　　　　鶴見　隆正（神奈川県立保健福祉大学）

責任編集　　　山田　純生（名古屋大学医学部保健学科）

編集にあたって

　本書は循環器理学療法臨床に携わる方々に，理学療法介入の視点を提供するための参考書として企画された．したがって，不特定多数を対象として当該領域の知識を平易に理解していただくものではなく，一定期間の臨床経験を積んだ方，あるいは大学院レベルで理論的な背景を学んだ上で臨床に出ようとする方々を対象に想定している．臨床といっても現在の臨床のみでなく，近い将来必ず対象となる慢性心不全を加え，急性心筋梗塞，開心外科術後の3者を取り上げた．

　循環器理学療法は運動刺激，あるいは温熱や電気などの物理的刺激を循環器疾患の治療に応用しようとするものであるが，効果的介入とするには2つの条件を満たすことが必要である．その1つは目的を明確にすることであり，他の1つは病態の特殊性を考慮した介入（疾患特異的介入）とすることである．この2者は循環器理学療法臨床の必要条件といってよいが，前者には治療の理解が，後者には病態の理解が必須となる．したがって，本書における各章の組み立ても，最初に各対象の病態ならびに治療についての理解を促し，その上で運動あるいは温熱介入の視点と実際について示す構成とした．また，心不全は内科的治療と外科的治療が混在する領域であることより，本書でもそれぞれの領域よりご執筆いただいた．読者におかれてはこのような編集の意図を十分ご理解いただき，本書の利用をお願いしたいと思う．

　読者によっては，特に病理学や女性といった項目を独立させた本書の章立てに疑問を感じる方もいるかもしれない．これには編者の特別な意図があり少し説明が必要かと思う．病理学の専門家に章をお願いしたのは，臓器障害の基盤を究明する病理学への関心を高めることで，読者に臓器障害をより深く考察する視点を提供することを意図したものである．末松先生は心臓リハビリテーションスタッフとも一緒に仕事をされており，本邦でも数少ない循環器理学療法臨床の理解者である．章をお読みいただくと臓器障害への深い理解は対象となる患者の背景を洞察する臨床能力に結びつくことが理解されると思う．性差の問題については今後の課題として章立てした．総論で述べたように，性差は循環器理学療法介入の特異性を形成する要因の一つでもあり，今後ますます多方面からの検討が進むことは間違いない．本書が本邦で遅れている臨床での取り組みを促す刺激とならんことを願っている．

　循環器理学療法は今後の循環器医療の成熟度を示すバロメータとなり得る．もちろん，それには質の高い介入を担保する姿勢と，帰結を心機能障害の改善のみにおかず，酸素搬送に関与する"系"全体の再構築を促す指標に見出す視点が必要である．これまでがそうであったように，このような取り組みは個々の症例に対する介入成績を蓄積していく地道な作業が必要となるが，そのような作業は責務であると同時に，臨床に携わる者のみに与えられた特権でもある．循環器理学療法を志す読者には，ぜひそのような認識をもっていただき，積極的に臨床データをもって他者とコミュニケーションするようお願いしたいと思う．

　最後に，本書の執筆に快く応じていただいた先生方に対し，紙面を借りて深く感謝申し上げたい．

いずれの先生方も臨床の第一線で活躍されており，お忙しい中の執筆であったことと思う．加えて，本書の出版が企画されて上梓するまでに2年近くの歳月が流れた．これはすべて編者の不徳といたすところであり，早々に執筆していただいた先生方には深くお詫び申し上げたい．また，三輪書店の青山　智氏，浜田亮宏氏には，編集サポートとして多大なご援助をいただいた．本書発刊に対する彼らの熱意には頭が下がるが，執筆者の代表として，その労力には本書が将来的に改変を重ね，循環器理学療法の標準参考書となることでお返ししたいと思う次第である．

　2005年9月吉日

山田　純生

目　次

第1章　循環器理学療法総論 …………………………………山田　純生・2

第2章　病理学からみた心臓リハビリテーション ……………末松　直美・22

第3章　女性と虚血性心疾患 ……………………………………天野　恵子・36

第4章　循環器疾患治療の実際
　1．虚血性心疾患
　　1）病態と治療 ………………………………………………増田　　卓・52
　　2）運動療法―急性期から回復期まで ……………………井澤　和大・82
　　3）虚血性心疾患に対する運動療法の生理学的効果機序 ……山内　孝義，他・98
　2．心臓外科手術―バイパス手術
　　1）手術手技・術後病態管理・病態評価 …………………金子　達夫・107
　　2）術前指導・術後急性期の理学療法 ……………………高橋　哲也・115
　　3）術後回復期の運動療法 …………………………………渡辺　　敏・133
　3．心不全
　　1）慢性心不全の病態生理 …………………………………麻野井英次・142
　　2）外科的治療―手術手技・術後病態管理・病態評価 ……江連　雅彦，他・152
　　3）慢性心不全の運動療法 …………………………………山田　純生・161
　　4）温熱療法 …………………………………………………木原　貴士，他・174

第5章　運動療法の主観的効果
　1．心疾患患者の運動療法と健康関連QOL ………………井澤　和大，他・188
　2．心臓リハビリテーションと性差 ………………………岡　浩一朗，他・196

第6章　心肺運動負荷試験―方法と解釈 ………………………安達　　仁・206

第7章　二次予防
　1．運動でプラークは安定するのか ………………………砂山　　聡，他・220
　2．メタボリック症候群からみた二次予防 ………………木村　　穰・226
　3．システムからみた二次予防 ……………………………牧田　　茂・234

Topics

1. 再生医療の現状……………………………………………近藤　隆久, 他・**16**
2. 急性期再灌流療法と運動療法……………………………後藤　葉一・**30**
3. 睡眠時無呼吸症候群………………………………………長田　尚彦・**46**
4. Heat shock protein ………………………………………高橋　尚彦・**184**
5. 心臓リハビリテーション指導士…………………………長山　雅俊・**202**

第 *1* 章

循環器理学療法 総論

循環器理学療法総論

山田 純生*

◆ Key Questions ◆
1. 心臓リハビリテーションにおける理学療法介入は、どのように位置づけられるか
2. 心臓リハビリテーションにおける理学療法介入の要件は何か
3. 心臓リハビリテーション医療に変化を促す要因は何か

I. はじめに

本章では、まず欧米におけるこれまでの心臓リハビリテーション（心リハ）の流れを概括し、それを踏まえて循環器理学療法（CVPT：cardiovascular physical therapy）の基本的考え方について言及したいと思う。具体的にはCVPT介入に際して考慮すべき疾患特異性、帰結評価ならびに運動介入の意義について述べてみたい。これらはいずれもCVPT介入を行う際に念頭に置くべき視点である。また本章では、特に再灌流療法における治療の進歩と医療制度改革を例に取り上げ、CVPTに変化を促す外的要因についても述べておこうと思う。これら医療におけるCVPTの枠組みを決定する要因は、CVPTを時代に即したものとするために常に意識すべき事項と思えるからである。

II. 欧米における心臓リハビリテーションの流れと本邦の現状

心リハは、歴史的には急性心筋梗塞（AMI：acute myocardia infarction）を対象として発展してきたものであり、現在のように早期再灌流療法が存在せず長期臥床を余儀なくされた時代に、臥床の弊害（ディコンディショニング）を予防・改善することを主目的としてきた（図1）。その理論的背景は、1960年代後半に行われた長期臥床の弊害に関する研究に加え、AMIにおける早期離床ならびに早期運動負荷の安全性に関する研究を基盤としている[1]。積極的運動療法の開始は、1970年代末までに運動生理学が進歩し健常人に対する有酸素運動処方が確立したことが大きく影響しており、1980年代に入ってこの成果が心疾患に適応されるようになったものである。運動中の心事故に関する調査報告でも1970年代までと1980年代とでは、前者で心事故の発生率が高い結果となっているが[2,3]、これも運動処方が確立されていなかったことと無縁ではない。しかしながら、ここに至ってもまだ心リハの主目的はディコンディショニング改善にあり、もっぱら運動療法が心リハと同義に扱われてきた。

心リハの流れが大きく変わったのは、1990年代に入ってからである。この時期は、急性期再灌流療法の導入により責任冠動脈病変が積極的に治療されるようになった時期である。特に経皮的冠動脈形成術（PCI：percutaneous coro-

* Sumio YAMADA／名古屋大学医学部保健学科

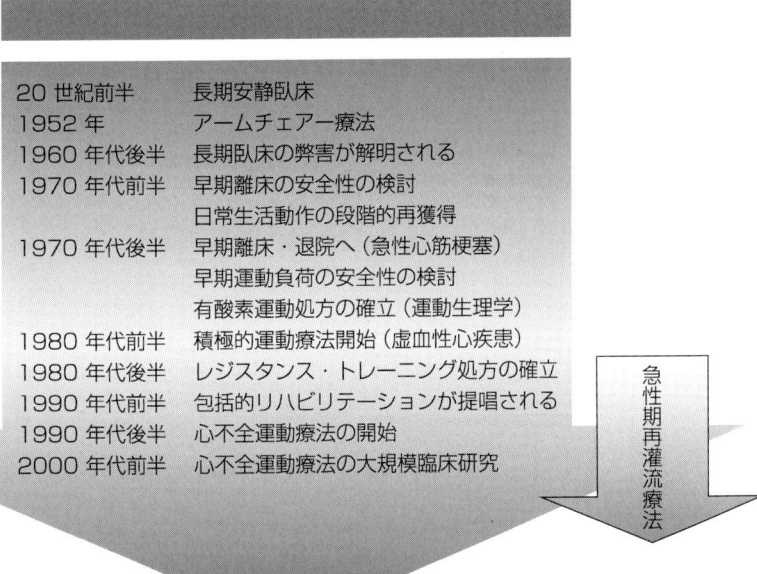

図1 欧米における心臓リハビリテーションの流れ

nary intervention）とステント留置術で早期退院・社会復帰が加速されると，MI患者にディコンディショニングは生じなくなり，軽症MI患者の心リハ目的は二次予防へと急速に傾斜していった．二次予防に対する介入には，薬物療法に運動療法，食事療法など，ライフスタイル変容に対する介入が必要となるため，心リハはこれらを併用する包括的リハビリテーションにすべきとなった．そして，それまで心リハと称されたものが心リハ/二次予防と二次予防が併記されるようになる．対象患者も1990年代後半にはAMIや冠動脈バイパス術後患者（CABG：coronary artery bypass graft）に，慢性心不全（CHF：chronic heart failure）が心リハの対象疾患として徐々に加えられ，左室機能障害は運動療法の禁忌とならないことが臨床的コンセンサスとなっている．現在，欧米ではHFActionならびにEuroActionとしてCHFの運動療法の効果に関する大規模臨床研究が進められており，心不全の運動効果に関する新たなエビデンスが集積されているところである[4]．

本邦では，1988年4月に心臓リハビリテーション料として運動療法が保険適応となったことが，医療における心リハの本格的導入時期である．この時点では対象はAMIに限られ，期間も発症3カ月までとなっていたが，後に開心術後患者が加わり期間も発症あるいは術後6カ月まで可能となった．他の要因も考慮すると，医療における心リハの広がりという意味では，本邦は欧米に比べまだ10年ほど遅れを取っているのが実情であろう．

しかしながら，次のような明るい光も差し込んできている．特に，2004年4月の医療保険改正で心リハの施設基準が緩和されたことは大きい．加えて，PCI＋ステント留置術後のAMIの二次予防には心リハ介入が不可欠との認識が芽生えつつある[5]．すなわち，急性期再灌流療法による救命と梗塞サイズの縮小に加えて，病気そのものの治療であるメタボリック症候群の是正や活動的なライフスタイルへの変容など，動脈

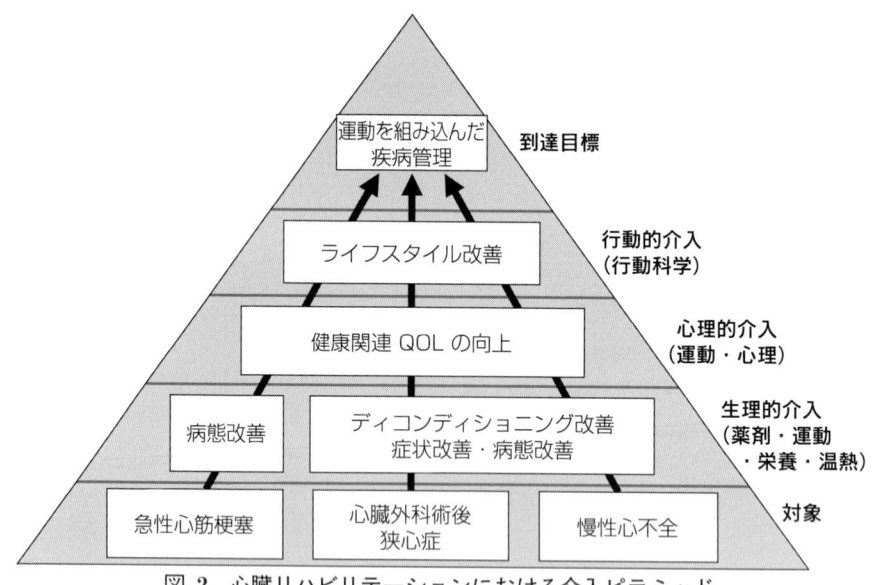

図2 心臓リハビリテーションにおける介入ピラミッド

硬化の関連要因を是正する介入の必要性が認識されつつあるといってよい．また，虚血性心疾患とメタボリック症候群など代謝疾患と冠動脈疾患とが密接な関連はすでに報告されており[5]，運動療法を主体とするCVPTの重要性は今後ますます高まることが予想される．このように考えると，AMIに対するCVPT介入は，二次予防における運動療法の位置づけを十分理解してその方法論を確立する試みが必須となることが理解されると思う．

さて，CVPTが対象となる心疾患は，AMIのほかに労作性狭心症などの虚血性心疾患，CABGや弁置換術後などの心臓術後患者，それと左室収縮能障害を主とするCHF患者に大別される．これらの対象に対する心リハ介入は，生理的・心理的・行動的介入に区別され，CVPTはそれぞれの介入において役割を有している（図2）．その具体的介入は，対象や病態により異なるため一様に論ずることはできないが，病態改善と症状改善をとおして健康関連QOLを向上し，活動的なライフスタイルへと行動を変容させながら，運動を取り入れた疾病管理を最終目標とするのは各対象とも同様である．残念な

がら現在，これらの介入のすべてが確立されているわけではなく，今後の検討課題として残されているものが沢山ある．総じて，これまでは介入ピラミッドの下段に位置する生理的介入に焦点があてられており，上段に進むほど検討が進んでいない分野と思ってよい．介入の詳細は各章にゆずるが，おそらく今後は病態ごとにCVPTの改善標的を定め，それを基盤としながらより上段の介入方策を構築する作業が必要になろう．特に，生理的介入は病態に由来する"疾患特異性"をどれだけ考慮するかにかかっているが，これに関しては項を分けて述べてみたい．

III. 循環器理学療法介入に必要とされる基本的考え方

前項で述べたように，心リハの対象疾患は，AMI・開心外科術後・CHFに分けられ，なかでも今後はCHFの割合が高まることが予想される．本項ではそのような認識のもとに，今後CVPT介入に必要となる基本的考え方を考えてみたい．

1. 疾患特異性

特異性とは，ある事柄に特徴的に認められるもの，または物事に備わっている特殊な性質を意味する用語である．したがって，疾患特異性とはある疾患に備わっている特徴的な性質ということであり，基本的には疾患特有の病態が主たる背景をなすものである．心リハ医療における介入は，病態を適切に把握し，その病態に基づく方策（疾患特異的介入）を立案することが基本である．これがCVPT介入に際して，AMIでは冠動脈病変と急性期再灌流療法の有無，ならびに冠危険因子の重症度の把握，CABGや他の外科手術後では心機能に加えて，術式や対外循環ならびに術後の全身管理の把握，CHFでは心機能に加え臨床症状の出現機序に関する知識など，それぞれの病態に関する知識が必須となる所以である．CVPTの質は，基本的には疾患特異性をどのように捉えて介入するかで決まる．

このほか，高齢者における運動時の左室収縮能増加割合の低下[6,7]や冠動脈疾患の発症に関する性特異性[8]など，年齢や性差は病態の特異性を決定する要因でもあり，病態とともに臨床像を構成する要因とみなしてよいと思う（図3）．特に年齢（加齢）は，抑うつや社会的孤立など，独立した生命予後予測因子である心理・社会的要因とも大きく関連しており，高齢患者の増加が予想される中で介入方策の立案が急がれる主な要因となっている．このように考えると，心リハ医療における疾患特異的介入には，病態改善に寄与する方法論が基本であるものの，年齢や性差に由来する特異的要因への介入も含まれるべきであることが理解されると思う．

本領域における疾患特異性という用語が用いられる代表的な例には，健康関連QOLにおける疾患特異的項目があるが，健康関連QOLのみでなく具体的介入においても疾患特異性を考慮することが重要である．AMI・心臓外科術後・

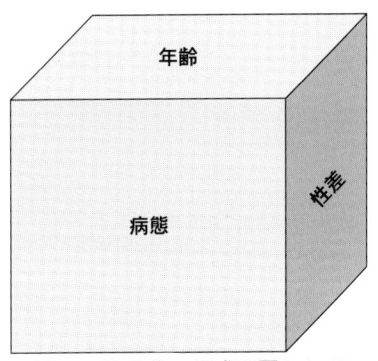

図3 臨床像の構成要因として想定されるもの

CHFなど，心リハの主たる対象に対しても，その病態に基づいた介入方策を考案することが基本であり，そのような考えに基づく運動指導者は複雑な病態を有する症例にも対応できる点で，そうでない運動指導者とはおのずとその差が明確になると思う．

では，疾患特異性に配慮した場合とそうでない場合とを比べると，臨床プログラムを構築するうえでどのような違いが出てくるのであろうか．図4は疾患特異性への配慮の有無で，CVPT介入がどのように変わるかを概念的に示したものであり，運動の帰結評価として病態改善を取り上げている．そして，図4-Aに示すように，疾患特異性を考慮しない定型的な運動処方の場合は，処方した運動が一定の効果をもたらす，あるいはもたらさないことが理解されるだけで，その病態に特有の改善効果をもたらす運動プログラムの考案にはきわめて非効率的である．一方，疾患特異性を考慮した場合（図4-B）は，その疾患特有の病態がもたらす状態を改善標的とし，運動処方も病態改善に寄与する内容を想定して作成されるため，運動による病態改善の機序がきわめて理解しやすい．このような介入を繰り返すことで，結果的にある標的を改善するための効果的な介入プログラムを開発することができるようになるものと思う．

このように，疾患特異性は介入プログラムを開発あるいは改善する際に熟慮すべき基本的要

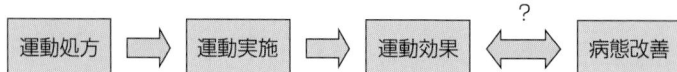

A. 疾患特異性を考慮しない定型的な運動処方では、運動による病態改善の機序が理解できず、運動内容を改善することができない

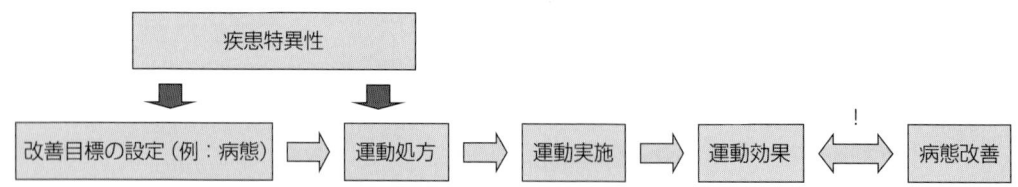

B. はじめに疾患特異性を理解したうえで、どのような病態改善を標的とするかが明確にされれば、運動効果と病態改善の関係が理解でき、プログラムの改善も可能となる

図4 疾患特異性への配慮により、運動療法はどう変わるか？
運動療法における目標設定には病態のほか、健康関連QOL、運動習慣などが含まれるが、便宜上ここでは病態を取り上げた

件であり、運動指導者の専門性も疾患特異性に基づく介入という思考サイクルの有無により決定されると思う。ここでは帰結として病態を取り上げているが、健康関連QOLなどの主観的効果や運動アドヒランスを帰結とする場合にも同様である。実際には、病態把握を基本として、その病態の決定あるいは関連要因に対する特異的介入効果が明確になるような臨床の取り組みが求められている。すなわち、運動するとこのような効果があるという論理ではなく、ある特定の要因を改善するにはこの運動が適しているという論理に置き換えるための、積極的な臨床研究が待ち望まれているのである。

2. 障害モデルをベースとした帰結評価と介入戦略

CVPTの基本的考え方として、疾患特異性と同様に重要と思われるものは帰結評価の考え方である。帰結評価はその介入効果として何を期待するかということであるが、前述したごとく、リハ医療においては単に病態のみでなくさまざまな帰結を期待した取り組みがなされるべきである。このような臨床の取り組みを理解するには、まず臨床そのものの全体像を理解したうえで、個々の介入の位置づけを考えることがよい。

そこで、本項では臨床の理論モデルを用いて進めたいと思う。

図5は米国理学療法士協会が用いている理学療法臨床における理論モデルである[9]。これはWHOが推奨する障害モデルではなく、社会学者であったNagiにより提唱された障害モデルを基本としている。図の中で左上の病理・病態生理は疾病によりもたらされるものであり、その右の機能障害はその疾病による臓器障害と捉えてよい。機能障害を改善するための病理・病態生理を改善する取り組みが従来の診療科における治療であり、この病理還元モデルは生物医学的モデルと称されている。一方、機能的制限とは「正常な様式にて遂行することが障害された状態」と定義され、機能障害を背景として生じ、この機能的制限が社会生活などへの参加を阻害し、活動低下を引き起こすとされる。そして、これら上段の各要因が中段の身体的・精神的・社会的機能を決定し、さらにこれらが健康関連QOLの決定要因として作用するという図式である。

このNagiモデルにおける各要因は、心リハ医療における帰結を意味している。左室機能障害、血管拡張能障害、酸素搬送能障害、運動耐容能や末梢骨格筋力の低下などは、すべて"機

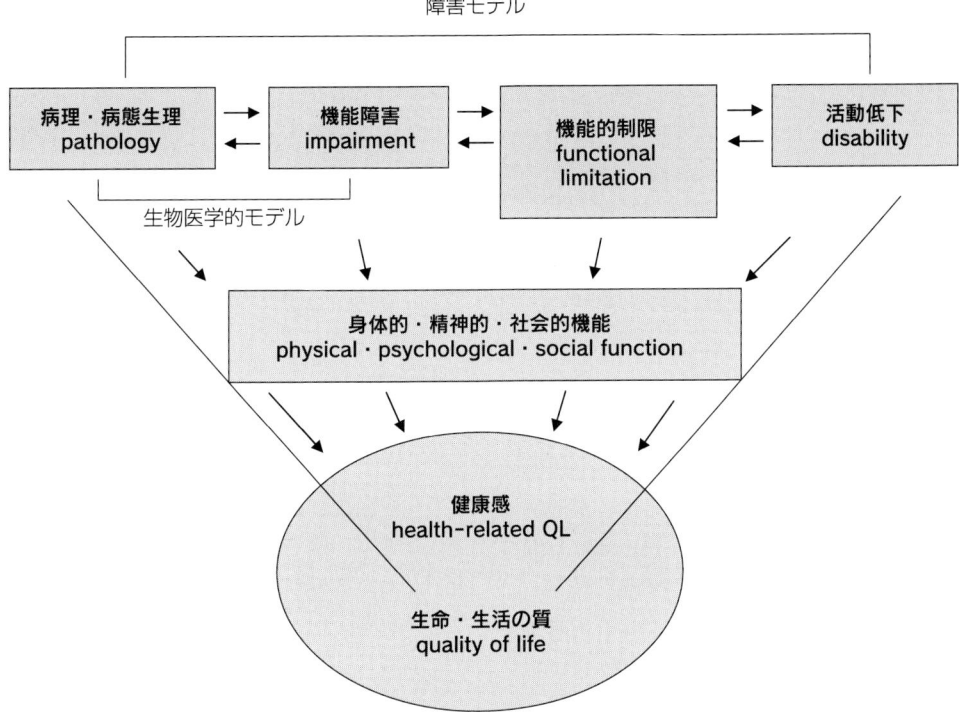

図 5 Nagi の障害モデルを基本とする理学療法臨床の理論モデル（米国理学療法士協会，2001）
注：各障害レベルは介入の帰結概念である．具体的には，評価可能で，かつ介入しうる帰結を設定することが重要であり，疾患特異性を考慮した介入が必要である

能障害"に分類されることから，これまでの心リハの臨床は主に病理還元モデルにより行われてきたことが理解されると思う．換言すると，これまでの取り組みは薬剤と同様に運動介入を治療として位置づける試みであったともいえる．運動処方という用語自体がそれを明確に示しており，最近では CHF 患者における運動の抗炎症効果など，直接的な病態改善効果がきわめて興味深い話題となっている[10]．後述するように，運動不足は高脂血症，肥満，高血圧や糖尿病などと同様，虚血性心疾患における独立した冠危険因子であることが示されており[11,12]，運動介入による病態改善という病理還元モデルを用いた同様の取り組みは今後も心リハ医療の基本であることは間違いない．

また，Nagi モデルは帰結設定のみでなくリハ医療における介入戦略の基本的枠組みを提供するものでもある．Nagi モデルで興味深いことは，図 5 の双方向矢印で示されるごとく，各要因が相互に影響しあっている点である．これは，障害はそれ自体が次の障害の原因となるばかりでなく，それ自体を引き起こした原因の増悪要因として作用することを示唆している．リハ医療は個々の障害を改善することを目的として矢印部分に介入するが，矢印が双方向であるため介入にも 2 種類の方法が考えられることになる．すなわち，標的障害をもたらした上流（図中の左方向）の障害を改善することで標的障害を改善するという通常の介入戦略以外に，標的障害の増悪要因として作用している下流の障害を改善することにより標的障害を改善するという戦略である．

病理還元モデルにおいては，双方向の矢印は機能障害を改善することで病態自体を改善する介入戦略があることを示唆している．特にCHF 患者においては，運動耐容能や換気亢進

に由来する症状など，機能障害の改善が生命予後の改善に直接結びつくことを考慮すると，双方向の矢印は心リハ医療においても理にかなっている．それのみでなく，主観的健康感である健康関連QOLは，図5に示すように，身体的・心理学的・社会的機能など複合的要因の改善を介して得られることより，健康関連QOLを高める心リハ医療の介入戦略は，運動介入のみでなく心理的介入やソーシャルサポートなどを含めた多因子介入による包括的アプローチである必然性が理解されると思う．

しかしながら，このような病態に直接的に効果を発現させる介入モデルを追及する一方で，今後の心リハ医療はその下流における要因の改善あるいは予防への取り組みの重要度が増してくることが予想される．それは，心疾患患者における独立した予後規定因子である抑うつや社会的孤立が上流の各障害と密接に関連していることに加え，それらを合わせもつ高齢心疾患患者の急速な増加が予測されているからである．高齢心疾患患者に対しては，病態改善を目的とする介入に，より下流の障害に対する介入を併用する複眼的臨床の必要性が高まるものと思われるが，この点に関してわれわれはまだ明確な臨床方策を打ち出せていない．この問題はここ数年の間に準備すべき緊急の課題であるが，おそらく障害モデルを基本とする新たな多職種介入の枠組みが必要となろう．

3．心リハにおける運動介入の意義

図1の介入ピラミッドの右端に示すように，病態ならびに主観的健康感を改善する介入には，運動・薬剤・栄養・心理的介入などいくつかの方法があるが，それらにおける運動介入の意義はどのように考えればよいのであろうか．心リハ医療における運動介入は，すでに薬剤が入っていることや前述した包括医療の観点より，単独ではなく他の介入との相乗効果を狙うべきとの臨床的コンセンサスがあるが，ここではあえて運動介入単独の効果を考えることにしたい．それは，もっぱら運動介入を主とするCVPTにおいては，運動指導者がこの問題をどのように理解するかで，運動に対する患者さんの関心を高めることができるか否かが決まるように思うからである．

運動介入の特異的な効果として，筋力や心肺持久力など運動能力の向上があることには異論がないと思う．では，運動能力の向上は健常者ならびに心疾患患者の健康管理にどのように意義づけされるのであろうか．もし，運動能力を向上させることが健康に寄与するのであれば，心リハ医療における運動介入の意義をより明確にすることができる．ここでは，生命予後と運動能力との関係より考えてみたい．

1989年，Blairら[11]は約10,000名の健常男性ならびに約3,000名の健常女性を対象として，すべての原因の死亡に対する冠危険因子と運動能力の関係に関する観察研究結果を報告している．これは，危険因子として血圧，脂質，血糖，喫煙，BMI，ならびに心疾患の家族歴を取り出し，それぞれの重症度を分類したうえで3段階に分類した運動能力との関係を示したものである（図6）．もし運動能力が生命予後と関係なければ，危険因子の重症度が最も高いグループ（各パネルの一番奥の横列）の相対危険比が高いことになるが，実際には各因子とも運動能力が低いグループ（各パネルの左端の縦列）ほど相対危険比が高くなっており，運動能力水準は生命予後の独立した因子となることが示されている．図6は男性の結果であるが，女性もほぼ同様の結果となっている．彼らは後に，運動能力水準が低くても向上させることで死亡率は減少することを報告しており[13]，つまり運動能力が低くてもトレーニングにより生命予後は改善することを示唆している．

最近，Myersら[12]により同様の関係が心疾患を含む有疾患者においてもあてはまることが報告された．彼らは種々の有疾患者において運動

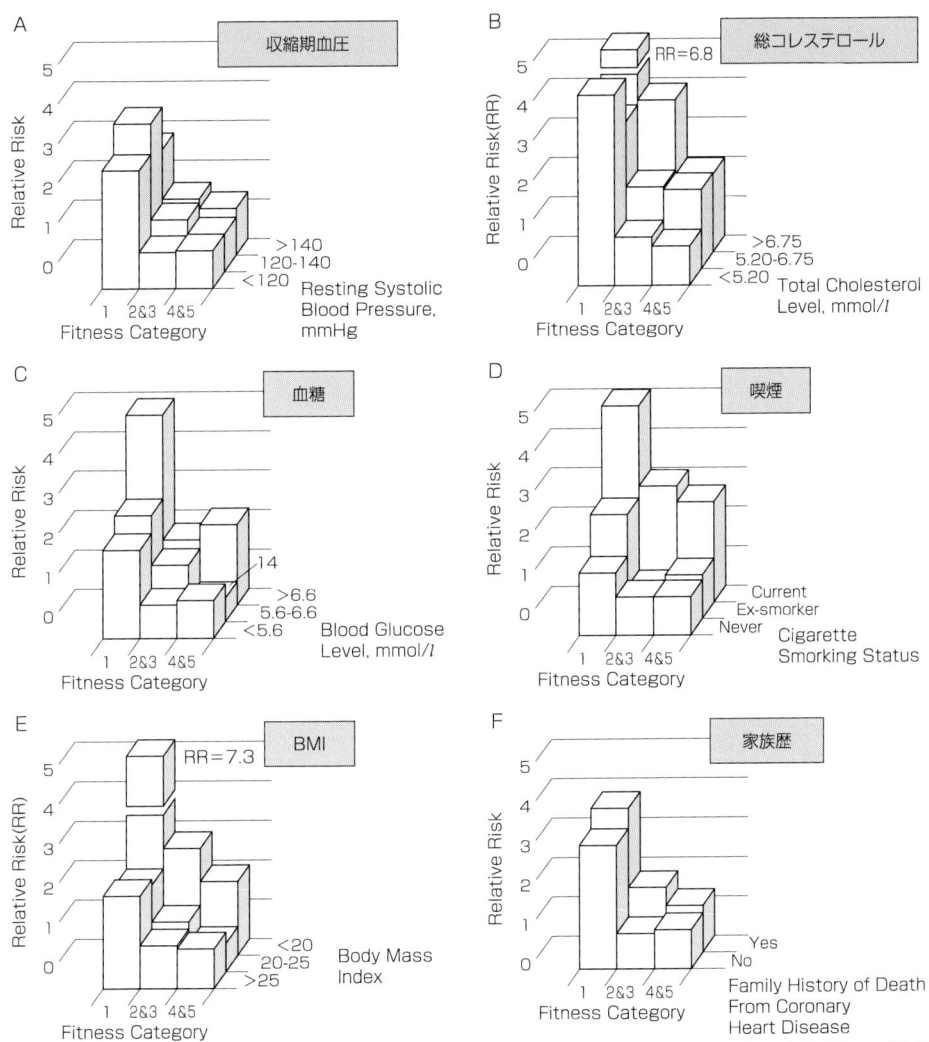

図 6 　全死亡率に対する運動能力と血圧，脂質，血糖，喫煙，BMI，心疾患の家族歴との関係（Blair ら，1989）
　　対象は男性 10,224 名である．各パネルは奥行きに危険因子の重症度分類を，横軸に運動能力水準をとり，最も危険因子が軽度でかつ運動能力が高いグループの死亡率を 1 とした場合の，各グループの死亡率の割合を示している（平均観察期間：8 年）

能力とすべての原因による死亡率との関係を比較し，疾患または危険因子の種類に関係なく運動能力水準が生命予後と関連することを示している（図7）．また，この傾向は心疾患や健常者でも同様であり，心疾患においては運動能力が 1 MET 向上するごとに相対危険比は 12％減少するとしている（図8）．さらに，彼らの結果は心リハ医療にさまざまな示唆を与えている．例えば，肥満症を合併する場合は減量が帰結とされるが，図7は体重ではなく運動能力が低いことが生命予後と関連することを示しており，肥満症に対する心リハ医療の帰結は減量ではなく運動習慣の獲得による運動能力向上とすべきことを示唆している．悪いのは運動不足であり脂肪ではないということかもしれない．また，死亡率からみた運動能力の意義は，特に女性において大きいことが指摘されており[14]，女性への積極的な運動介入の必要性が示唆されている．

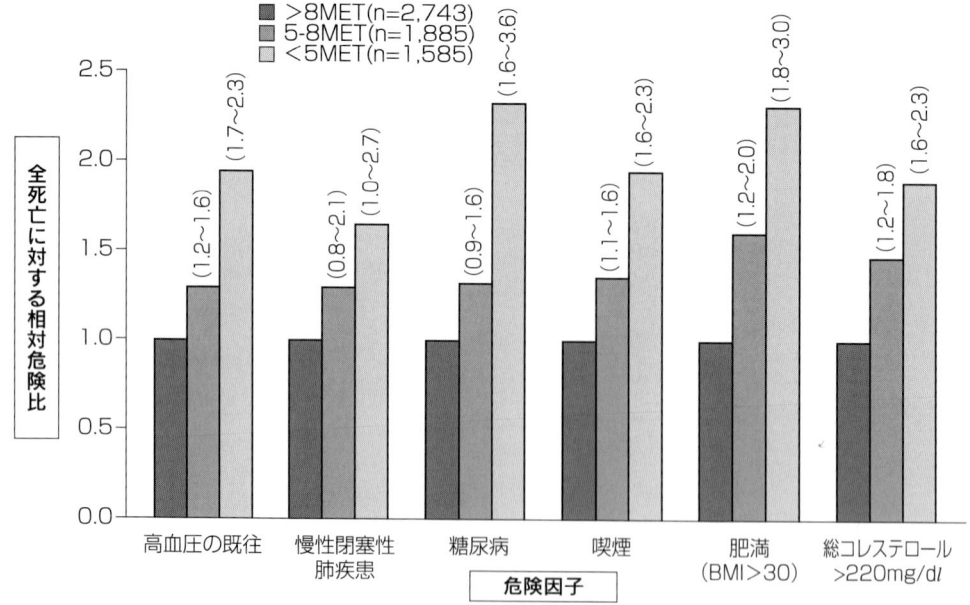

図7 種々の危険因子を有する群における運動能力水準と全死亡の相対危険比（Myersら，2002）
各群において8 METs以上の運動能力を有する群における死亡率を1とした場合の，5～8 METsの群と5 METs未満の群における相対危険比が示されている

このように現在では，運動能力の低下は独立した冠危険因子であると同時に，二次予防の主要な改善因子であることが臨床的コンセンサスとなりつつある．以前より，危険因子のある男性の死亡率を危険因子のない男性の死亡率で徐した割合である危険上昇率は2^nの関係になるといわれているが[5]，これは冠危険因子を1つ改善するだけでも再発予防に大きく寄与することを意味するものでもある．運動単独での介入による二次予防効果に過大の期待をかけることは慎むべきものと思うが，高脂血症治療薬の非投与下で冠動脈疾患を対象として，包括的リハ介入による冠動脈の退縮効果を検討した唯一の臨床研究では，介入群の冠動脈病変の進展は非介入群と比べ小さいうえに退縮は介入群のみで認められている[15]．しかも多変量解析の結果，運動能力のみが冠動脈病変の退縮と関連していたことが示されており，運動介入が冠動脈内皮機能の改善をとおして直接的に冠動脈病変に作用する効果を有することが示唆されている．

運動トレーニングは，以前よりβ遮断薬と類似する生理的効果を有するとされてきたが，実際に心筋梗塞患者に対する運動介入の生命予後改善効果は，運動介入単独では15％，他の介入を加えた包括的介入では20～25％の死亡率の減少をもたらし，β遮断薬やACE阻害薬と同様であることが報告されている[16]．このように，運動介入は単独でも効果を有すると同時に，他の冠危険因子の是正との併用にて相乗効果を目指すものであることが理解されると思う．

このほかの運動介入の特異的効果としては，健康関連QOLなど主観的健康感に対するものがあるが，その基本的考え方は他章に譲りたい．

IV. 循環器理学療法に変化を促す外的要因

1. 治療の進歩

本来，医学的リハは内科的あるいは外科的治療との併用で効果を上げていく治療体系である

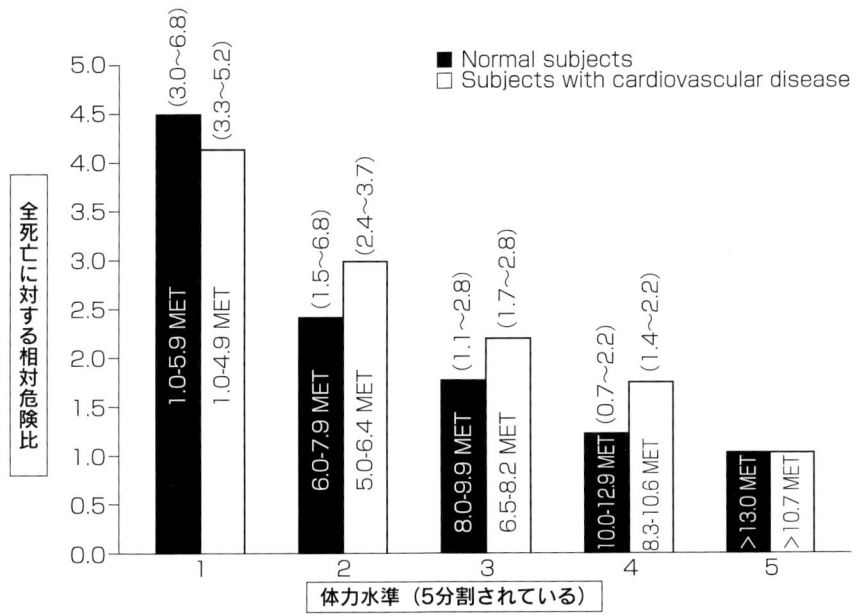

図8　健常群と心疾患群における，運動能力水準からみた全死亡率の相対危険比
（年齢で調整している）（Myersら，2002）
　　各バーの中は体力水準，バーの上段には図中右端の最も高い体力水準の死亡率
　　を1とした場合の相対的危険比が示されている

ことから，内科的あるいは外科的治療が変わった場合にリハの方法論が変化することは容易に想像されよう．本項では治療法の進歩がCVPTに及ぼす影響を考察するために，AMIにおける急性期再灌流療法の進歩を例に取り上げてみたい．

　急性期再灌流療法がなかった時代は，MI患者は梗塞心筋の破裂を懸念してベッド上安静を余儀なくされ，離床後も身体活動の拡大には慎重にならざるを得なかった．それは，今から25年ほど前のことである．病棟リハに対し，英語でresuming activity（日常生活の再獲得）などという用語があてはめられたのは当時のベッド上安静が，いかに厳密であったかを示すよい例である．復職も退院後も発症3カ月まで，すなわち壊死心筋の瘢痕化が完成する時期までは慎重にならざるを得なかったほどである．したがって，AMI後の回復期におけるCVPTは急性期のベッド上安静により生じたディコンディショニングの改善に焦点をあて，ベッド上安静により低下した運動能力の改善を主目的としていた．それが急性期再灌流療法の登場により少しずつ変化する．

　1970年代に経静脈血栓溶解療法が登場し，適切な時間内で治療に成功した場合には梗塞範囲の縮小が得られるようになった．ただし，再灌流に成功したか否かは不整脈の出現や心筋傷害を示す心電図変化の正常化などで判断されており，冠動脈の再開通を直接視覚的に確認したものではなかった．したがって，治療が奏効したことを喜びはしたものの，残存狭窄の有無を確認できていないことより，離床後に身体活動を拡大する際には心筋虚血の出現に慎重にならざるを得ず，結果的に入院中の身体非活動を生じさせる結果となった．この時点でも，回復期CVPTは入院中の身体非活動で生じた弊害を改善することが主目的であった．

　次に，経皮的冠動脈血栓溶解療法が導入され，入院時の治療により責任冠動脈のみでなく他の冠動脈所見も把握できるようになると，急性期

のCVPTは大きな転機を迎える.すなわち,救命・梗塞サイズの縮小と同時に他の冠動脈の残存狭窄を確認することが可能となり,安静臥床からの身体活動の増大に対し虚血が出現する症例の予測が可能となった.この時点から離床後の身体活動の拡大が円滑になり始める.

1980年代に入り,経皮的冠動脈形成術が臨床導入された.経皮的冠動脈インターベンション（PCI）の幕開けである.当初,そのほとんどはバルーンで血管を拡張するバルーン拡張術であり,90年後半までその中心的役割を果たし続けた.こうして血栓溶解療法には反応しなかった冠動脈病変にも積極的治療が可能となると,適切な時間内に医療機関に到着さえすれば心機能障害は軽度ですむことが徐々に明らかになっていった.ただし,冠動脈形成術後で問題となったのは術後再狭窄率の高さである.この再狭窄を防ぐため1990年代後半より冠動脈内ステント留置術が登場し,現在もPCIの主役となっている.ただし,当初はステントを留置しても再狭窄率は30〜40％程度と高く,加えて運動による脱水が再狭窄の誘引となり得る可能性を指摘した1篇の論文により[17],早期の運動負荷試験を積極的に行う機運は失われ,退院後の積極的運動療法への強力な抑止効果をもたらすことになった.これは,AMI患者に対するCVPTの普及を阻害した要因として特筆されるべき事項である.ちなみに,現在ではステント留置術後早期の運動負荷はチクロピジンなど適切な薬剤投与下においては再狭窄に影響しないことが1,000例を対象としたRoffiらの報告により明らかにされている[18].ともあれ,この報告により早期からの運動負荷を伴うAMIの回復期リハは,本邦では一部の先進的な施設で行われるにとどまり,全国的な普及には至らない状態が続いてきたのである.ところで,回復期運動療法は発症後6カ月までが保険適応の時期であるが,これは再狭窄の発生と時期が同じであったことより,当時は冠動脈形成術後の再狭窄モニタリングや再狭窄に対する不安感の軽減などを目的として通院リハを希望する患者さんは多かった.不安感の軽減をいかに望んでいるかが実感できた時期でもある.

この再狭窄を防ぐというステント本来の目的が最も達成できると期待されているのが,平成16年8月から保険償還が可能となった薬剤溶出性ステント（DES：drug-eluting stent）である.これは再狭窄を防ぐ薬剤をステントに塗布したもので,その予防効果は再狭窄率5％程度と推定されている.今後はAMIの発症に際しては,早期にDESを用いたPCIが施され,再狭窄はほぼ発生せず経過することになるであろう.そして,そうした循環器治療が行われた患者さんは,ベッド上安静は必要ないため身体非活動の弊害は生じず,再狭窄の心配もないことから早期の退院・復職が可能となる.もはや,従来のディコンディショニングの改善を目的としたCVPTは必要なくなり,新しい介入目的を見出せない施設では心リハ自体の適応がないということになる.現在,AMI後の心リハに関してはこういう状態である.

ここで明瞭な解決策を示すつもりはないが,PCIならびにDESによる急性期治療は責任病変部位の治療としてはきわめて有効であるが,動脈硬化を背景とする病気自体を改善するものではないことを忘れてはならない.ただ,従来の介入目的・方法では今後のAMIに対するCVPTを行うことは困難となるため,より動脈硬化自体を改善させる介入方法へと変化させていく必要性があるのである.同時に,健康関連QOLなど薬物でなくCVPTでしかもたらされない介入効果ならびにその方法論を明確にしていくことが肝要と思う.ともあれ,現在のわれわれはそのような時期に直面している.

CVPTはさまざまな外的要因に影響を受ける.その第一の要因は,医学的治療の進歩と思われることから,その顕著な例であるAMIにおける急性期再灌流療法について述べた.本項

では述べなかったが，心臓外科手術においてもまったく同様のことがいえる．その詳細はしかるべき章を参考にされたいと思うが，医学的治療の進歩によりCVPTも変化し続けることが必要とされる．もちろん，次項以降に示すように，医学的治療以外にも変化を促すものもある．どのような要因であれ，さまざまな影響に合わせて変化し続けることが，次代の医療として定着するための基本要件となることは銘記されるべきものと思う．

2．医療制度改革

循環器医療に限らず，今日の医療を取り巻く環境は著しく変化している．平成15年11月においては，急性期と慢性期病院という病院の機能分化はほぼ終わり，リハ医療病棟として耳目を集めている回復期病棟の動向に関心が高まるようになっている．一方，CVPTを推し進める医療機関である急性期病院では30％の患者紹介率と入院期間の短縮が命題とされ，大学病院では具体的になった包括医療（日本型DRG-PPS）に関心が高まっている．幸いにも，急性期から回復期におけるリハに関する診療報酬は，現時点では包括化されず出来高払いが継続されているが，これにはリハ医療の普及を推進させようとする厚生労働省の意向が示されていると思われ，CVPTを推し進めようとするわれわれには追い風となっている．

上記は平成15年11月の状況であるが，平成16年4月にはさらに追い風が吹き，心臓リハビリテーション料の算定基準に大きく関わる施設認可基準が見直された．具体的には，CCU/ICU認定施設でなければ取得できなかった心臓リハビリテーション料の施設基準が，平成16年4月以降は循環器内科あるいは心臓血管外科を標榜する医療施設であれば認可されることになった．これは本邦における心リハの歴史上，特筆されるべき出来事となるはずで，施設認可のハードルが下がったことでCVPTの普及に弾みがつくことが期待される．一方で，急性期病院における外来患者数にしばりをかける動きもある．「急性期特定病院加算」の施設項目である「入院以外の患者数を入院患者数で除して得た数が10分の15以下であること」は，病床規模が小さい急性期病院においては外来運動療法を抑制する方向に働くことが懸念されている．CVPTの施設認定は，運動療法時の安全性を担保する面から規定されてきた意味合いが強いが，適応を遵守すれば監視型運動療法の安全性はきわめて高いことにより[19]，将来的にはCVPTの施設認定要件が変わることもありうる．ともあれ，現在のCVPTを取り巻く医療環境はこのように目まぐるしく変化しており，今後のCVPTはこれら医療改革の方向性に合致させるか，あるいは回復期病棟や訪問理学療法など循環器疾患以外の疾患を想定して設定された医療システムを活用して行うことになろう．

それでは，現在推し進められている医療制度改革はCVPTにどのような要件を求めるようになってくるのであろう．本項では，昨今の医療制度改革の象徴的な事象である"入院期間の短縮"や"病診連携"の視点から考えてみようと思う．

入院期間の短縮は，相応の治療技術の進歩を背景として，欧米に比べ長かった本邦の入院期間を是正し医療費を抑制することを目的としている．そして，急性期病院の区分けに平均在院日数が用いられたことで，入院期間の短縮は医療経営者の主な関心事となり，入院医療は"短期間の治療"を前提として進められるようになった．このことにより，入院期のCVPTは"入院期間の短縮に寄与しうる"介入となるか，あるいは"同じ入院期間で，より質の高い医療を提供する"介入でなければ，入院期医療に位置づけられなくなっている．現在，その具体的な方法論として科学的根拠があるのは，臥床の弊害を予防する可及的早期の離床促進と，術後早期の高頻度介入である[20]．前者には，早期の端座

位獲得による重力負荷が重要となることが指摘されて久しいが，急性期病院でベッドサイドに離床促進のための肘掛け椅子を置いている施設があまりにも少ないのは本領域の知識が普及していない証左であるように思う．

ともあれ，急性期のCVPTの今後の方向性は，これまで円滑な離床が困難であった患者の離床促進を効果的に進める技術開発に向かうべきと思う．これには機器を用いた支援技術を開発するか，介入頻度を高めるような運用上のシステムづくりで対処するかの2通りの方法が考えられる．前者には，臥床の弊害を可及的に少なくする介入法や，臥床の弊害を有する患者さんができるだけ楽に離床できる介入法などがある．もし，このような機器・技術が開発されれば，結果的に入院期間の短縮や退院時身体機能の改善に結びつくはずである．具体的には，電気的刺激療法，その他，有力な介入方策となる治療法は理学療法の領域にいくつかある．

もう一つの考え方は，入院期間の短縮を既存システムの運用でカバーしようとするものである．入院期間の短縮により，ときに必要なケアを受けられないまま退院する患者も出てきており，従来は入院して行ってきた医療を外来通院で行うようにシステムを組み直すことが必要となっている．残念ながら本邦においては，いたずらに入院期間の短縮のみが強調され，心リハの十分なフォローアップシステムが欠落しているのが実情である．

これには2通りの対処法があるように思う．1つは外来で回復期の心リハを充実させるものであり，他の1つは，退院から在宅にてCVPTを提供する新たなシステムを開発するというものである．特に，AMIの早期再灌流療法成功例においては，早期復職など社会生活を考慮すると定期的な外来通院は勧めがたい場合もある．加えて，心機能障害が軽度の場合は，患者の利便性を考慮すると在宅主体で運動療法を勧めるシステムがあってもよい．これは心臓外科手術後の患者さんでも同様である．これらを新しく始めるには，相応の機器・システムを開発することが必要になるが，すでに米国ではインターネットを介したシステムがビジネスとして定着していることからすると[21]，本邦でも近い将来そのようなシステムを開発しようという専門家が現れる可能性は高いと思う．

最後に病診連携の視点より考えてみたい．病診連携は，病院の機能化を図る目的で打ち出された医療制度であり，急性期病院では平均在院日数と患者紹介率により経済的インセンティブを与えられているため，両者は病院経営者の主な関心事となっている．したがって，病診連携を推進するようなシステムを機能させることができれば単に医療点数のみでなく病院経営にも寄与することができる．平成16年現在は，発症あるいは術後6カ月までは保険診療が可能となっているので，短期間の入院で高度医療を行い，回復期は6カ月まで病院外来でフォローし，患者さんに運動や栄養を含めた疾病管理法を修得してもらった後で，病態管理からみた目標と到達度を報告書としてクリニックに逆紹介するシステムを構築する試みがあってもよい．心リハは図2に示したように，最終的には運動を取り入れた疾病管理を目指す取り組みであり，これは最終的には家庭医による継続的な指導が望ましい．これを促すシステムを構築できれば，継続的な管理が期待できると同時に病診連携を促すシステムとして，病院経営にも寄与しうるものと思う．

V．まとめ

以上，本章ではCVPTの基本的考え方を概括し，各論への導入とした．

文献

1) 山田純生，山崎裕司：心疾患のリハビリテーション．三好邦達（監）：早期リハビリテー

ションマニュアル．三輪書店，1995，pp 116-144
2) Haskell WL：Cardiovascular complications during exercise training of cardiac patients. *Circulation* **57**：920-924, 1978
3) Van Camp SP, Peterson RA：Cardiovascular complications of outpatient cardiac rehabilitation programs. *JAMA* **256**：1160-1163, 1986
4) Pina IL, Astein CS, Balady GJ, et al：Exercise and heart failure：A statement from the American Heart Association Committee on exercise, rehabilitation, and prevention. *Circulation* **107**：1210-1225, 2003
5) Ninomiya JK, L'Italien G, Criqui,MH, et al：Association of the metabolic syndrome with history of myocardial infarction and stroke in The Third National Health and Nutrition Examination Survey. *Circulation* **109**：42-46, 2004
6) Rodeheffer RJ, Gerstenblith G, Becker LC, et al：Exercise cardiac output is maintained with advancing age in healthy human subjects：cardiac dilatation and increased stroke volume compensate for a diminished heart rate. *Circulation* **69**：203-213, 1984
7) Stratton JR, Levy WC, Cerqueira MD, et al：Cardiovascular responses to exercise. Effects of aging and exercise training in healthy men. *Circulation* **89**：1648-1655, 1994
8) 貴邑冨久子（監），荒木葉子，他（訳）：疾患における性差の範囲―冠動脈疾患．性差医学入門―女と男のよりよい健康と医療のために．じほう，2003，pp 181-194
9) American Physical Therapy Association：Guide to physical therapy practice (2nd ed). *Phys Ther* **81**：9-744, 2001
10) Gielen S, Adams V, Mobius-Winkler S, et al：Anti-inflammatory effects of exercise training in the skeletal muscle of patients with chronic heart failure. *J Am Coll Cardiol* **42**：861-868, 2003
11) Blair SN, Kohl HW 3rd, Paffenbarger RS Jr, et al：Physical fitness and all-cause mortality. A prospective study of healthy men and women. *JAMA* **262**：2395-2401, 1989
12) Myers J, Prakash M, Froelicher V, et al：Exercise capacity and mortality among men referred for exercise testing. *N Engl J Med* **346**：793-801, 2002.
13) Blair SN, Kohl HW 3rd, Barlow CE, et al：Changes in physical fitness and all-cause mortality. A prospective study of healthy and unhealthy men. *JAMA* **273**：1093-1098, 1995
14) Gulati M, Pandey DK, Arnsdorf MF, et al：Exercise capacity and the risk of death in women：the St James Women Take Heart Project. *Circulation* **108**：1554-1559, 2003
15) Niebauer J, Hambrecht R, Velich T, et al：Attenuated progression of coronary artery disease after 6 years of multifactorial risk intervention：role of physical exercise. *Circulation* **96**：2534-2541, 1997
16) 日本心臓リハビリテーション学会（監）：心臓リハビリテーション運動療法の効果．心臓リハビリテーション―AHCPRガイドライン．日本心臓リハビリテーション学会，1998，pp 37-117
17) Samuels B, Schumann J, Kiat H, et al：Acute stent thrombosis associated with exercise testing after successful percutaneous transluminal coronary angioplasty. *Am Heart J* **130**：1120-1122, 1995
18) Roffi M, Wenaweser P, Windecker S, et al：Early exercise after coronary stenting is safe. *J Am Coll Cardiol* **42**：1596-1573, 2003
19) Franklin BA, Bomzheim K, Gordon S, et al：Safety of medically supervised outpatient cardiac rehabilitation exercise therapy：a 16 year follow-up. *Chest* **114**：902-906, 1998
20) van der Peijl ID, Vliet Vlieland TP, Versteegh MI, et al：Exercise therapy after coronary artery bypass graft surgery：a randomized comparison of a high and low frequency exercise therapy program. *Ann Thorac Surg* **77**：1535-1541, 2004
21) http：//www.interventusa.com/index 2.html

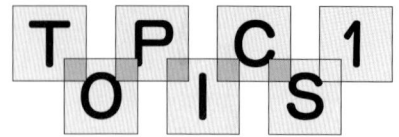

TOPICS 1 再生医療の現状

近藤 隆久* ■ *名古屋大学大学院医学系研究科 循環器内科
古森 公浩** **名古屋大学大学院医学系研究科 血管外科
室原 豊明*

◆ Key Questions ◆
1. 成人において虚血組織や創傷部位の血管新生のしくみとは
2. 成人においては，血管内皮前駆細胞はどこでつくられているか
3. 血管新生を利用した治療は，現在行われているか

I. はじめに

　本格的な高齢化社会の到来により，重症虚血に伴う心疾患や閉塞性動脈硬化症患者が増加しつつある．これらの患者に対しては，まず生活習慣の改善勧告に加えて，薬物療法や運動療法などが行われる．さらに虚血が改善しない場合には，経皮経血管的な血管形成術（バルーン療法・ステント留置術）あるいは外科的バイパス術が行われている．これらの一連の方法は，確立された有効な治療法であるが，このような治療を施しても，もはや改善しない症例や病変部の血管が細く，バイパス術が不可能な患者もしばしば存在し，このような患者は将来重症の心不全に陥ったり，下肢切断を余儀なくされたりする．

　一方，従来の治療法の限界を超え，重症の虚血患者に対する新しい治療法の一つとして，近年遺伝子工学・組織工学・幹細胞移植などの技術を駆使したいわゆる「再生医療」が注目を集めている．本項では，われわれが実際にすでに医療の現場で行っている自己骨髄幹細胞を用いた血管新生療法を中心に述べることとする．

II. 血管新生療法

　重症虚血組織においては，従来の治療法のみでは組織の虚血の改善が得られないことを臨床上しばしば経験する．このような症例に対して最近，虚血周辺の組織からの血管新生および側副血行の発達を促し，虚血部位の血流を確保し，組織傷害や壊死を軽減させようとする試みがなされている．これらの戦略は治療的血管新生あるいは血管新生療法（therapeutic angiogenesis）と呼ばれ，新たな重要な治療分野となってきている[1]．

　一方，血管新生の促進は，腫瘍の増殖や転移巣の拡大または増殖性糖尿病性網膜症，関節リウマチの滑膜炎などに対しては病的に働くことが知られている．

　現在，心血管領域においては，血管新生に対するプラスの因子(VEGF, FGF, HGF, angiopoietin-1)を利用した血管新生療法の基礎的・臨床的研究が急速に進んでおり，欧米ではすでに1994年から臨床試験も開始され，多数の結果が報告されている[2]．また近年，遺伝子治療に加え，わが国を中心として内皮前駆細胞（EPC）さらには自己骨髄細胞を虚血組織に移植し血管新生を誘導して治療を行おうとする試みが広がりつ

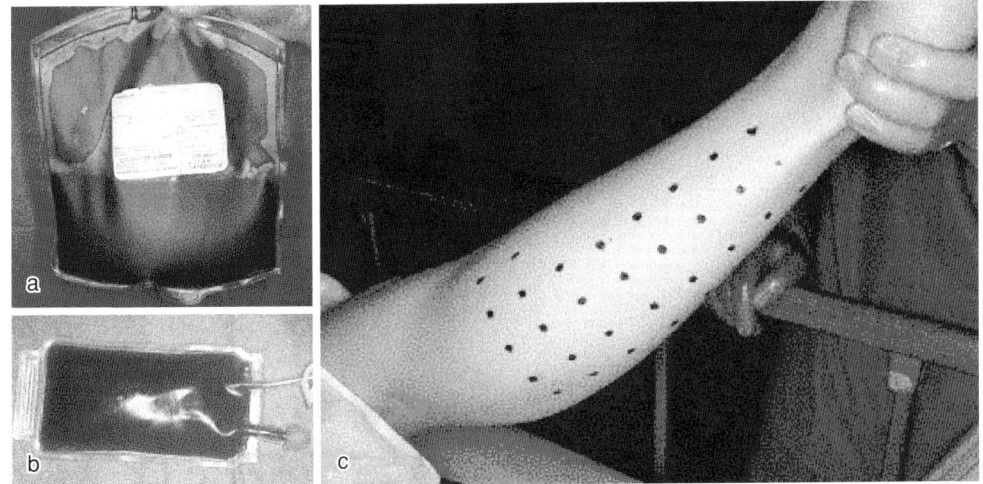

図 1 骨髄単核球細胞移植術
a．採取した骨髄液 500 ml　b．精製した骨髄単核球　c．左下腿 2.5 cm 間隔に移植

つある．実際，われわれは閉塞性動脈硬化症や Buerger 病患者に対して自己骨髄細胞を移植することにより，患者の自覚症状・他覚症状が改善することを見出し 2002 年に Lancet に報告している[3]．

III. 成人における血管内皮前駆細胞の同定と後天的血管形成の概念

　従来，成人における血管新生（neovascularization）は，既存の分化した内皮細胞の増殖と遊走によるもの（狭義の angiogenesis）のみであると理解されてきたが，1997 年成人の末梢血中の血液細胞である CD 34 陽性細胞の分画に，内皮細胞に分化しうる内皮前駆細胞が存在することが明らかにされた[4]．CD 34 陽性細胞は，ある一定の培養条件下で，血管内皮細胞に特徴的な抗原（CD 31, Flk-1/KDR, Tie-2/Tek, VE-cadherin, Ulex-1 Lectin 結合能, ecNOS, vonWillebrand factor など）を発現し，さらにヒト由来の内皮前駆細胞は，下肢虚血モデルを作成した免疫抑制動物に経静脈的に投与すると虚血下肢の血管新生領域に組み込まれることが明らかとなった[5]．
　では，成熟個体（成人）における内皮前駆細胞はどこからくるのであろうか？　内皮前駆細胞と血球幹細胞は発生学的に互いに類縁関係にあるために，成人では唯一の造血臓器である骨髄に由来することが容易に予測された．事実，動物実験やヒト骨髄移植患者における検討で，移植した骨髄由来の内皮細胞の存在が示されており，さらに下肢虚血モデルを用いた動物実験においては，虚血が骨髄単核球移植により改善することが示された[6,7]．

IV. 当院における自家骨髄単核球細胞移植による下肢血管再生療法（TACT-Nagoya）

　以上の理論的・実践的根拠に基づき，われわれは名古屋大学医学部附属病院において，末梢性血管疾患（閉塞性動脈硬化症，Buerger 病）患者への自己骨髄細胞の虚血骨格筋内移植術を開始した．以下に治療例を紹介する．

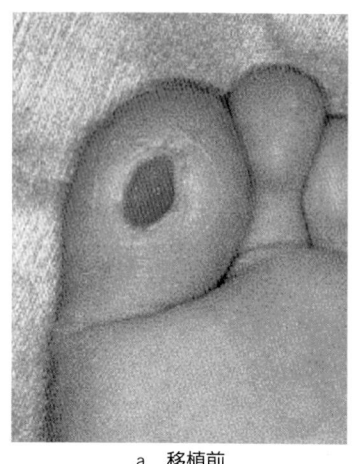 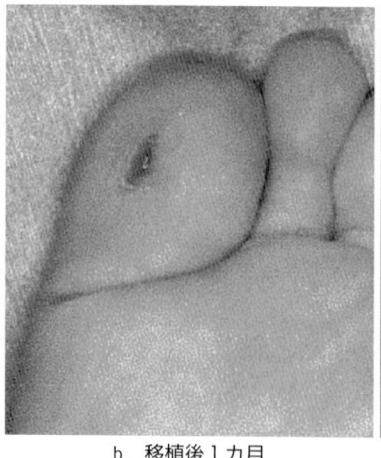 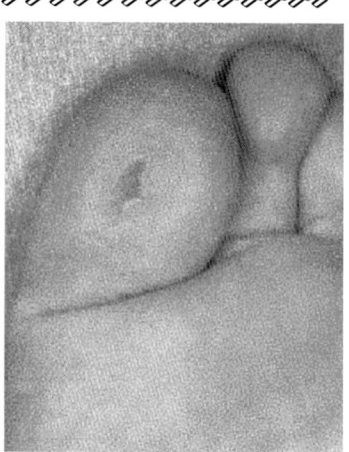

a. 移植前　　　　　　　　b. 移植後1カ月　　　　　　　c. 移植後2カ月

図2　左第1趾足底部潰瘍の経過

移植後1カ月にて潰瘍の縮小を認める．移植後2カ月では，ほぼ潰瘍の消失を認めた

主　訴：左第1趾足底部潰瘍．

既往歴：虫垂炎，タバコ：20本/日，15年間．

現病歴：平成14年3月，左第1趾足底部潰瘍出現．近医受診し，血管造影施行．Buerger病と診断された．入院安静と末梢血管拡張剤の投与，左腰部交感神経切除術を施行したが潰瘍が治癒しないため当院へ紹介となった．

現　症：左第1趾足底部に安静時疼痛を伴う．10×15 mm の潰瘍を認める．ABI右1.20，左1.09．

治療経過（骨髄単核球細胞移植術）：全身麻酔下に自己骨髄500 ml を採取したのち，骨髄単核球細胞を術中に分離し30 ml に精製，合計 8×10^9 個の自己骨髄単核球を虚血下腿屈側骨格筋内に移植した（図1）．結果は良好であり，潰瘍は移植後急速に縮小・消失し（図2），血流の改善・皮膚表面温度の改善を認めた．そして，1日の疼痛発作回数は減少し，半年後には疼痛は消失した．

V. おわりに

血管内皮前駆細胞は，移植されると生後にみられる血管新生（postnatal angiogenesis）に組み込まれることが明らかにされた．このことから内皮先駆細胞や骨髄細胞移植による新しい血管新生療法が，今後，重症虚血性心疾患や閉塞性動脈硬化症の新たな治療法の一つになる可能性が出てきた．しかしながら，この治療はまだ始まったばかりで，今後は本治療を受けた患者の注意深い経過観察が必要である．

文献

1) Takeshita S, Gal D, Leclerc G, et al : Increased gene expression after liposome-mediated arterial gene transfer associated with intimal smooth muscle cell proliferation. In vitro and in vivo findings in a rabbit model of vascular injury. *J Clin Invest* **93**：652-661, 1994
2) Takeshita S, Pu LQ, Stein LA, et al : Intramuscular administration of vascular endothelial growth factor induces dose-dependent collateral artery augmentation in

a rabbit model of chronic limb ischemia. *Circulation* **90**：II 228-II 234, 1994
3) Tateishi-Yuyama E, Matsubara H, Murohara T, et al：Therapeutic angiogenesis for patients with limb ischaemia by autologous transplantation of bone-marrow cells：a pilot study and a randomised controlled trial. *Lancet* **360**：427-435, 2002
4) Asahara T, Murohara T, Sullivan A, et al：Isolation of putative progenitor endothelial cells for angiogenesis. *Science* **275**：964-967, 1997
5) Murohara T, Ikeda H, Duan J, et al：Transplanted cord blood-derived endothelial precursor cells augment postnatal neovascularization. *J Clin Invest* **105**：1527-1536, 2000
6) Gunsilius E, Duba HC, Petzer AL, et al：Evidence from a leukaemia model for maintenance of vascular endothelium by bone-marrow-derived endothelial cells. *Lancet* **355**：1688-1691, 2000
7) Shintani S, Murohara T, Ikeda H, et al：Augmentation of postnatal neovascularization with autologous bone marrow transplantation. *Circulation* **103**：897-903, 2001

第 2 章

病理学からみた心臓リハビリテーション

病理学からみた心臓リハビリテーション

末 松 直 美*

◆ Key Questions ◆
1. 近代日本における病理学とは
2. 現代医療における病理解剖の役割とは

I. 病理解剖と"臨床医学"

1. "臨床医学"誕生の地―オランダ, ライデン

オランダの首都であるアムステルダムから南西に少し行ったところにライデンという都市がある。ライデンは運河と風車の美しい学園都市で、町のそこかしこにライデン大学のレンガづくりの建物が散在している。ライデン大学は、1575年に創設された歴史ある大学である。神学・哲学・博物学・化学・数学・医学など、多くの分野の学者を輩出しており、町には彼らにちなんださまざまな記念施設も多く併設されている。その一つに、ブールハーヴェ科学博物館がある（図1）。博物館の名前はヘルマン・ブールハーヴェ（Herman Boerhaave, 1668-1738）に由来する。

ブールハーヴェは、大学の講義に病理解剖を取り入れ、臨床体験に根ざした講義を行った。大学内に患者を診る病院を併設し、病院で亡くなられた患者を、大学の講義教室で病理解剖したのである。ブールハーヴェは、また併設された病院での教育にベッドサイドティーチング

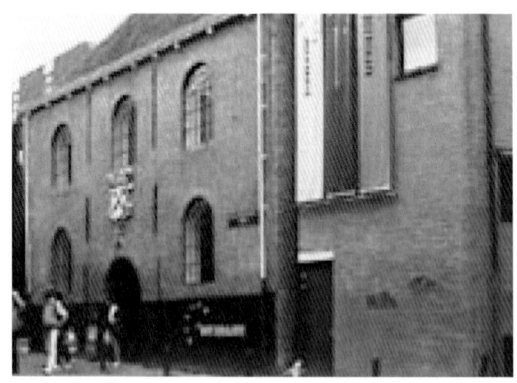

図1 ブールハーヴェ博物館（提供：菊地文誠）

を取り入れ、医学生に患者を診ることから教えた。すべての医学生は、個々の患者について十分な臨床情報をもったうえでブールハーヴェ教授の病理解剖に立会い、その講義を受けた。これがヨーロッパにおける"臨床医学"の誕生であり、18世紀のヨーロッパ医学史に一つの時代を築いたのである。

ライデン大学のブールハーヴェ教授のもとで"臨床医学"の講義を受けた弟子たちは、やがてイギリスやオーストリア、革命後のフランスなどヨーロッパ全土の大学に散った。彼らは、それまでのスコラ学的な臨床不在の医学教育が行われていた大学に"臨床医学"講座を創設した。すなわち、大学に病院と病理解剖のための施設

---

* Naomi SUEMATSU/群馬県立心臓血管センター病理検査課

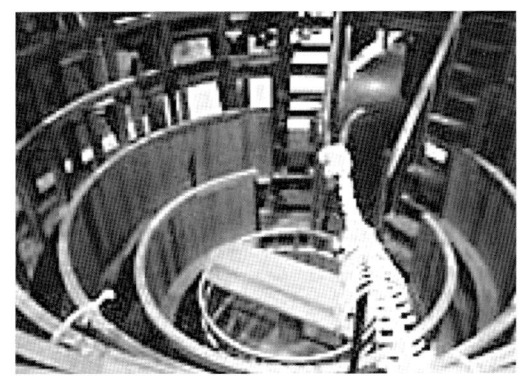

図2 "臨床医学"講義の階段教室（提供：菊地文誠）

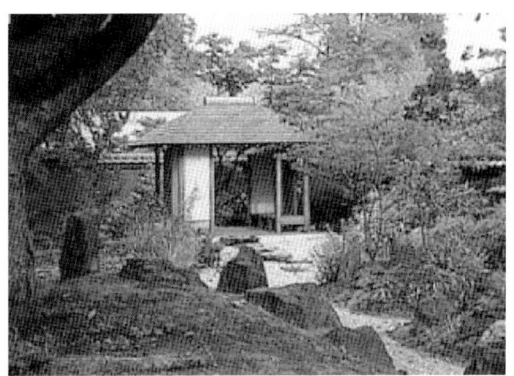

図3 ライデン植物園日本庭園

を併設し，臨床症状を病理解剖所見と対比する実践的な医学教育を広めたのである．ブールハーヴェが「全ヨーロッパの教師」と，その功績を称えられるゆえんである．

ブールハーヴェ博物館には病理解剖が行われた臨床講義教室が，当時のままに再現されている（図2）．教室は，すり鉢状の非常に急な階段教室で，すり鉢の底の中央に解剖台が置かれている．その急峻な傾斜と高さゆえに，階段教室のいかなる位置に座っても，解剖台の上で明らかにされていく病変を，逐一みることができたであろうと思われる．博物館内に再現されている階段教室の最上段に立って，すり鉢状の教室を覗き込むと，鈴なりになった医学生たちの息遣いが聞こえてくるように感じられる．彼らは，ブールハーヴェ教授が解剖する手元を身を乗り出すようにしてみつめ，病気の実態を目の当たりにする興奮に包まれながら，紅潮した顔を突き出し，息を殺し熱心に講義に耳を傾けたことであろう．

このようにして18世紀，診察し治療した患者の病態を病理解剖によって実証する"臨床医学"が広くヨーロッパの医学教育に取り入れられ，病理解剖が医学の新しい方法論としてその地位を得たのである．

2．日本とオランダ，ライデン

オランダと日本との交流は，1600年，豊後の国（大分県）にオランダ船リーフデ号が漂着して以来，実に400年を超える長い歴史をもつ．日本が鎖国をしていた江戸時代にあっても，オランダはヨーロッパで唯一，日本と交易を結んでいた．そのつながりは交易だけではなく，島国の日本に世界の情勢や新しい知識などをもたらしてくれた．医学についていえば，江戸時代の日本の医師たちは，鎖国政策の中にあっても，ただ一つ開かれていた長崎平戸から，当時最もレベルの高かったオランダ医学を学んでいたことになる．

医師として江戸後期，化政年間の日本に滞在したシーボルト（Philipp Franz von Siebold, 1796-1866）は，鎖国下の日本を追放された後，このライデン大学に籍を置き，この町に暮らした．ライデンにある国立民族博物館には，シーボルトが持ち帰った日本の着物・神棚・屏風などの生活用品が陳列されている．また，ライデン大学付属植物園には，シーボルトが提供した欅や銀杏，紅葉などの木々や，藤や木瓜，紫陽花などが植えられた日本庭園もある（図3）．

1855年，ライデン大学に日本学の講座が置かれた．今ではオランダにおける日本研究の中心地となっており，日本とのさまざまな交流が続いている．

II. 病理解剖と病理学

病理学は，病気の本質をみきわめ，病気の成り立ち・経過・転帰を明らかにしようとする学問である．18世紀にヨーロッパの医学教育において興隆した"臨床医学"には，臨床で捉えられた事実を実証する手段として病理解剖が取り入れられた．近代病理学は，この病理解剖を基盤として体系づけられていったのである．病理学には，2つの大きな流れがある．1つは，革命後のパリで起こった病院を中心にした"病院医学"を基盤としたものであり，もう1つは，ベルリンを中心に発展した"実験室医学"を基盤としたものである．

1．"病院医学"を基盤とした病理学

ブールハーヴェ教授の薫陶を受けた弟子たちは，ヨーロッパ各地の大学や病院に招かれ，"臨床医学"講座を開設した．この結果，大学における医学教育や病院のあり方に大きな変革が生じた．そしてこれらは，パリ学派・ウィーン学派として，またロンドンのセント・トーマス病院・ガイ病院などで，"病院医学"として花開いた．その後，病院が整備され病理解剖を医学の基礎として重要視し，病院での病理解剖がルーチン化されていった．病理学はこの変革の中で体系的な学問として成熟していったのである．大学には，病理学の講座も置かれるようになった．

"病院医学"は，病院すなわち臨床に重きを置く医学であり，この中で体系化された病理学は，"病院医学"から生まれた病院病理学とでもいえよう．このように病院での病理解剖を基盤にして体系づけられた病理学は，患者一人ひとりに対応する個別的かつ実際的な様相が強く，病理学各論的性格をもっている．

2．"実験室医学"を基盤とした病理学

一方，19世紀のドイツではルドルフ・ウィルヒョウ(Rudolf Ludwig Carl Virchow, 1821-1902)と，その弟子たちを中心に"実験室医学"とも呼ばれる，ベルリン学派が隆盛をきわめていた．また，「病理学の父」ウィルヒョウが執筆した，「細胞病理学」と「病的腫瘍」の2編の代表著作は，現代病理学の大枠を規定した書といっても過言ではない．ウィルヒョウは，「細胞は細胞からつくられる」という原理のもとに，人体は一つひとつの細胞によって構成されており，あらゆる生命現象もさまざまな病変も，細胞の態度から捉えることができると考えた．ウィルヒョウらの"実験室医学"は，臨床実践を通して掴み取られた事実から疾病発生に関する仮説を立て，その仮説を実験によって検証し，理論（病因論）を構築する，そのような方法論によって医学に新たな科学的展開を図ろうとする学問であった．このように実験で得られた理論によって学問を展開することにより，"実験室医学"を基盤とした病理学は，疾病を理論的かつ抽象的に捉える病理学総論的性格をもつ学問として確立していったのである．

明治の日本からウィルヒョウの教室へ留学した山極勝三郎は，帰国後の1915年，ウィルヒョウの腫瘍刺激説にのっとり，ウサギの耳にコールタールを繰り返し塗ることで扁平上皮癌をつくることに成功した．これは腫瘍の発生はなんらかの刺激が局所に繰り返し加わることが一因ではないかという仮説を実験によって実証したのである．

しかし一方で，ウィルヒョウらの"実験室医学"は，実験で得られた理論を重視するあまり，理論の根拠となった臨床上の事実を軽視するきらいがあった．一つの逸話が残っている．ドイツ帝国の二代皇帝フリードリッヒ三世がまだ皇太子の頃，嗄声を訴え，妻の母国イギリスの耳鼻科医師モレル・マッケンジーの診察を受けた．マッケンジーは喉頭全摘術の創始者である．3度にわたって腫瘍部分から生検を行い，ウィルヒョウに病理診断を依頼したが，3回とも良性

の返事であった．しかし，フリードリッヒ三世は嗄声が出現してから1年後，皇帝即位から99日で死亡したのである．このことは，細胞形態から理論的には良性腫瘍であると診断されたものであっても，臨床で起きた事実は悪性であったことを示している．学問は理論によって成り立つのであるが，その理論に固執するのではなく，目の前で起きる事実に学ぶ姿勢を忘れてならないということである．

III．近代日本における病理学

1868年，長い鎖国に終止符を打ち，西洋文明があふれる文明開化の時代に入った明治の日本．明治政府は，大学における医学教育を託す国として，オランダ"臨床医学"の流れを汲むイギリスの"病院医学"ではなく，ドイツの"実験室医学"を選択した．この結果，日本における病理学講座は，基礎医学の一講座として位置づけられた．基礎医学である病理学講座は，多くの病理学者を輩出していった．しかしその一方で，臨床から大きく距離を置く形となったのである．

明治の日本において，ドイツの"実験室医学"ではなく，イギリスの"病院医学"の洗礼を受けた人物がいた．現在の東京慈恵会医科大学の創始者である，高木兼寛（図4）である．蘭学医であった高木兼寛は，鹿児島藩立開成学校で，エディンバラ大学出身のイギリス人医師ウィリアム・ウィリス教授の外科手術に影響を受け，西洋医学を志した．海軍病院に勤務した高木兼寛は，1875年ロンドンのセント・トーマス医学校に留学し，帰国後，脚気の撲滅に取り組んだ．

脚気は，当時重大な疾病であった．日清・日露戦争では，脚気によって多数の兵士が死亡した．高木兼寛は，イギリス海軍兵士に脚気がないことなどから，脚気の原因は食物の中にあると考え，上層部の反対を押し切り，海軍兵士の食事をパン食とした．この結果，日露戦争では，

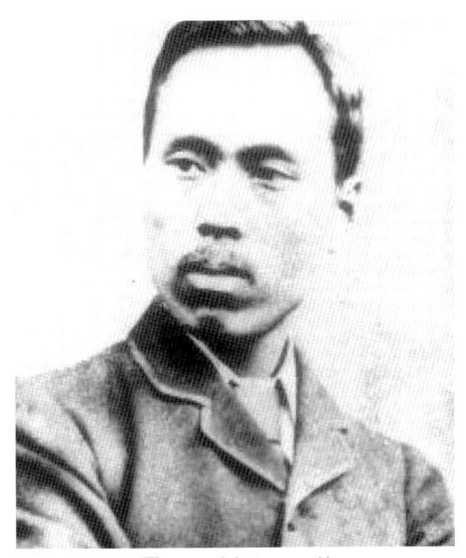

図4　ビタミンの父
高木兼寛（1849-1914）

海軍兵士には脚気による死者が出なかったのに対し，陸軍兵士4万7,000人の戦死者のうち，2万7,800名が脚気で死亡した．高木兼寛は，臨床データの緻密な解析とこれに基づく臨床実験を試み，自説を証明した．しかし，彼の発表した論文は，当時の日本で主流であったドイツ医学を修めた森林太郎（1862-1922）ら陸軍内の医師たちの「脚気細菌説」に阻まれ，日本ではほとんど評価されなかった．イギリス医学による「白米原因説」と，ドイツ医学による「脚気菌説」の，いわゆる脚気論争である．

しかしその後，ビタミン発見以前になされた高木兼寛の臨床データに基づく研究は世界的な評価を受け，高木の名は著名なビタミン研究者らとともに，南極大陸の岬の一つに「高木の岬」として称えられた．高木兼寛の死後，1917年，鈴木梅太郎が米糠の中から脚気に有効な成分を抽出し「オリザニン」と命名した．鈴木梅太郎の最初の論文は，日本語であったためほとんど無視され，1920年ドイツの学術雑誌に速報として小さく掲載された．しかしこの4カ月後，イギリスのカシミール・フンクが「オリザニン」と同じ物質を，新しい栄養素ビタミンとして発

表し注目を浴びた．そして，「脚気細菌説」は否定され，1924 年には脚気の特効薬としてオリザニンが発売された．しかしながら，食生活の改善によって日本から完全に脚気の発症がみられなくなったのは，太平洋戦争の敗戦後であったと聞く．

　脚気論争は，われわれに大切なことを示唆していると思う．ドイツ"実験室医学"が，脚気は細菌によると考えた根底には，強固な理論的根拠があったと考えられる．実際，白米には糖質・たんぱく質・脂質の三大栄養素が備わっており，当時の科学では小麦とは比較にならないと考えられるような完璧な主食であった．主食を白米からパンに替えることで脚気患者が減少したという臨床上の事実は，未知の栄養素が存在する可能性を示していたにもかかわらず，理論を信奉するあまり，この事実を受け入れることができない状況になっていったのである．

　"論より証拠"であるべき学問が，証拠より論を重要視してしまったのであるが，このようなことは，実際にはしばしば起こりうることである．現在，われわれが直接関与する医療現場においても，"証拠よりも論"が幅を利かせる場合がある．最近よく耳にする evidence-based medicine（EBM）は，証拠に基づいた医療を求めているが，これはわれわれに"論より証拠"の重要性を改めて思い起こさせるものである．

IV．現代医療における病理解剖

　前述したように，近代日本における病理解剖は大学の基礎医学の一講座であり，"実験室医学"に基盤を置いた病理学講座の中に位置づけられてきた．しかし現代になって，大学における病理解剖の役割は大きく変容した．一つには病理解剖そのものが，疾病の本質をみきわめる科学的手段として用いられることはほとんどなくなったという点である．また，臨床上の事実を科学的に理論づけるために行われる実験に用いるヒト組織材料を提供するという点においても，病理解剖はその役割を外科手術に譲りつつある．このように大学での病理解剖の役割が変容するにつれて，大学の病理学教室では，病理解剖に重きを置かなくなり，このため大学で病理解剖される症例数は減少している．病院で働く多くの病理医は，大学で病理学の教育を受けた後，病院へ出るので病理解剖に重きを置かないという傾向は，大学から臨床の現場である病院にまでも波及してきている．実際，ここ 10 年ほどの間に大学のみならず病院においても，病理解剖は激減している．

　しかし，医療の現場である病院においては，大学とは異なる理由から病理解剖が必要とされる．その理由の第一は，病理解剖によって医療のあり方を検証することである．現代の病院においては，さまざまな専門技術者がチームを組んで医療にあたることがあたりまえのように行われている．しかし，医師が他の医師の診療に介入し意見を述べることはあまりない．一人の患者を一人の医師が診つづけるのでは，医療はあまりにも閉鎖的である．臨床では，セカンドオピニオン（second opinion）のシステムが提唱されているが，まだ一般的とはいえない．また，患者の死をもって症例を単にファイル化してしまっては，どのように医療が行われたか，その内容がつまびらかになることはない．したがって死亡症例を第三者の目によって検証し，見直すための機構が必要である．現代の病院にあって，第三者が症例を見直すための機構，それが病理解剖と，その後，解剖結果を報告し検討する場となる臨床病理カンファレンス（CPC：clinicopathlogical conference）である．

　病理解剖は，18 世紀のブールハーヴェの"臨床医学"がそうであったように，現代の病院においても臨床で下された診断や治療が妥当であるか否か，を検証する唯一の手段である．いや，現代において，なお病理解剖を超える医療検証

の手段はないといっても過言ではない．18世紀のライデン大学で行われたブールハーヴェ教授の病理解剖による"臨床医学"講義こそが，現代の病院において行われているCPCに相当する．CPCにおいては病理解剖で明らかになった事実によって，全医療スタッフが病理医とともに患者が死に至った過程をたどり，各人が自らの医療行為を省み，学ぶ機会をもつのである．唯一これによって，病院はその医療を合理的で質の高いものに維持することができる．このようにCPCによって，すべての医療関係者が症例の臨床過程を検証し終わった時，はじめてその患者に対する診療行為が完結したといえる．しかし，このCPCによる検証の結果は，通常はご遺族に報告されることはない．多くの施設では，CPCの最終結果を待つことなく，病理解剖を終えた時点で肉眼による病理所見のみを患者遺族に説明するにとどまる．しかし，CPCでの検証は診療行為の一部であると考えることができ，それゆえにCPCの最終結果は必ずご遺族に伝えられる必要があろう．

病院において病理解剖が必要とされる第二の理由は，若い医師やコメディカルに対する医学教育である．ブールハーヴェが病理解剖をその"臨床医学"教育に取り入れてから2世紀近く経つが，病理解剖のもつ医学教育的意義は今もって非常に高い．特に，専門分野に特化する傾向の強い現代の医学の中にあっては，一臓器，一現象に捉われることなく，疾病を全身的に考えることを教えるための唯一の方法であるともいえる．また，病気の様相は患者一人ひとりによって異なり，臨床像は決して一括りにできるものではない．これを学ぶには病気を一例一例，自分自身の目でみて確かめる以外方法はない．病理解剖すなわちautopsyの原意はまさに，この"自分自身の目でみて確かめる"ことである．そして，また病理解剖を行いCPCによって症例一例一例について自らが行った医療行為の全過程をたどり直すことを考えると，このautopsyという言葉の原意は，"自分自身の行為を確かめる"ことと捉えることも可能であろう．

V．病院における外科病理学

現代の病院には「病理医」と呼ばれる医師がいる．病理医の病院での主な仕事は，病理解剖と病理診断である．病理診断は，病理学が病理解剖によって体系づけられる過程で蓄積してきた経験と知識をもとに，診断学としてその領域を拡大したものである．すなわち，病理診断は手術で採取された臓器や，内視鏡下に採取された生検材料を病理学の知識を用いて診断する部門であり，外科病理学として発展してきた．また，病理解剖が亡くなられた患者の足跡をたどる作業であるのに対し，外科病理学では病気を診断する場面や，治療方針を選択し決定する場面など，臨床のさまざまな事象に医師として深くかかわることになる．このように臨床とのかかわりが深いために，外科病理学は基礎医学としての病理学のアカデミックなイメージとは違って，学問というよりも臨床の中で一つの役割をこなす部門としてイメージされる傾向が強い．このため病院で働く病理医は，大学の基礎講座の病理学者からアカデミックな意味で，一段低くみられる傾向があったほどである．また，病院で働く病理医の中には，学問のメッカである大学の病理学教室から医療現場である病院へ出されたといった意識があったようである．しかし，前述してきたように病理解剖が本来臨床の一環であること，また病理解剖であれ外科病理学であれ，臨床で起きる事実がわれわれに新しい真実を教えてくれることを考えると，病理学のよって立つところは大学の基礎講座ではなく，病院であり患者であると考えざるを得ない．

日本においては，病理学が基礎医学として位置づけられてきたために，診断学としての外科病理学については，必ずしも系統だった教育が行われているとはいえない．病理診断は学問で

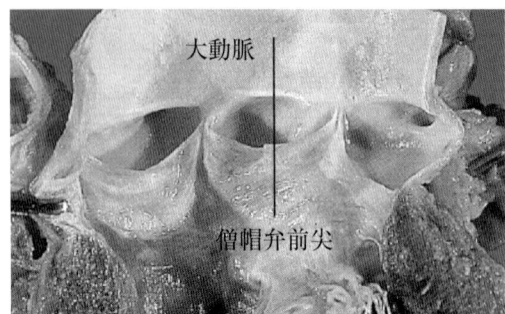

図 5　展開した大動脈弁

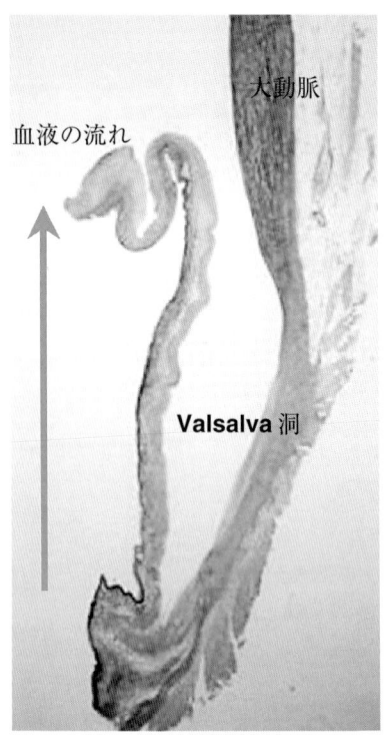

図 6　大動脈弁の組織標本
（Elastica-Masson 染色）

はないという考え方に加えて，病理診断という行為は保険診療の対象となるため，知識を売るといったイメージが病理学者の考えから払拭できないのかもしれない．しかし，病理診断は治療方針や患者の運命をも左右する最終の確定診断であり，その診断行為がもたらす結果はきわめて重い．病理医は直接患者に接することはないが，診断の向こうに苦悩する患者がいることを理解できる心がなければ病院で働くことはできない．

　平成 16 年度から，卒業する医師に対し，新たな卒後臨床研修制度がスタートした．医師教育のほとんどを大学によっていた時代が終わり，大学病院以外の市中病院においても医師を教育できるようになる．しかし，基礎医学である病理学を専攻しようとする医学部の卒業生にはこの制度は適用されないが，病院で働く病理医を育成するためにはこの制度が活用されることが望まれる．なぜなら，病院で働く病理医には病理診断医であると同時に臨床医であることが求められるからである．2 年間の初期臨床研修によって臨床の現場を体験することで，医師としての自覚をもち，その後，病理医として指導医のもとで診断学としての外科病理学を教授させることができれば理想的であると思う．

VI. 心臓リハビリテーションと病理学的背景

　「理学療法ムック」の一章をかりて，臨床現場における病理解剖と病理学について書かせていただいた．この本を手に取られる方々の中には，ご自分の病院であっても病理検査室がどこにあるのか知らないという方や，場所はわかっていても足を踏み入れたことはないとか，あるいは病理医に会ったこともないという方もおられるであろう．しかし，この章を読まれた方は，ぜひ病理解剖を見学し，病院内で開催される CPC に積極的に参加していただきたいと思う．病理学もリハビリテーション学も，臨床で捉えられる事実に立って病気を，そして患者をみようとする姿勢は同じである．前述したように，病理学はとかく基礎医学として分類される傾向がある．しかし，そのような先入観を捨て，臨床の

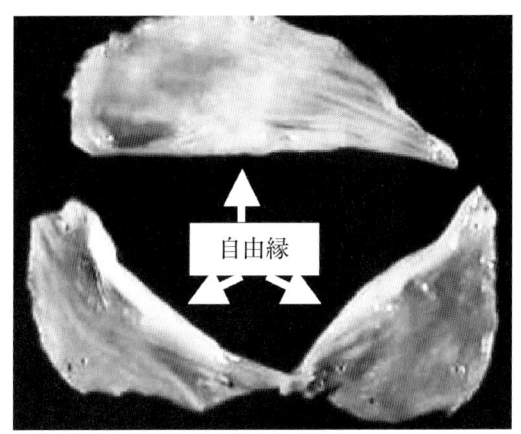

図7 大動脈弁閉鎖不全症の半月弁

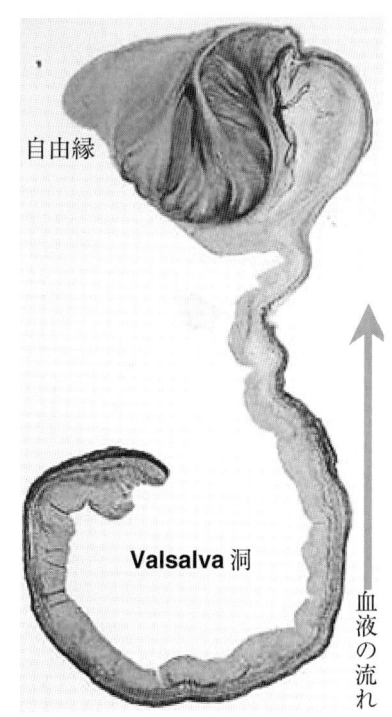

図8 大動脈閉鎖不全症
半月弁の割面の組織像
（Elastica-Masson 染色）

現場から生まれてきた学問であることを思い起こしていただきたい．例えば，心臓にある病気を抱えていることが，心臓そのものにどのような負担を強い，それがどのように心臓の形態を変えるか．そしてまた，心臓が変わることで血管や周囲の臓器あるいは遠く離れた臓器にどのような影響を及ぼすか．病気の成り立ちや，病気の進行の過程などを知ることで，病気に対する理解が広がり，患者の訴えや所作に気を配り，これによって心臓リハビリテーションの計画や実施の大枠に考えをいたすことも可能となるであろうと思う．

図5に示すのは，病変のない大動脈弁を展開したものである．大動脈弁は3つの半月弁からなり，その外側に大動脈へと移行するバルサルバ（valsalva）洞を形成している．図6は，図5の黒線の部分を標本にしたものであり，この大動脈弁の精緻な構造がおわかりいただけると思う．図7は大動脈線維輪が開大し大動脈弁が閉鎖できない状態，すなわち大動脈閉鎖不全症のために外科切除された3枚の大動脈半月弁である．ちなみに弁尖は肥厚しており，特に自由縁の部分は丸みを帯びるほど強く肥厚しているのがわかる．これを標本にしたものが図8である．

自由縁の肥厚した部分は，堆積するように層状の線維結合織が重なりドアノブのようにみえる．図6と比較して，その変化を実感していただきたい．また，この図8のドアノブ様の肥厚は，いったいどんな血液の流れの異常によって形成されたのか，そしてその変化がさらに血液の流れにどのような異常をもたらすのか，形態の変化から病態を考えるところに常に病理学がある．

文　献

1) 飯島宗一：病理学史．現代病理学体系，中山書店，pp 3-108
2) 板倉聖宣：模倣の時代．仮説社，1988
3) 吉村　昭：白い航跡．講談社，1991
4) 熊本一朗：医療情報システムをEBMに活かす．EBMジャーナル　2：149-151，2001

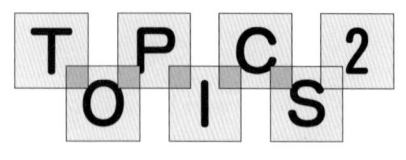

TOPICS 2 急性期再灌流療法と運動療法

後藤葉一 ■国立循環器病センター心臓血管内科

◆ Key Questions ◆
1. 急性期再灌流療法後の運動療法において何が問題とされてきたか
2. 急性心筋梗塞症患者において，亜最大運動負荷試験・最大運動負荷試験・回復期運動療法はそれぞれ発症後何日目から開始してよいか
3. 冠動脈インターベンション後の心臓リハビリテーションにより，どのような効果が得られるか

I. 急性期再灌流療法後の運動療法において何が問題となるか

　近年，急性心筋梗塞症（AMI：acute myocardial infarction）に対する急性期再灌流療法，特に冠動脈インターベンション（PCI：percutaneous coronary intervention）が普及したことにより，残存虚血や心不全などの合併症が減少しAMI患者の在院日数が著しく短縮してきた．その結果，心臓リハビリテーションにおける運動療法をいつから開始してよいのか，運動療法による弊害はないのか，どの程度の運動強度で行うべきか，などの疑問点が生じてきた．AMIに対して運動療法を早期に開始するメリットは，長期臥床によるデコンディショニングを防止し，在院日数を短縮し，社会復帰を早めることができる点である．一方，運動療法を早期に開始することのリスクとして，①心破裂，②冠動脈の亜急性血栓性閉塞，の可能性が指摘されてきた．また中長期的なリスクとして，③積極的な運動療法がPCI後の冠動脈再狭窄率を高める可能性，④運動療法がAMI後の左室リモデリングを促進する可能性，が論じられてきた．本項では，運動療法によりこれらのリスクが実際に高まるのかどうか，またそれに対してどう対処すればよいのかについて以下に述べる．

II. 心破裂

　心破裂は通常AMI発症後2週間以内に発生する．ACC/AHAガイドライン[1~3]では，亜最大運動負荷試験（予測最大心拍数の70～75%または5 METs以下）はAMI発症4～6日後から，最大負荷試験は発症2週間後から実施するとされている．したがって，合併症のないAMIでは歩行運動などの回復期運動療法は，亜最大負荷試験に準じてAMI発症4～6日以後から開始してよい．なお，運動療法により心破裂の発生が増加したとの報告は見当たらないが，高血圧持続は心破裂の危険因子の1つであるため，AMI発症2週間以内は過度の血圧上昇を生じる動作（最大運動負荷試験など）は避けるべきである．また，胸痛持続例・心電図ST上昇持続例・心膜液貯留増加傾向例などの亜急性心破裂（oozing rupture）が疑われる例では，積極的な運動療法の開始時期

は発症2週間後まで遅らせることが望ましい．

III. 亜急性血栓性閉塞

長期的な運動習慣は，血液凝固線溶系を改善することが知られているが，急激な運動は一過性の易血栓状態（prothrombotic state）を生じる[4]．また，運動中に硬いステントと正常の冠動脈の移行部位に強い変形応力が加わることにより，内膜破綻や冠動脈解離のリスクが高まる[5]と考えられていたため，冠動脈ステント留置後の運動療法は亜急性血栓性閉塞（SAT：subacute thrombosis）の発生リスクを高めるとの意見があった[6]．しかし，わが国の多施設調査[7]によると，AMIに対して冠動脈ステントを留置された4,360例のうち，1カ月以内のSATは132例（3.0%）に発症していたが，運動療法中あるいは終了後24時間以内に発生したSATは1例もなく，運動負荷試験に伴って1例のみに発生したSATはチクロピジン非投与例であった．またRoffiら[8]は，合併症のない待機的冠動脈ステント術施行症例（発症1週間以内のAMIは除く）に対してPCI翌日にトレッドミル最大運動負荷試験を前向き無作為割付け方式で実施し，14日後までのSAT発生率（1%）や穿刺部合併症（4%）の頻度は運動負荷試験非実施群と差がなかったと報告している．したがって，適切な抗血小板薬治療が実施されていれば，冠動脈ステント後の運動でSATの発生リスクが増す可能性はきわめて低いと考えられる．さらに，わが国では複数の施設でステント留置例に対してAMI発症5～8日後から回復期運動療法や亜最大負荷試験をルーチンに実施しており，特に問題を生じていなかった[7]．したがって，冠動脈ステント留置症例であっても，通常どおりAMI発症後5～8日目から回復期運動療法や亜最大運動負荷試験を実施して差し支えないと考えられる．

IV. 再狭窄

運動は一過性に易血栓状態を生じ，それに伴い種々の生理活性物質が産生されるので，かつては運動療法によりPCI後の再狭窄率が増加する可能性が考えられていた．しかし，Belardinelliら[9]はPTCAまたはステント後患者を対象とした前向き無作為割付試験において，6カ月間の運動療法実施群は非実施群に比べ冠動脈再狭窄率には差がなかったが，運動耐容能とQOLは有意に大きく改善し，心事故率と再入院率は有意に低率であったと報告している．また羽田ら[10]は，ステント留置患者を無作為に心臓リハビリテーション施行群と非施行群に割り付け，7カ月後に心臓リハビリテーション施行群で血中脂質プロフィールの改善と再狭窄率の低下を認めている．これらを総合すると，PCI後の運動療法は冠動脈再狭窄率を増加させることはなく，むしろ再狭窄抑制効果が期待できる．一方，運動耐容能・QOL・血清脂質プロフィール，および心事故率に対しては明らかな改善効果を有するといえる．

V. 左室リモデリング

1980年代には，広範囲心筋梗塞症患者では運動療法が左室リモデリングを促進する可能性が指摘されていた．しかしその後の無作為割付試験[11,12]において，運動療法施行群は非施行群に比べて左室リモデリングは同程度[11]か，または逆にリモデリングの進

行が抑制されること[12]が報告されている．著者らの施設での検討[13]では，AMI発症約2週間以後に適切な運動強度（心拍数予備能［Karvonenの式］40〜60％または自覚的運動強度［Borg指数］12〜13点）で運動療法を実施した場合，運動の総量を反映する運動療法参加回数や処方心拍数は左室リモデリングの寄与因子とはならなかった．ただし，広範囲前壁梗塞で左室駆出率（LVEF：left ventricular ejection fraction）が40％未満の症例では，自然経過として左室リモデリングのリスクが高いので，運動強度を心拍数予備能40〜50％とやや低めにとどめるように留意している[14]．

VI. 待機的冠動脈インターベンション後の運動療法

急性期再灌流療法後のAMI患者と異なり，安定狭心症や無症候性心筋虚血に対して待機的にPCIを実施し残存狭窄がなくなった患者に対しては，現在のわが国では運動療法に関する指導はほとんど実施されていないのが実情である．しかし，運動が冠動脈疾患患者の予後を改善することは広く知られており，また前述のBelardinelliら[9]の報告にあるように，PCI後患者に対する運動療法はその後の心事故率や再入院率を有意に低下させることが明確に示されている．ACC/AHAのガイドライン[3,15]においても，二次予防活動として30〜60分の運動を毎日または少なくとも週5回以上実施することが推奨され，残存虚血例や低心機能例などの中〜高リスク患者には監視型運動療法プログラムが推奨されている[3,15]．したがって，単に急性心筋梗塞症患者の退院・社会復帰を目指す古典的な心臓リハビリテーションでなく，今後はすべての冠動脈疾患患者の二次予防を目指す積極的な運動療法が広く普及することが望まれる．

文 献

1) Antman EM, Anbe DT, Armstrong PW, et al：ACC/AHA guidelines for the management of patients with ST-elevation myocardial infarction：a report of the American College of Cardiology/American Heart Association Task Force on Practice Guidelines (Committee to Revise the 1999 Guidelines for the Management of Patients With Acute Myocardial Infarction). *Circulation* **110**：e 82-e 293, 2004
2) Gibbons RJ, Balady GJ, Bricker JT, et al：ACC/AHA 2002 guideline update for exercise testing：summary article：a report of the American College of Cardiology/American Heart Association Task Force on Practice Guidelines (Committee to Update the 1997 Exercise Testing Guidelines). *Circulation* **106**：1883-1892, 2002
3) Fletcher GF, Balady GJ, Amsterdam EA, et al：Exercise standards for testing and training：a statement for healthcare professionals from the American Heart Association. *Circulation* **104**：1694-1740, 2001
4) Koenig W, Ernst E：Exercise and thrombosis. *Coronary Artery Dis* **11**：123-127, 2000
5) Danenberg HD, Lotan C, Hasin Y, et al：Acute myocardial infarction-a late complication of intracoronary stent placement. *Clin Cardiol* **23**：376-378, 2000
6) Samuels B, Schumann J, Kiat H, et al：Acute stent thrombosis associated with exercise testing after successful percutaneous transluminal coronary angioplasty. *Am Heart J* **130**：1120-1122, 1995
7) Goto Y, Sumida H, Ueshima K, et al：Safety and implementation of exercise testing and training after coronary stenting in patients with acute myocardial infarction. *Circulation J* **66**：930-936, 2002
8) Roffi M, Wenaweser P, Windecker S, et al：Early exercise after coronary stenting is safe. *J Am Coll Cardiol* **42**：1569-1573, 2003
9) Belardinelli R, Paolini I, Cianci G, et al：Exercise training intervention after coronary angioplasty：the ETICA trial. *J Am Coll Cardiol* **37**：1891-1900, 2001

10) 羽田龍彦, 玉井秀夫, 武田晋作, 他：ステント治療後の運動療法. 心臓リハビリテーション **6**：66-70, 2000
11) Giannuzzi P, Tavazzi L, Temporelli PL, et al：Long-term physical training and left ventricular remodeling after anterior myocardial infarction：results of the Exercise in Anterior Myocardial Infarction (EAMI) trial. EAMI Study Group. *J Am Coll Cardiol* **22**：1821-1829, 1993
12) Giannuzzi P, Temporelli PL, Corra U, et al：Attenuation of unfavorable remodeling by exercise training in postinfarction patients with left ventricular dysfunction. Results of the Exercise in Left Ventricular Dysfunction (ELVD) Trial. *Circulation* **96**：1790-1797, 1997
13) Takagi S, Sakuragi S, Baba T, et al：Predictors of left ventricular remodeling in patients with acute myocardial infarction participating in cardiac rehabilitation. Brain natriuretic peptide and anterior infarction. *Circulation J* **68**：214-219, 2004
14) 斉藤宗靖, 谷口興一, 神原啓文, 他：循環器病の診断と治療に関するガイドライン(2000-2001年度合同研究班報告). 心疾患における運動療法に関する報告. *Circulation J* **66**：1177-1260, 2002
15) Smith SC, Allen J, Blair SN, et al：AHA/ACC guidelines for secondary prevention for patients with coronary and other atherosclerotic vascular disease：2006 update. *Circulation* **113**：2363-2372, 2006

第3章

女性と虚血性
心疾患

女性と虚血性心疾患

天野恵子*

◆ Key Questions ◆
1. 欧米諸国における虚血性心疾患の性差とは
2. 日米を比較した時,日本女性における虚血性心疾患の特徴は
   a. 疫学
   b. 診断
   c. 器質的虚血性心疾患
   d. 冠攣縮性狭心症
   e. 微小血管狭心症
3. ホルモン補充療法は虚血性心疾患の予防に有効か
4. 生活習慣の改善は虚血性心疾患の予防に有効か

I. はじめに

　世界の中で,日本人男女の心筋梗塞による死亡率はきわめて低く,北米や西欧のほぼ1/5である.しかし,わが国は世界に冠たる長寿国であり,今や平均寿命は男性78.64歳,女性85.59歳(2005年度)である.長寿社会では,当然,動脈硬化性疾患の有病率・死亡率が高くなる.今後も確実に高齢女性における虚血性心疾患罹患者数は,増えていくと予測される.ちなみに,日本の急性心筋梗塞とその他の虚血性心疾患による死亡は,2003年で人口10万人対で男性では62.5人,女性では50.5人である.一方,米国では女性の死因の1位が虚血性心疾患(冠動脈疾患,以下CHD:coronary heart disease)で,毎年25万人の女性が死んでいる.CHDによる死亡は米国男性では一貫して減少しているが,女性ではその傾向がまったく認められない.1990年代に入って,米国政府は国立衛生研究所(NIH:National Institute of Health)を中心として,女性における虚血性心疾患の調査・研究・治療の向上に邁進してきた.その結果,下記のような女性におけるCHDの特徴が明らかになっている.

① 女性は約10年の遅れをもってCHDを発症する.ただし,50歳以下の症例では,同年齢の男性に比し入院時死亡率が高く,年齢が若いほど,心筋梗塞後死亡率の対男性比が大きな値をとる[1].

② 高コレステロール血症・糖尿病などの他の危険因子をもたない場合,高中性脂肪(TG)血症は,男性ではCHDの危険因子とならないが,女性では50歳以上の年齢層で危険因子となる[2].

③ Type IIの糖尿病を有する女性ではCHDの危険率は3～7倍となる(男性では2～3倍)[3].

④ 喫煙は心筋梗塞の初発年齢を引き下げるだけでなく,相対危険率を上げる[4～6].

⑤ 喫煙・糖尿病などの危険因子を有する閉経前の女性では,血中エストロゲンのレベルが最も低くなる月経直後に心筋梗塞を起こ

* Keiko AMANO/千葉県衛生研究所

表 1 男女における冠動脈疾患死亡リスク
(2003 年国民衛生の動向,平成 13 年死亡率より作成)
死亡率(人口 10 万対)

年　齢(歳)		30～39	40～49	50～59	60～69	70～79	80～89	90 歳以上
急性心筋梗塞	総数	3.5	13.9	37.9	94.2	262.7	758.2	703.6
	男	5.7	22.8	61.7	144.2	366.3	949.8	842.4
	女	1.3	4.8	14.7	48.3	186.0	665.1	658.0
その他の虚血性心疾患	総数	2.5	6.2	18.3	47.0	127.8	436.0	487.0
	男	4.2	10.0	30.2	72.6	181.6	567.1	573.8
	女	0.9	2.4	6.7	23.4	88.0	372.9	458.5

しやすい[7].
⑥男性では,心筋梗塞の症状として胸痛が最も主たる症状であるが,女性では往々にして胸痛以外の症状(背部痛・腹痛・嘔吐・胃もたれ)として現れる場合がある[8,9].
⑦1996 年,米国内科医専門協会(ACP:American College of Physicians)は,女性における臨床治験がないということから,CHD の予防として高コレステロール血症に投薬をすることに待ったをかけたが[10],その後の研究では女性でも男性と同様コレステロール降下薬による CHD の二次予防効果が認められた[11~13].ただし,一次予防効果については結論が出ていない.
⑧胸痛患者が女性の場合,医師が心カテーテル検査を施行する頻度が明らかに男性に比し低い[14].
⑨女性における胸痛では,血小板凝集抑制剤インテグレリンが男性に比し,有効であるにもかかわらず[15],胸痛に対し標準的な診断・治療を受ける機会が少ないため,その恩恵をこうむっていない[1,16].ただし,経皮的冠動脈インターベンション(PCI:percutaneous coronary intervention)ならびに冠動脈バイパス術(CABG:coronary artery bypass grafting)後に女性における出血のリスクが高いことも事実で,術者は十分な注意が必要である[17].
⑩従来,冠血行再建術においては,高年齢・糖尿病・高血圧などの危険因子を補正しても,女性の成績が,男性に比し劣ると報告されている.結果の良否は性差によるものではなく,体格のサイズ(ひいては冠動脈のサイズ)によるものである[18].ただし,若年の女性では冠動脈バイパス術後の入院死亡率が高い[19].

以上を念頭に置いて,日本における知見を加え女性における CHD について述べる.

II.虚血性心疾患と疫学

本邦でも,CHD の年齢ごとのリスクは,男性と比べて女性のほうが低く,女性の CHD による死亡リスクは,10 歳若い男性とほぼ同じである(表1).女性のほうが年齢ごとの CHD 死亡リスクが著明に低いが,より高齢まで生存する可能性が高いため,実際の CHD による総死亡数は男女ともほぼ同じとなる.

久山町研究は,福岡県久山町の満 40 歳以上で脳卒中の既往がない住民 1,621 人(当該人口の約 90%,第一集団)を対象に 1961 年,九州大学第二内科を中心に始められた循環器疾患の前向き疫学研究で,死亡者には剖検を行って死因を特定する(通算剖検率,約 80%).1974 年(第二集団,2,053 人)と,1988 年(第三集団,2,649 人)に新たな満 40 歳以上の住民を加えて追跡している.それによれば[20],米国と同様に近年,男性の CHD 発症率は減少する傾向にあり,一方,

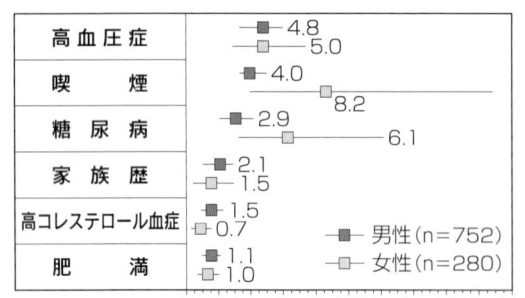

図1 男女別冠危険因子の頻度
（文献22）より引用）

高血圧症 男性4.8 女性5.0
喫煙 男性4.0 女性8.2
糖尿病 男性2.9 女性6.1
家族歴 男性2.1 女性1.5
高コレステロール血症 男性1.5 女性0.7
肥満 男性1.1 女性1.0
■男性（n=752）　□女性（n=280）

女性ではほとんど不変である．冠危険因子に関する疫学研究では，久山町研究第一集団の23年間の追跡調査結果に基づき，CHDの危険因子を男女別に解析した結果，男性では加齢・収縮期血圧（SBP：systolic blood pressure）高値・血清総コレステロール（TC：total cholesterol）高値・喫煙が，女性では加齢・SBP高値・喫煙・肥満が有意の危険因子であった．高齢者の女性では肥満のほかに，耐糖能異常・中性脂肪（TG：triglyceride）高値・HDLコレステロール（HDL-C）低値がCHD発症に関係していた．近年，日本人一般住民中にTC高値・体重指数（BMI：body mass index）高値・耐糖能異常の有病率が増加する傾向があるが，久山町研究でもその傾向は明らかであり，1988年のコホートにおけるCHDの危険因子の多変量解析結果では，男性では年齢とヘモグロビン A_{1c} が，女性では年齢・収縮期血圧・BMI・喫煙が有意な危険因子であった．この集団をWHOの基準に基づき，耐糖能正常・耐糖能低下（IGT：impaired glucose tolerance）・糖尿病（DM：diabetes mellitus）に層別し，他の交絡因子を補正してCHDの発症頻度を8年間追跡した結果では，男性のCHDもDM群から高く発症する傾向がみられたが，女性ではDM群からの有意に高い発症率が認められた．従来，女性における高コレステロール血症とCHDの関連については，十分なエビデンスに欠けていた．しかし，最近NIPPON DATA 80の19年間の追跡から，女性でも高コレステロール血症がCHDの独立した危険因子であるとの報告がされている[21]．また，喫煙とDMは熊本大学の調査においても非常に大きなリスクとなっている（図1）[22]．高血圧は男女ともにCHDのリスクと強く関連する．

III. 診断における性差

冠動脈疾患の診断は，男性より女性のほうが難しい．冠動脈外科研究（CASS：coronary artery surgery study）では，冠動脈疾患が疑われて血管造影を実施した女性の半数に有意な狭窄が認められなかったとしている[23]．それらの原因は，女性における非典型的胸痛に対する原因解明と認識が遅れているためである．確かに，心筋梗塞の女性患者は男性患者よりも，非典型的な心窩部痛，呼吸困難，悪心，疲労感を訴えることが有意に多く，胸痛の診断能には限界があるが，それでも胸痛は女性の冠動脈疾患に最もよくみられる最初の症状であり，心筋梗塞女性患者の90％に最初の症状として胸痛が発生している．一方，非侵襲的検査法の選択とその判読には，女性特有の難しさがある．診断検査精度の男女差に影響を与える因子として，女性における冠動脈疾患と多枝病変の低い有病率，性別による冠動脈疾患の病態生理の差，さらに危険因子との関連性，検査方法そのものにおける固有の特性などがあげられる．負荷心電図検査（ECG：electrocardiogram）の感度と特異度は女性で劣る．なぜなら有病率の病変の範囲に性差があるばかりでなく，女性のほうが十分な心拍数を達成する可能性が低く，かつ再分極異常を示す可能性が高いためである．可能であれば，^{201}Tl 心筋シンチ，MIBG（metaiodobenzylguanidine），MIBI（methoxy-isobutyl isonitrile）を薬剤負荷試験またはトレッドミル運動負荷試験と併用することにより，診断の感度と特異度は向上する．簡便な方法としては，薬剤な

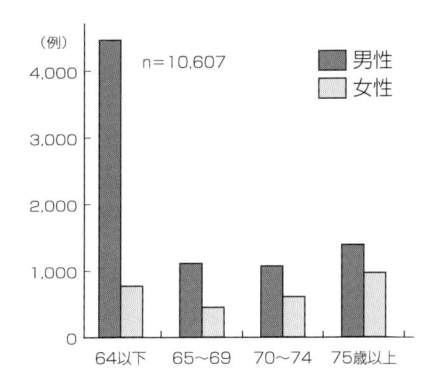

図 2 急性心筋梗塞の性別,年代別頻度(JAMIES, 1982〜1991年)(文献25)より引用)
加齢とともに女性の占める割合が増え,性差を認めなくなる

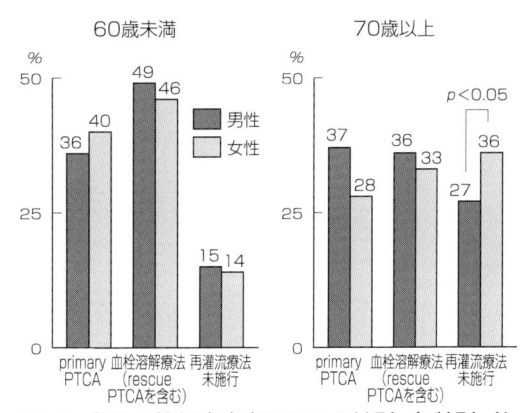

図 3 急性心筋梗塞患者における性別,年齢別,治療法別の院内死亡率(JAMIES, 1992〜1993年)(文献25)より引用)
60歳未満では血栓溶解療法が最も多く,次いでprimary PTCAである.一方,70歳以上では各治療法は約1/3ずつの割合であるが,再灌流療法未施行は女性で有意に高頻度である

らびに運動負荷心エコー法も有用である[24].近年,普及しつつある64列CTはきわめて有用である.

IV. 器質的虚血性心疾患

厚生省長寿科学心筋梗塞研究班(JAMIES: Japanese Acute Myocardial Infarction in the Elderly Study)の後ろ向き調査(1982〜1991年の急性心筋梗塞)では10,607例が登録されている[25].この調査では64歳以下の男性が全体の40％を占め,女性のほぼ6倍の発症率である.また,加齢とともに徐々に女性の占める割合が増え,高齢者では性差を認めなくなる(図2).院内死亡率に関しては,70歳未満では男女間に差を認めなかったが,70歳以上では男性19.3％に対し,女性25.3％と有意に女性で高い院内死亡率を示した.続いて,同研究班の前向き調査(1992〜1993年の急性心筋梗塞)では,60歳未満の症例は423例(男性は371例,女性は52例)が登録され,背景因子では脳血管障害・高血圧を女性に多く認めた.70歳以上の症例は556例(男性は325例,女性は231例)が登録された.70歳以上の症例の平均年齢は女性78歳,男性76歳で,背景因子で男性に脳血管障害・閉塞性動脈硬化症・喫煙を,女性では高血圧・糖尿病・高脂血症を多く認めた.また,入院時の心不全重症度,冠動脈病変枝数に性差は認めない.さらに治療法の施行率をprimary PTCA(経皮的冠動脈形成術:percutaneous transluminal coronary angioplasty),rescue PTCAを含む血栓溶解療法,再灌流療法未施行の3群に分けると,60歳未満では各治療法の施行率に男女差を認めず,再灌流療法未施行率も10％台であったが,70歳以上では,再灌流療法未施行率が高く,ことに,男女に分けてみてみると,再灌流療法未施行が男性では27％であるのに対し,女性では36％と有意に高い(図3).

また,注目すべきは70歳以上の女性で,血栓溶解療法群の死亡率が高く,再灌流療法未施行と同等の死亡率を示す.トータルの院内死亡率(男性15.4％,女性18.6％)には男女差を認めず,生存退院例の退院後予後は,女性で良好であり,男性では非心臓死が増加するため生存率が低下する傾向があった.同研究の多変量解析を用いた検討から,PTCAが高齢者群の短期,長期予後を改善する有意な規定因子であること

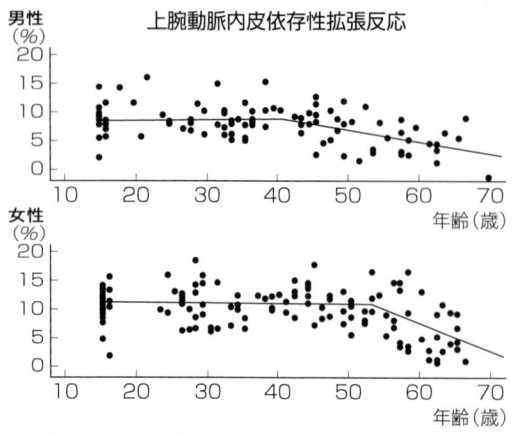

図 4 男女における年齢と上腕動脈内皮機能の関係 （文献 27）より引用）

が明らかになっているが，欧米での報告と同様わが国の高齢女性も男性に比べ primary PTCA 施行率が低く，再灌流療法未施行例が多い．また，血栓溶解療法群の死亡率が高いことも同様である．PTCA 施行率が低い理由としては，女性は体格が小さく，冠動脈径が細いこと，狭窄形態がびまん性で PTCA に適さないことや冠動脈解離の頻度や合併症が多いことなどがあげられており，それらのリスクを考慮した結果とも考えられ，また高齢者では無症候性心筋虚血の頻度が高くなり，病院までの到着が遅く，再灌流療法を受ける時期を逸しやすいこともあるかもしれない．一方，血栓溶解療法に伴う脳出血や心破裂が高齢女性で多いことは，前者については，女性の体重が軽く，血栓溶解薬の投与量について再考の余地があると考えられ，後者については，閉経後の冠動脈狭窄の進行に対して，側副血行路の発達が悪いためとされている．虚血性心疾患を有する中高年日本人女性における血行再建療法の短期および長期成績に関する報告は非常に少ない．その中で原ら[26]による三井記念病院の成績（1987～1996 年，後ろ向き研究）では，中高年男性（45～64 歳）1,036 例に対し女性は 164 例（15.8%）であった．冠動脈インターベンションの初期成功は女性 88%，男性 90% で男女間に差を認めない．死亡・心筋梗塞・緊急バイパス手術などの合併症の頻度にも差はない．インターベンション後の再狭窄率，遠隔成績にも差を認めない．しかし，臨床的には女性では狭心症の程度が重症のものが男性に比し多かった．彼らは，自験例で女性に重症狭心症例が多かったことにふれ，女性では軽症例の診断が困難であること，女性は侵襲的な検査や治療に対し消極的であることをあげている．女性が侵襲的な検査や治療に対し消極的であることに関しては，すでに数多くの報告があり，男女間でのこの差は有病率以上のものがあり，治療医師によるバイアスは少ないと報告されている．

V．冠攣縮性狭心症[27]

わが国においては，心表面を走行する大きな冠動脈の攣縮による狭心症（冠攣縮性狭心症）が欧米に比べて多いことはよく知られている．男性では 40 歳頃から内皮依存性拡張反応が低下するが，女性では 50 歳頃まで内皮機能が低下せず，その後，加齢とともに直線的に低下する（図 4）．これらの事実は，女性において閉経が，血管内皮機能低下の出現する分岐点であり，女性の動脈硬化進展に女性ホルモンが深く関与していることを示している．また，閉経前健常女性では，月経周期中のエストロゲンの変動とともに NO 産生と内皮依存性拡張反応が変動し，冠攣縮性狭心症の閉経前女性では，エストロゲンと内皮依存性拡張反応が低下してくる黄体末期から月経期にかけて狭心症自然発作頻度が増加し，エストロゲンと内皮依存性拡張反応が増加してくる卵胞期にかけて減少する．したがって閉経前女性であっても，常にエストロゲンの抗動脈硬化作用の恩恵に預かっているのではなく，糖尿病や家族性高脂血症などの危険因子をもつ女性では，黄体末期から月経期にかけて，急性冠動脈症候群（acute coronary syndrome)に罹患する可能性があり，また逆に，冠攣縮性狭心症あるいはその疑いのある閉経前女性に冠攣縮誘発試験を行う場合には，卵胞期に行うと誘発されない場合がある．そして，冠攣縮性狭心症の治療としては，まず誘発因子の除去に努めることであり，過労・ストレス・睡眠不足・喫煙は大きな誘発因子である．薬物治療としてはCa拮抗薬が有効であるが，Ca拮抗薬には催奇形性があるため，妊娠可能な女性に投与する際には注意が必要である．また，難治性の冠攣縮性狭心症女性患者では，エストロゲン投与も有効である．

VI. 微小血管狭心症

一般に女性は，同年代の男性に比べて冠動脈に有意狭窄病変をもつ割合が少ないことが報告されているが，その一方で非冠動脈疾患による非定型性胸痛の頻度が高いといわれている．通常，冠動脈造影で高度狭窄がなく，アセチルコリンやエルゴノビンによる冠攣縮誘発試験にて，造影上有意な攣縮が誘発されなかった時に，非定型性あるいは非心臓性胸痛症候群と診断するが，胸痛の原因が非心臓性と診断されてきた症例の少なくとも一部の例で，冠動脈造影で観察することのできない冠動脈の微小血管の器質的ないしは機能的な異常によって胸痛が生じていることが，近年明らかになってきている．NIHのCannon[28]は，このような症例を微小血管狭心症（microvascular angina）と呼ぶことを提唱した．その病態生理については，必ずしも十分には理解されていないが，WISE studyは，正常冠動脈造影を呈する女性胸痛症例の約半数が冠血流速予備能低下を示し，微小血管障害が高頻度に検出されること，血管内超音波検査（IVUS：intravascular ultrasonography）を用いて検討すると，このような症例の80％以上でmultiple plaqueが検出されることを明らかにしている．現実に，症状の再発のために入院

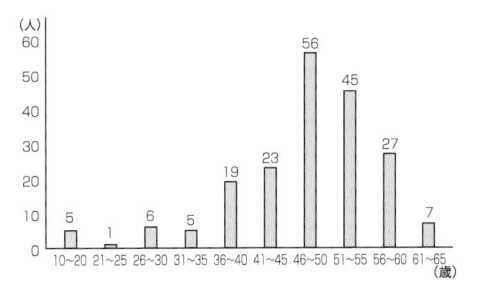

胸痛発作のピーク年齢は46～50歳であり，閉経との関連では，閉経前が6割強である（未発表データ）

図5 中高年女性における胸痛アンケート成績：胸痛の回数が多かった時の年齢（文献29）より引用）

や心臓カテーテル検査を繰り返したり，職を辞すなど生活のうえで大きな困難に直面している症例もある．1999年3月，筆者の母校である東京都立日比谷高校の女子卒業生に対し，胸痛に関するアンケート調査を行った[29]．有効郵送数1,770名，有効回答数822（有効回答率46.4％），その中で虚血によると考えられた胸痛例は253名，有効郵送数比で14.3％に上った．98名が医師を受診しており，2名が心筋梗塞，19名が狭心症，13名が心臓神経症の診断を受けている．残る64名は異常なしと診断されているが，多くの患者がその診断に納得していない．胸痛をはじめて体験した年齢，最も頻度が多かった時の年齢は，どちらも46～55歳までの更年期年齢に一致している（図5）．胸痛の特徴は，安静時に起こることが多く，数分以上から半日続くこともまれでないことである．胸痛の部位，放散などについては，通常の労作性狭心症となんら変わらない．また，誘発となる因子は，過労・ストレス・睡眠不足があげられる．なお，胸痛経験の有無と危険因子の有無に相関は認められなかったが，胸痛経験のある群で母親に有意に心筋梗塞・狭心症・心不全の既往が大であった．

実は，心筋細胞の動脈血からの酸素摂取率は安静時ですでに70％とほぼ最大であり，心筋酸素需要増大時には，血流を増加させることで酸素供給量を増加させている．その際，動脈硬化

性病変がなければ，大きな冠動脈は全冠血管抵抗の約5%しか寄与しておらず，微小血管が心筋血流調節の中心的な役割を果たしており，心筋酸素消費量の多寡に応じた血流調節がここで行われている．このようなことを考え合わせると女性の更年期に認められる胸痛については，心電図変化の有無を問わず（なんらかの冠微小循環の機能的異常に伴って生じていると考えられる）その診断には核医学を用いた検査法が，心筋血流ならびに代謝を画像化しうる点から有効である可能性が高い[30]．

VII. ホルモン補充療法と冠動脈疾患 —大規模介入研究

閉経前の女性においては，虚血性心疾患発症率が低い．なぜなら，それはエストロゲンが心血管疾患に対し，大きな保護作用を有するためである．エストロゲンはコレステロールの上昇を抑え，血圧を安定化させ，血糖値のコントロールにも働いている．その他，直接血管に作用し，血管の緊張や，内皮細胞や血管平滑筋細胞などの血管を構成している細胞の働きも調節している．

多くの臨床的・疫学的研究が，閉経後女性において，ホルモン補充療法（HRT：hormon replacement therapy）が動脈硬化性疾患の発症頻度を低下させると報告してきた．しかし，HRTに関するプラセボ群を対象とした前向き治療介入試験としては，HRTの二次予防効果について検討した心疾患とホルモン補充療法に関する研究（HERS：heart and estrogen/progestin replacement study）がはじめてであり[31]，従来の成績はほとんどが観察研究ないしメタ解析である．HERSは2,763名の心筋梗塞に罹患した閉経後女性を無作為にHRT（結合型エストロゲン0.625 mg/日＋酢酸メドロキシプロゲステロン2.5 mg/日の連続同時投与法）を行う群と，プラセボを投与する対象群に分け，心筋梗塞の再発（非致死性心筋梗塞と冠動脈疾患死の発症）を比較した前向き試験であるが，その結果，両群間に有意な差を認めなかった．ただし，開始後3年以上経過すると，HRT群における心筋梗塞の発症が有意に低下したところから，心筋梗塞の再発予防のために閉経後女性に新規にHRTを行うことは推奨されないが，すでにHRTを3年以上受けている心筋梗塞患者においてはそれを中止する必要はないと結論づけている．また，HERSから以下のことも明らかになった．

① 「通常量のエストロゲンは凝固能に影響を与えない」と考えられていたにもかかわらず，血栓性疾患の発症がHRT群で2.89倍高かった．
② サブ解析で，スタチンを使用していた群では非使用群に比し，心血管イベント・静脈血栓・総死亡が低率であった[32]．

その後，Herringtonら[33]が，血管造影法で冠動脈疾患の確認された309例の女性をHRT群，エストロゲン補充療法（ERT）群（結合型エストロゲン0.625 mg/日のみ投与），プラセボ群に分け，平均3.2年間追跡した結果を報告したが，2つの実薬群とプラセボ群の間で，血管造影による血管径も臨床的な心血管系イベントの発生率も有意な差を認めなかった．したがって，HERSでもHerringtonの結果でも二次予防に関しては，当初の予想に反する結果が得られた．さらにHRTの一次予防効果についての前向き臨床研究（women's health initiative clinical trial and observational study）が，2002年7月，子宮のある一般閉経後女性を対象とした群で中止された[34]．この試験は，閉経後の女性における疾患の発症予防対策を総合的に評価することを目的に，米国の50〜79歳の健康な一般閉経後女性を対象として行われた大規模前向き試験である．その中の一つのプロジェクトとして，HRTの冠動脈疾患一次予防効果を判定するための無作為，二重盲検法による臨床比較試験が1993年より始まっていた．登録者は子宮のあ

る・なしで二分され，子宮のある群では，HRT群8,506名とプラセボ群8,102名に割り振られ，試験が続けられていた．予定研究期間は8.5年．主要評価項目は，冠動脈疾患（非致死性心筋梗塞，冠動脈疾患による死亡），浸潤乳癌の発症であり，副次評価項目は，脳卒中，肺塞栓，子宮内膜癌，結腸・直腸癌，大腿骨頸部骨折および死亡である．10,000人/年（10,000人にHRTを1年間行った場合）における対照群およびHRT群での発症症例数（対照群 vs HRT群）は，冠動脈疾患：30 vs 37（7人増），脳卒中：21 vs 29（8人増），静脈血栓症：16 vs 34（18人増），浸潤乳癌：30 vs 38（8人増），結腸・直腸癌：16 vs 10（6人減），骨折：15 vs 10（5人減）であった．本試験のデータおよび安全性に関する検討委員会は，HRTを冠動脈疾患の一次予防を目的として開始すべきではなく，現在これのみを主たる目的でHRTを行っている場合には継続すべきでないとの勧告を出した．

VIII．生活習慣改善の虚血性心疾患予防効果

女性における虚血性心疾患の危険因子としては，喫煙・糖尿病・高血圧があげられる．これらの危険因子は，いずれも栄養摂取過多，運動不足，喫煙や飲酒などの生活習慣要因と密接に関連している．

1988年に米国で開始された糖尿病の前段階であるIGT症例への食事と運動に関する生活習慣の積極的改善が，2型糖尿病の発症を抑制するかどうかの前向き大規模臨床試験（DPP：diabetes prevention programme）の結果が2002年発表された[35]．対象は25歳以上，BMI 24以上で血糖値は食後2時間値140〜199 mg/dl かつ空腹時値95〜125 mg/dl のIGT 3,234例で，性別は男性32%，女性68%．年齢別内訳は25〜44歳31%，45〜59歳49%，60歳以上20%である．対象症例は①低脂肪食と1週間に

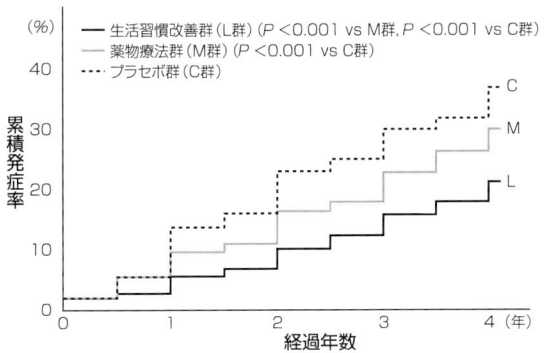

図6 DPP（diabetes prevention programme）における糖尿病の累積発症率（文献35）より引用）

150分以上の運動をすることで体重を7%低下させることを目的に，生活習慣の積極的な改善を行う群（L群，1,079例），②メトフォルミン850 mgの1日2回投与（開始時の1週間は1日1回投与）により薬物療法を行う群（M群，1,073例），③食事や運動に関する一般的なアドバイスのほかは，プラセボを投与される対照群（C群，1,082例），の3群にランダムに割り付けられた．平均2.8年のフォローアップで，C群をIGTの自然経過とした時の糖尿病発症抑制率はL群58%，M群31%で，両群ともに優位な発症抑制効果が認められたが，L群のほうがM群を上回っていた（図6）．また，年齢層別にみるとL群の効果は，60歳以上の高齢者層で特に高いことが示された．この傾向は，人種・性にかかわらず認められた．したがって，インスリン抵抗性が始まっていると考えられる患者には，糖尿病に対するのと等しい食事・運動療法の指導がなされるべきである．

運動とCHDに関する疫学研究は，ほとんどが男性を対象にしているものであるが，女性を対象としたものでは，39,352名の45歳以上の女性を対象とした活動とCHDの発症の関連をみた報告で，週に少なくとも1時間以上のウォーキングがCHDのリスクを低下させ，運動量とCHD発症の間には逆相関関係が認められる[36]．また，川久保ら[37]は，女性においても身

体活動と虚血性心疾患の間には逆相関が明らかであり，女性の場合には男性に比較して体力が低いので，中等度の身体活動である歩行を中心としたプログラムが勧められるとし，女性251名に対する，12週間ウォーキングプログラムの冠危険因子に対する効果を調べているが，各種冠危険因子の値が高い例では，改善の傾向が明らかで，ことにHDLコレステロールに対する効果が顕著であったと述べている．

最後に，ストレスが虚血性心疾患の発症ならびに治療経過に大きく関与することが，最近相次いで報告されている．まず，磯ら[38]は1988～1990年に施行したスクリーニングにより，心疾患・脳卒中・癌の既往のない73,424人（男：30,180，女：43,244）を対象に，1997年まで観察している．その結果，強いストレスがあると答えた女性では，ストレスが少ないと答えた群に比し，2倍の虚血性心疾患の発症をみたと報告している．また，Vaccarinoら[39]はCABG後の回復において，女性は男性に比し芳しくなく，ことにうつの傾向が強いと報告している．

文献

1) Vaccarino V, Parsons L, Every NR, et al: Sex-based differences in early mortality after myocardial infarction. *N Engl J Med* **341**: 217-225, 1999
2) Bass KM, Newschaffer CJ, Klag MJ, et al: Plasma lipoprotein levels as predictors of cardiovascular death in women. *Arch Intern Med* **153**: 2209-2216, 1993
3) Wei M, Haffner SM, Gaskill SP, et al: Effects of diabetes and level of glycemia on all-cause and cardiovascular mortality. *Diabetes Care* **21**: 1167-1172, 1998
4) Hansen EF, Andersen LT, Von Eyben FE: Cigarette smoking and age at first acute myocardial infarction, and influence of gender and extent of smoking. *Am J Cardiol* **71**: 1439-1442, 1993
5) Bosetti C, Negri E, Tavani A, et al: Smoking and acute myocardial infarction among women and men: A case-control study in Italy. *Prev Med* **29**: 343-348, 1999
6) Prescott E, Hippe M, Schnohr P, et al: Smoking and risk of myocardial infarction in women and men: longitudinal population study. *BMJ* **316**: 1043-1047, 1998
7) Methot J, Bogaty P, Hamelin BA, et al: The relationship of the occurrence of acute coronary events in women to the timing of their menstrual cycle (abstract). *Circulation* **102**: II-612, 2000
8) Milner KA, Funk M, Richards S, et al: Gender differences in symptom presentation associated with coronary heart disease. *Am J Cardiol* **84**: 396-399, 1999
9) Herlitz J, Bang A, Karlson BW, et al: Is there a gender difference in aetiology of chest pain and symptoms associated with acute myocardial infarction? *Eur J Emerg Med* **6**: 311-315, 1999
10) American college of Physicians: Clinical guideline, part 1, Guidelines for using serum cholesterol, high-density lipoprotein cholesterol, and triglyceride levels as screening tests for preventing coronary heart disease in adults. *Ann Intern Med* **124**: 515-517, 1996
11) Heart Protection Study Collaborative Group: MRC/BHF Heart Protection Study of cholesterol lowering with simvastatin in 20,536 high-risk individuals: a randomized placebo-controlled trial. *Lancet* **360**: 7-22, 2002
12) Long-Term Intervention with Pravastatin in Ischaemic Disease (LIPID) Study Group: Prevention of cardiovascular events and death with pravastatin in patients with coronary heart disease and a broad range of initial cholesterol levels. *N Engl J Med* **339**: 1349-1357, 1998
13) LaRosa JC, He J, Vupputuri S: Effect of statins on risk of coronary disease: A meta-analysis of randomized controlled trials. *JAMA* **282**: 2340-2346, 1999
14) Rathore SS, Chen J, Wang Y, et al: Sex differences in cardiac catheterization: the role of physician gender. *JAMA* **286**: 2849-2856, 2001
15) Goldschmidt-Clermont PJ, Schulman SP, Bray PF, et al: Refining the treatment of women with unstable angina—a randomized, double-blind, comparative safety and efficacy evaluation of Integrelin versus aspirin in the management of unstable angina. *Clin Cardiol* **19**: 869-874, 1996
16) Barron HV, Bowlby LJ, Breen T, et al: Use of reperfusion therapy for acute myocardial infarction in the United states:

data from the National Registry of Myocardial Infarction 2. *Circulation* **97**: 1150-1156, 1998
17) Hochman JS, Tamis-Holland JE: Acute coronary syndrome: does sex matter? *JAMA* **288**: 3161-3164, 2002
18) Jacobs AK, Johnston JM, Haviland A, et al: Improved outcomes for women undergoing contemporary percutaneous coronary intervention: a report from the National Heart, Lung, and Blood Institute Dynamic Registry. *J Am Coll Cardiol* **39**: 1608-1614, 2002
19) Vaccarino V, Abramson JL, Veledar E, et al: Sex differences in hospital mortality after coronary artery bypass surgery: evidence for a higher mortality in younger women. *Circulation* **105**: 1176-1181, 2002
20) 上田一雄: 冠危険因子・虚血性心疾患の男女差―疫学の立場から. 村山正博(監): 女性における虚血性心疾患. 医学書院, 2000, pp 29-40
21) 岡山 明, 小野田敏行: コホート研究の成果(11) NIPPON DATA 80―日本人代表集団の追跡研究. 動脈硬化予防 **2**: 82-85, 2003
22) 河野宏明, 泰江弘文: 喫煙, 食事, ストレス. 村山正博(監): 女性における虚血性心疾患, 医学書院, 2000, pp 118-124
23) Kennedy JW, Killip T, Fisher LD, et al: The clinical spectrum of coronary artery disease and its surgical and medical management, 1974-1979. The Coronary Artery Surgery Study. *Circulation* **66**: III 16-23, 1982
24) Arruda-Olson AM, Juracan EM, Mahoney DW, et al: Prognostic value of exercise echocardiography in 5,798 patients: is there a gender difference? *J Am Coll Cardiol* **39**: 625-631, 2002
25) 坂井 誠, 千田宏司: 高齢者における器質的虚血性心疾患の男女差. 村山正博(監): 女性における虚血性心疾患. 医学書院, 2000, pp 40-49
26) 原 和弘: 中高年における器質的虚血性心疾患の男女差. 村山正博(監): 女性における虚血性心疾患, 医学書院, 2000, pp 49-56
27) 河野宏明, 泰江弘文: 女性における冠攣縮性狭心症の臨床的特徴. 村山正博(監): 女性における虚血性心疾患. 医学書院, 2000, pp 56-66
28) Cannon RO, Epstein SE: "Microvascular angina" as a cause of chest pain with angiographically normal coronary arteries. *Am J Cardiol* **61**: 1338-1343, 1988
29) 天野恵子: Introduction. 村山正博(監): 女性における虚血性心疾患. 医学書院, 2000, pp 1-7
30) 増山和彦, 竹越 襄: Syndrome X における核医学的診断法―心筋血流・代謝からの画像情報. 村山正博(監): 女性における虚血性心疾患. 医学書院, 2000, pp 75-80
31) Hulley S, Grady D, Bush T, et al: Randomized trial of estrogen plus progestin for secondary prevention of coronary heart disease in postmenopausal women. *JAMA* **280**: 605-613, 1998
32) Herrington DM, Vittinghoff E, Lin F, et al: Statin therapy, cardiovascular events, and total mortality in the Heart and Estrogen/Progestin Replacement Study (HERS). *Circulation* **105**: 2962-2967, 2002
33) Herrington DM, Reboussin DM, Brosnihan KB, et al: Effects of estrogen replacement on the progression of coronary-artery atherosclerosis. *N Engl J Med* **343**: 522-529, 2000
34) Writing Group for the Women's Health Initiative Investigators: Risks and benefits of estrogen plus progestin in healthy postmenopausal women. *JAMA* **288**: 321-333, 2002
35) Diabetes Prevention Program Research Group: Reduction in the incidence of type 2 diabetes with lifestyle intervention or metformin. *N Engl J Med* **346**: 393-403, 2002
36) Lee I-M, Rexrode KM, Cook NR, et al: Physical activity and coronary heart disease in women: is "no pain, no gain" passe? *JAMA* **285**: 1447-1454, 2001
37) 川久保清, 李 廷秀: 身体活動, 運動. 村山正博(監): 女性における虚血性心疾患, 医学書院, 2000, pp 124-129
38) Iso H, Date C, Yamamoto A, et al: Perceived mental stress and mortality from cardiovascular disease among Japanese men and women: The Japan Collaborative Cohort Study for Evaluation of Cancer Risk Sponsored by Monbusho (JACC Study). *Circulation* **106**: 1229-1236, 2002
39) Vaccarino V, Lin ZQ, Kasl SV, et al: Gender differences in recovery after coronary artery bypass surgery. *J Am Coll Cardiol* **41**: 307-314, 2003

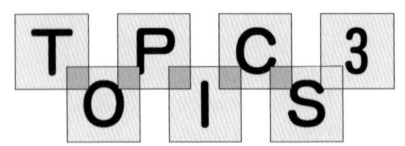

TOPICS 3 睡眠時無呼吸症候群

長田 尚彦 ■ 聖マリアンナ医科大学循環器内科

◆ Key Questions ◆
1. 睡眠時無呼吸症候群
2. 心不全
3. 心血管イベント

I. はじめに

　近年,睡眠時無呼吸症候群と心血管障害の関連が注目されている.閉塞性睡眠時無呼吸症候群が心血管障害の発症・進展にどのように関連しているかについては,以前から注目されており,本症候群はいびき・日中傾眠などの症状以外にも無呼吸時の低酸素血症や交感神経活動亢進を背景に高血圧や心不全などを発症し生命予後を悪化させると考えられている[1〜4].一方,慢性心不全によって引き起こされる睡眠呼吸障害がどのように病態に関連しているかについてはあまり注目されていなかった.しかし,重症な心不全や脳卒中には,周期的な漸増漸減型の換気パターンを示すCheyne-Stokes呼吸を生じることが以前より知られていた.近年はCheyne-Stokes respiration with central sleep apnea (CSR-CSA)を合併する心不全症例は予後不良であり,治療することにより心機能とその予後を改善する可能性が指摘され注目されるようになった[5,6].

II. 無呼吸の診断法

　1時間あたり10秒以上の無呼吸,または低呼吸が生じる頻度を無呼吸低呼吸指数(AHI:apnea-hypopnea index)を用いて表現し,AHIが5以上の時に睡眠時無呼吸症候群と診断する.最も簡単なスクリーニング法としては終夜酸素飽和度モニターにより,無呼吸・低呼吸に伴う酸素飽和度の低下を確認する方法である.これは一般的にはベースラインから4%以上(4%ODI:4% oxygen desaturation index)または3%以上(3%ODI)の酸素飽和度低下が一晩に何回あったかで評価する.しかし,最大の欠点は閉塞性か中枢性なのかを判定できないことである.最近は終夜酸素飽和度測定に加え,口鼻のエアフロー,胸腹部の動きなどの測定機能を加えた簡易モニターの使用が実用化されている.しかし,睡眠をしているかの評価ができないため,終夜睡眠ポリソムノグラフィー(PSG:polysomnography)による検査が最も優れている.

III. 睡眠時無呼吸症候群と心血管イベント

　睡眠時無呼吸症候群では低呼吸・無呼吸に引き続き,呼吸の再開が生じる.しかしその際に突然の覚醒反応に伴って,睡眠の分断・交感神経活性亢進・酸素飽和度低

下・血圧上昇・心拍数上昇など一連のイベントが生じる．睡眠時無呼吸症候群の患者ではこのようなイベントが1時間に数十回にも及ぶことになり，このような急激な変化の連続は心血管系に対して確実に負担をかけていると考えられる．

ウィスコンシン州の大規模研究（WSCS：Wisconsin Sleep Cohort Study）は1,500名の無作為労働者に対して終夜PSGを施行し，その後をプロスペクティブに追跡し，睡眠時無呼吸症候群は高血圧の強力な発症背景因子であることを示している．追跡開始時のAHIが0であった正常群は4年後の高血圧発症率が9.7%であったのに対して，AHIが15以上の群は32.0%と相対リスクは約2.9であった．また脳卒中に関しても，8年間の追跡で中等症の睡眠時無呼吸症候群では相対危険率は11.3であり，明らかな関連が認められた．その他，代謝症候群（metabolic syndrome：高血圧・中枢性肥満・耐糖能異常）の発症との関連も証明されている[2]．

米国のYoungら[7]の報告では，やはり睡眠時無呼吸症候群を有する患者では冠動脈疾患・心不全・脳卒中が有意に多いと報告されている．

IV．心不全患者の睡眠時無呼吸症候群

慢性心不全患者の睡眠時無呼吸の合併する頻度は，1998年Javaheriら[8]の報告では51%（AHIが15以上）存在したと報告した（うち40%がCSR-CSA）．Sinら[9]は450名の連続心不全症例で72%（AHIが10以上）存在したとし，中枢型が34%，閉塞型が38%であった．AHIが20以上とすると全体では53%であり，現在本邦での持続的気道内陽圧呼吸（CPAP：continuous positive airway pressure）の保険適応が認められている治療域に多くの症例があてはまることになる．

慢性心不全に伴う閉塞型睡眠時無呼吸症候群では，気道閉塞に伴い胸腔内圧の陰圧が高まり，左室壁内外の圧較差が増大し左室後負荷の増大を示す．特に不全心筋では，この後負荷増大は収縮力低下に容易につながり，胸腔内圧低下に伴う右室静脈還流増大，および無呼吸による低酸素血症に伴う肺動脈収縮は，心不全病態を悪化する要因となりうる．また中枢性無呼吸は現在，中枢性換気応答亢進によって生じると考えられており，無呼吸後の換気亢進は低酸素血症と相まって夜間交感神経活性亢進を引き起こすと考えられている．この持続的な交感神経活性亢進は心筋障害を助長すると考えられ，中枢型無呼吸を合併した心不全では生存率が低下していることが報告されている[10]．

V．心不全患者における睡眠時無呼吸治療

まずは心不全の状態を薬物によって安定させることが大切で，心不全が安定化するだけで中枢性無呼吸が消失することがある．同時に，わが国の循環器医師の睡眠時無呼吸に対する治療の必要性の欠如があげられ，特に中枢性無呼吸は，いびきなどの徴候もなく自覚症状が心不全そのものの症状によってはっきりしなくなるため，われわれ臨床医は積極的な診断アプローチをすることが必要である．近年は夜間のみの酸素吸入療法，または経鼻マスクを用いたCPAP療法などの非薬物療法の効果は確立してきた．特に閉塞性無呼吸が主な患者に対する治療は，心不全がない無呼吸に対する治療とほぼ同等でCPAPが有効である．これに対して中枢型無呼吸に対する治療はいまだ完全には確立していないが，夜間の酸素投与はこれまでの報告でも有効性が確認さ

れている（CSR-CSA の AHI を低下・運動耐容能改善・交感神経活性低下など）[6,11~16]。夜間酸素投与は鼻カニューレのみの装着であるため，簡便であり CPAP のように専門知識も必要なくできるため，近年急速に広まっている．本邦においても 2004 年 4 月より NYHA III度以上で睡眠時の Cheyne-Stokes 呼吸がみられ AHI が 20 以上の症例に対しては夜間の在宅酸素投与は保険適応となった．また，CSR-CSA に対する CPAP 治療の効果に関する報告も多く，その有効性については，左室負荷減少・交感神経活性低下・左室駆出率増加・僧帽弁逆流低下・QOL の改善などさまざまな報告がある[17~23]．

文献

1) Phillips B : The JNC 7 hypertension guidelines. *JAMA* **290** : 1314, 2003
2) Peppard PE, Young T, Palta M, et al : Prospective study of the association between sleep-disordered breathing and hypertension. *N Engl J Med* **342** : 1378-1384, 2000
3) Thomas RJ : Sleep-disordered breathing and hypertension. *N Engl J Med* **343** : 966-967, 2000
4) Becker HF, Jerrentrup A, Ploch T, et al : Effect of nasal continuous positive airway pressure treatment on blood pressure in patients with obstructive sleep apnea. *Circulation* **107** : 68-73, 2003
5) Hanly PJ, Zuberi-Khokhar NS : Increased mortality associated with Cheyne-Stokes respiration in patients with congestive heart failure. *Am J Respir Crit Care Med* **153** : 272-276, 1996
6) Sin DD, Logan AG, Fitzgerald FS, et al : Effects of continuous positive airway pressure on cardiovascular outcomes in heart failure patients with and without Cheyne-Stokes respiration. *Circulation* **102** : 61-66, 2000
7) Young T, Peppard PE, Gottlieb DJ : Epidemiology of obstructive sleep apnea : a population health perspective. *Am J Respir Crit Care Med* **165** : 1217-1239, 2002
8) Javaheri S, Parker TJ, Liming JD, et al : Sleep apnea in 81 ambulatory male patients with stable heart failure. Types and their prevalences, consequences, and presentations. *Circulation* **97** : 2154-2159, 1998
9) Sin DD, Fitzgerald F, Parker JD, et al : Risk factors for central and obstructive sleep apnea in 450 men and women with congestive heart failure. *Am J Respir Crit Care Med* **160** : 1101-1106, 1999
10) Lanfranchi PA, Braghiroli A, Bosimini E, et al : Prognostic value of nocturnal Cheyne-Stokes respiration in chronic heart failure. *Circulation* **99** : 1435-1440, 1999
11) Walsh JT, Andrews R, Starling R, et al : Effects of captopril and oxygen on sleep apnoea in patients with mild to moderate congestive cardiac failure. *Br Heart J* **73** : 237-241, 1995
12) Hanly PJ, Millar TW, Steljes DG, et al : The effect of oxygen on respiration and sleep in patients with congestive heart failure. *Ann Intern Med* **111** : 777-782, 1989
13) Franklin KA, Sandstrom E, Johansson G, et al : Hemodynamics, cerebral circulation, and oxygen saturation in Cheyne-Stokes respiration. *J Appl Physiol* **83** : 1184-1191, 1997
14) Andreas S, Clemens C, Sandholzer H, et al : Improvement of exercise capacity with treatment of Cheyne-Stokes respiration in patients with congestive heart failure. *J Am Coll Cardiol* **27** : 1486-1490, 1996
15) Staniforth AD, Kinnear WJ, Starling R, et al : Effect of oxygen on sleep quality, cognitive function and sympathetic activity in patients with chronic heart failure and Cheyne-Stokes respiration. *Eur Heart J* **19** : 922-928, 1998
16) Javaheri S, Ahmed M, Parker TJ, et al : Effects of nasal O_2 on sleep-related disordered breathing in ambulatory patients with stable heart failure. *Sleep* **22** : 1101-1106, 1999
17) Naughton MT, Benard DC, Liu PP, et al : Effects of nasal CPAP on sympathetic activity in patients with heart failure and central sleep apnea. *Am J Respir Crit Care*

Med **152**：473-479, 1995
18) Naughton MT, Benard DC, Rutherford R, et al：Effect of continuous positive airway pressure on central sleep apnea and nocturnal PCO_2 in heart failure. *Am J Respir Crit Care Med* **150**：1598-1604, 1994
19) Bradley TD, Takasaki Y, Orr D, et al：Sleep apnea in patients with left ventricular dysfunction：beneficial effects of nasal CPAP. *Prog Clin Biol Res* **345**：363-368； discussion 368-370, 1990
20) Yasuma F：Effects of continuous positive airway pressure on Cheyne-Stokes breathing in congestive heart failure. *Nihon Kokyuki Gakkai Zasshi* **40**：801-805, 2002
21) Bradley TD, Logan AG, Floras JS：Rationale and design of the Canadian Continuous Positive Airway Pressure Trial for Congestive Heart Failure patients with Central Sleep Apnea--CANPAP. *Can J Cardiol* **17**：677-684, 2001
22) Yasuma F, Ogihara A：Long-term treatment of ischemic dilated cardiomyopathy with continuous positive airway pressure. *Intern Med* **40**：1121-1127, 2001
23) Javaheri S：Effects of continuous positive airway pressure on sleep apnea and ventricular irritability in patients with heart failure. *Circulation* **101**：392-397, 2000

第4章

循環器疾患治療の実際

1．虚血性心疾患
　1）病態と治療
　2）運動療法―急性期から回復期まで
　3）虚血性心疾患に対する運動療法の生理学的効果機序
2．心臓外科手術―バイパス手術
　1）手術手技・術後病態管理・病態評価
　2）術前指導・術後急性期の理学療法
　3）術後回復期の運動療法
3．心不全
　1）慢性心不全の病態生理
　2）外科的治療―手術手技・術後病態管理・病能評価
　3）慢性心不全の運動療法
　4）温熱療法

1 虚血性心疾患
1）病態と治療

増田　卓*

◆ Key Questions ◆
1．狭心症の分類と，それぞれの臨床的特徴について
2．急性冠症候群の病態とは
3．急性心筋梗塞における早期再灌流療法とは

I．虚血性心疾患の概念

　虚血性心疾患とは，冠動脈血流による酸素供給が低下し，心筋の酸素需要を充足できないために起こる病態で，急性あるいは慢性の経過で発症する．主として冠動脈の器質的または機能的な病変に起因し，酸素需要の最も多い左室がその標的臓器となって可逆的あるいは不可逆的な心筋障害が出現する．そして，冠動脈に狭窄ないしは閉塞が起こると，その病変部末梢では，心内膜下層に強い心筋の虚血性変化が生じ，狭窄の程度が強くなるほど心外膜下層に波及する．

1．冠動脈の器質的病変と機能的病変

　冠動脈の器質的病変としては粥状硬化が最も多く，その病変によって冠動脈に器質的狭窄あるいは閉塞が生じる．心外膜面を走行する太い冠動脈に狭窄が生じると，冠血流量が減少する．冠動脈の粥状硬化は，35歳以上の男子あるいは閉経期以降の女子で急速に進行し，その冠動脈硬化を促進する因子（冠危険因子）として，加齢，男性であること，虚血性心疾患の家族歴など患者自身の体質に依存する因子と，喫煙・糖

表1　冠危険因子

1．体質に依存する因子
　①加齢（45歳以上の男性，55歳以上の女性）
　②男性であること
　③虚血性心疾患の家族歴
　④タイプA行動パターン
2．管理可能な因子
　①喫煙
　②糖尿病
　③高血圧
　④高脂血症（高コレステロール血症，低HDLコレステロール血症）
　⑤肥満
　⑥ストレス

尿病・高血圧・高脂血症などの管理可能な因子とがある（表1）．

　機能的病変としては，冠攣縮（スパスム）や神経体液性因子による冠血管壁の過緊張があり，器質的病変部に生じることが多い．しかし，本邦では冠動脈に有意狭窄病変を認めない症例が，冠攣縮の症例全体の70％を占めている．冠攣縮は，冠動脈の一過性の強い収縮あるいは亜完全閉塞で，胸痛や心電図の虚血性ST変化を伴う病態と定義され，夜間から早朝にかけての安静時に出現しやすい．冠攣縮が生じると，冠動脈の酸素供給が絶対的に低下し，心筋の酸素需要を下回るために心筋虚血が生じる．

---

* Takashi MASUDA／北里大学医療衛生学部リハビリテーション学科

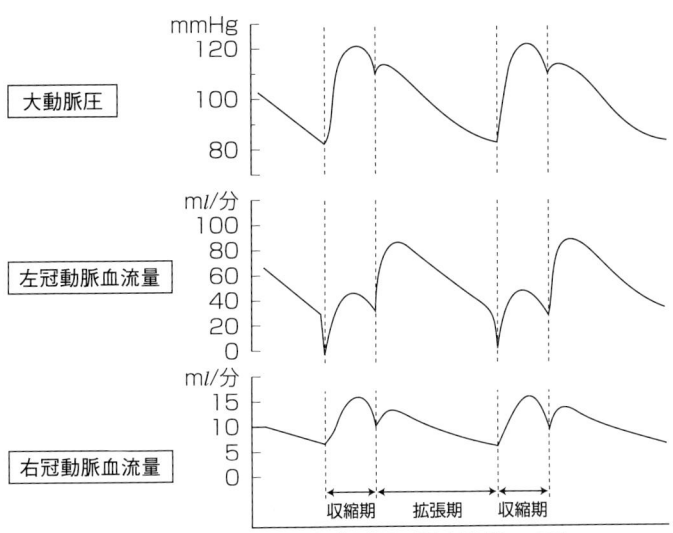

図 1 心周期による大動脈圧と冠血流量の変化

　一般に心臓以外の組織では，動脈圧から静脈圧を引いた圧差が灌流圧となって血流が生じ，組織血流量は収縮期に増加し拡張期に減少するという血流パターンを示す．しかし，心室では心筋組織が収縮・拡張を繰り返すため，組織圧および静脈圧は収縮期に著しく上昇して灌流圧は収縮期に低下する．その結果，心筋血流量は収縮期に減少し拡張期に増加するという他の組織とは逆の血流パターンを示すことになる．さらに正常心筋における左室の壁張力は，心内膜側で高く心外膜側で低いため，左室心内膜下層では収縮期にはほとんど血流がなく，拡張期にのみ血流が認められる（図1）．また，著明な血圧低下やショック，あるいは大動脈弁疾患や重篤な貧血では，心筋の酸素需要が増加した時に酸素運搬量を増やすという代償機序が働かず，冠動脈病変がなくても心筋虚血が生じることがある．一方，ショックでは収縮期血圧の低下と左室壁張力の減少によって冠血流量は拡張期より収縮期に多く流れるようになるが，冠血流の総量は低血圧と低心拍出量のために著しく減少する．

2．虚血性心疾患の病型

　虚血性心疾患には，虚血時間が短く器質的心筋障害を残さずに回復する病態と虚血時間が長く心筋壊死を起こして不可逆的な障害を残す病態があり，前者を狭心症，後者を心筋梗塞という．また心筋梗塞が発症する過程で，新規に発症した狭心症や狭心発作が増悪する時期を不安定狭心症と呼び，さらに冠動脈の粥状硬化巣が破裂して，血管腔内に血小板血栓が形成され急激に冠閉塞が生じる病態を急性冠症候群（ACS：acute coronary syndrome）という．

　狭心症の症状は，一過性の心筋虚血によって惹起される胸痛または前胸部圧迫感であり，狭心症を診断するうえでこの狭心痛は最も重要な診断根拠となる．また，急性心筋梗塞（AMI：acute myocaridial infarction）もその多くが強い胸痛で発症する．胸痛は，心筋虚血によって生じたアデノシンやブラジキニンなどの虚血性代謝産物によって惹起され，心臓交感神経の求心路を通って脊髄視床路から大脳皮質に伝わり痛みとして自覚する．この胸痛の伝達経路に障害があると，心筋虚血が生じても無症候性となる．この病態として，高齢者や糖尿病患者に多い無痛性心筋梗塞や，可逆的な心筋虚血が生じても狭心痛を自覚しない無症候性心筋虚血（silent myocardial ischemia）が知られ

表2 冠動脈造影検査の目的

1. 狭心症や心筋梗塞の診断
2. 冠動脈病変の狭窄度評価
3. 冠攣縮の有無
4. 血栓性閉塞の状態
5. 治療方針の決定
6. 急性冠症候群や心筋梗塞の発症機序の解明
7. 側副血行路の評価
8. 再灌流療法の効果判定
9. 梗塞後狭心症や血行再建術後の再閉塞の確認
10. 予後の推定

ている.

II. 冠動脈造影検査

1. 冠動脈造影検査の目的

虚血性心疾患の診断確定には冠動脈造影検査(CAG:coronary angiography)が不可欠で,動脈硬化の程度を表す狭窄度,冠攣縮の有無,血栓性閉塞の状態が確認でき,造影所見によって血行再建術の適応が判断される.その他の有用性として,ACSや心筋梗塞の発症機序の解明,側副血行路の評価,梗塞後狭心症や血行再建術後の再閉塞の確認,予後の推定などがあげられる(表2).

2. 冠動脈分枝のAHA分類(図2)

米国心臓協会(AHA:American Heart Association)では,右冠動脈と左冠動脈の各分枝をsegment 1～15に分類して,冠動脈の部位を表示している.右冠動脈入口部から鋭角枝分岐部までを二分して近位側をsegment 1,遠位側をsegment 2,鋭角枝分岐部から後下行枝までをsegment 3,その末梢で後室間溝を走行する後下行枝をsegment 4 PD,房室結節動脈をsegment 4 AV,後側壁枝をsegment 4 PLとする.左冠動脈主幹部はsegment 5で,左前下行枝はその起始部から第1中隔枝分岐部までをsegment 6,第1中隔枝分岐部から第2対角枝分岐部までをsegment 7,その末梢をsegment 8とし,第1対角枝をsegment 9,第2対角枝をsegment 10とする.左回旋枝は,その起始部から鈍角枝分岐部までをsegment 11,鈍角枝はsegment 12,鈍角枝分岐部から末梢で後室間溝を走行する部分をsegment 13,後側壁枝をsegment 14,後下行枝をsegment 15としている.

3. 冠動脈狭窄度(図3)

冠動脈狭窄度は,冠動脈造影で確認された狭窄部の内径をその前後の健常冠動脈の内径と比較して,健常部に対する狭窄部の割合で表す(図3-a).狭窄度が25%以下を25%狭窄,26～50%を50%狭窄,51～75%を75%狭窄,76～90%を90%狭窄といい,狭窄部が91～99%で線状に造影されるか,前方血流はあるが狭窄部が途切れて造影されない場合を99%狭窄,完全閉塞を100%と表示する.そして,冠動脈狭窄度が75%以上の場合は病変部末梢への冠血流量が低下するため,75%以上の狭窄を有意狭窄病変という.有意狭窄病変を有する冠動脈の数,すなわち冠動脈病変枝数は,患者に対する治療法の選択や生命予後に関係するため,その評価はきわめて重要である.なお,右冠動脈,左前下行枝,左回旋枝で有意狭窄または閉塞病変を有する血管の数をもって一枝病変,二枝病変,三枝病変と称し,二枝病変と三枝病変を合わせて多枝病変という.

4. 冠動脈造影時の負荷試験

労作狭心症や狭窄病変の明らかでない心筋虚血の診断として,心臓カテーテル検査中に運動負荷やペーシング負荷を行い,心筋酸素消費量を増加させて心筋虚血を誘発する.そして,大動脈と冠静脈洞から同時に採血して,血液中の酸素濃度と乳酸濃度から心筋酸素消費量と乳酸摂取率を算出し心筋虚血の診断に用いる.また冠攣縮性狭心症が疑われる場合には,血管攣縮の出現を確認するために,冠動脈にアセチルコ

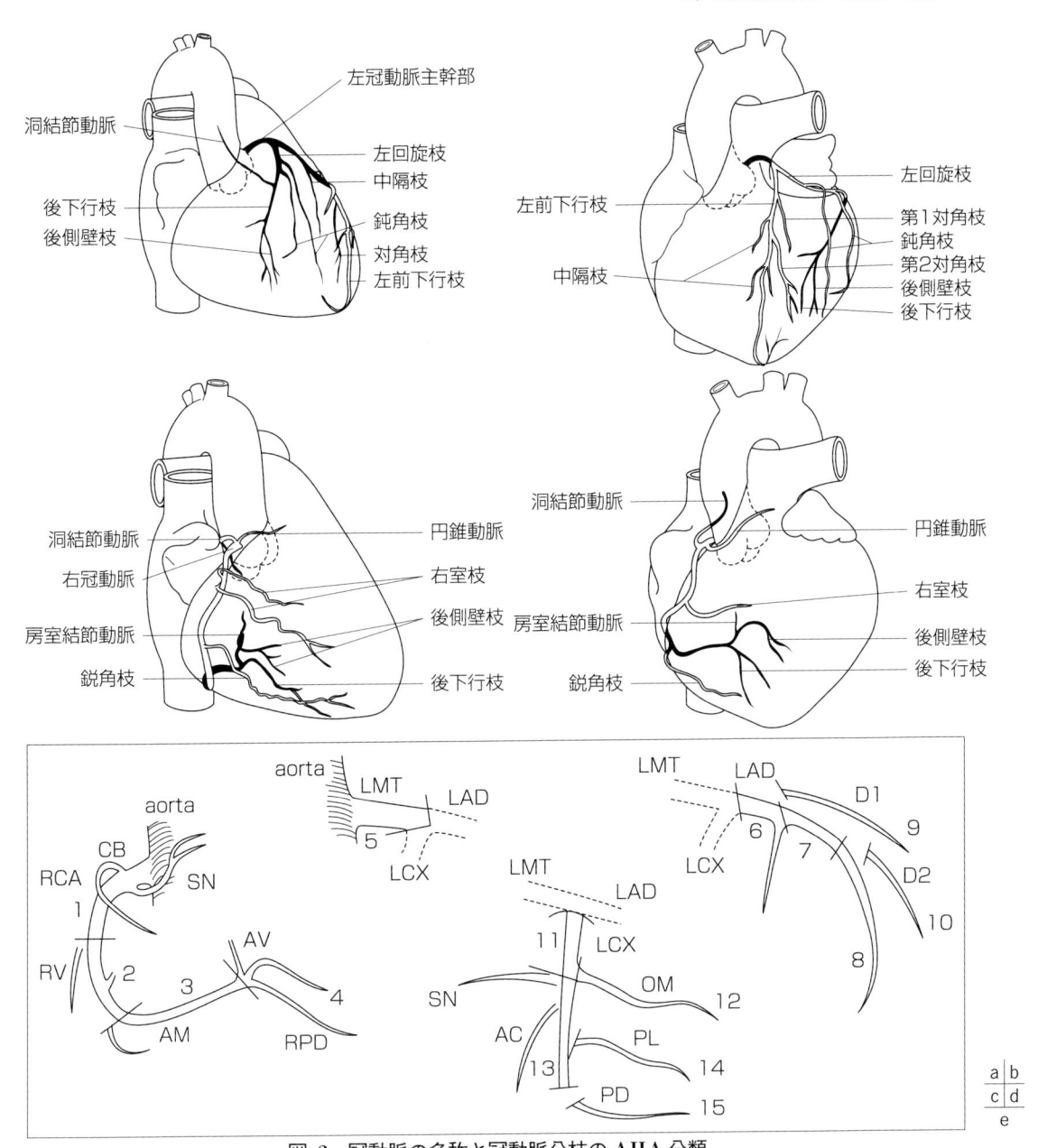

図 2 冠動脈の名称と冠動脈分枝の AHA 分類

a．左冠動脈，右前斜位，b．左冠動脈，左前斜位，c．右冠動脈，右前斜位，d．右冠動脈，左前斜位，e．冠動脈分枝の AHA 分類

aorta：大動脈，RCA：右冠動脈，SN：洞結節動脈，CB：円錐動脈，AM：鋭角枝，AV：房室結節動脈，RV：右室枝，RPD：RCA 由来の後下行枝，LMT：左冠動脈主幹部，LAD：左前下行枝，D1：第1対角枝，D2：第2対角枝，LCX：左回旋枝，OM：鈍角枝，AC：左房回旋枝，PD：LCX 由来の後下行枝，PL：後側壁枝

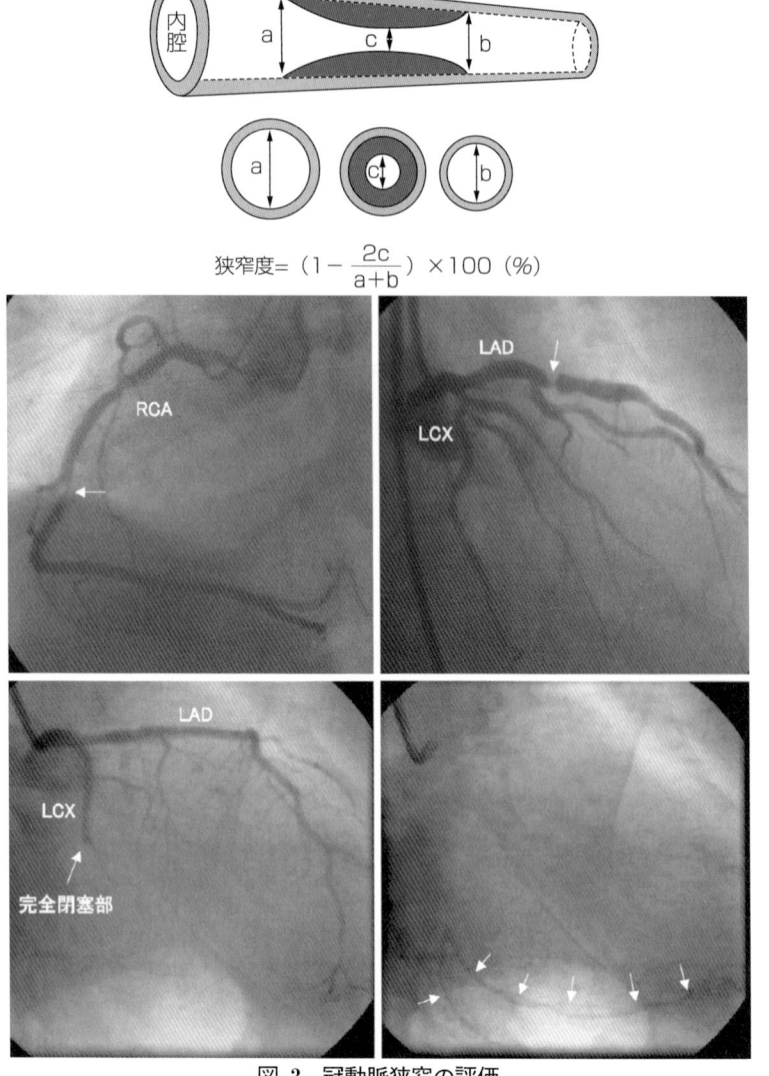

$$狭窄度 = \left(1 - \frac{2c}{a+b}\right) \times 100 \, (\%)$$

図3 冠動脈狭窄の評価

bは右冠動脈 segment 2 の90％狭窄（矢印），cは左前下行枝 segment 7 の99％狭窄（矢印）を示す．dとeは同一症例の冠動脈造影で，左回旋枝 segment 13 に完全閉塞が認められ（dの矢印），側副血行路を介して左前下行枝から左回旋枝末梢が造影される（eの矢印）

RCA：右冠動脈，LAD：左前下行枝，LCX：左回旋枝

リンやエルゴノビンを投与して冠攣縮誘発試験を行う．一方，心筋酸素需要が増大するとその程度に応じて冠血流量は増加するが，その最大冠血流量を冠血流予備能（coronary flow reserve）と呼ぶ．この冠血流予備能は，冠血管の細小動脈を拡張するパパベリンやジピリダモールを血管内投与し，投与後の最大冠血流量から増加率を算出して評価する．健常人では，その増加率は4～5倍になる．

III. 狭心症

1．病態生理

心筋に一過性の虚血が生じて前胸部痛や胸部圧迫感が出現し，虚血の改善とともに症状が消失する可逆的な疾患を狭心症と呼ぶ．狭心症は，冠動脈に心筋虚血を起こす病変があり，そこに虚血を誘発する因子が加わって発症する．心筋虚血を起こす冠動脈病変として，冠動脈の粥状硬化による狭窄や冠攣縮が一般的であり，労作によって心筋の酸素需要が増加したり，冠動脈血流が減少して心筋への酸素供給が維持できなくなって狭心痛が生じる．ひとたび狭心発作が起こると，心筋の虚血領域には代謝異常や拡張・収縮障害が生じる．しかし，この虚血は一過性であるために心筋は壊死に陥ることなく，虚血の改善とともに心機能は回復し元の状態に戻る．発作中の現象として，虚血直後から左室の拡張障害，収縮障害，左室拡張終期圧の上昇，心電図変化の順で出現し，その後に胸痛を自覚する．

労作狭心症（effort angina）における冠動脈の粥状硬化は，適切な冠血流量の増加を制限するため，労作などの心筋酸素需要が増加する状態で酸素供給不足を生じる（相対的酸素不足）．一般的に，75％以上の有意狭窄を有する冠動脈では，労作時や精神的緊張によって血圧，心拍数あるいは心拍出量が増加することにより，心筋の酸素需要が酸素供給を上回り狭心痛を自覚するようになる．労作によって誘発される労作狭心症は，安静によって心筋酸素需要が元の状態に戻ると，胸痛は数分以内で消失することが多い．一方，冠動脈狭窄が慢性に進行し完全閉塞した場合には，閉塞部末梢が側副血行路によって灌流されるため心筋壊死を免れることがあるが，この場合でも心筋酸素需要が増加すると心筋虚血が生じる．

安静狭心症（rest angina）は，血管攣縮（vasospasm）が冠動脈に生じて冠血流量が一過性に

表 3　狭心症の分類
1．発作の出現状況による分類
　①労作狭心症
　②安静狭心症
　③労作兼安静狭心症
2．冠動脈病変による分類
　①器質性狭心症
　②冠攣縮性狭心症
　③冠血栓性狭心症
3．病状による分類
　①安定狭心症
　②不安定狭心症

減少し，心筋酸素需要の増加がない状態でも狭心発作が誘発される疾患である（絶対的酸素不足）．

異型狭心症（variant angina）は安静狭心症の一亜型で，発作時の心電図は急性心筋梗塞と同様に ST 上昇を示すが，心筋壊死を生じることはない．異型狭心症の冠動脈造影では，発作時に冠血流が完全に遮断されるような強い攣縮が認められ，心電図の ST 上昇は貫壁性の心筋虚血を反映している．

2．狭心症の分類（表3）

狭心症の出現状況による分類として，身体的労作や精神的緊張によって心筋酸素消費量が増加した時に狭心発作が起こる労作狭心症，睡眠中や安静時に狭心発作が起こる安静狭心症，さらにその両者の出現様式を示す労作兼安静狭心症がある．狭心症の冠動脈病変による分類として，冠動脈の粥状硬化が主体をなす器質的狭心症，冠攣縮が主体をなす機能的狭心症，および器質的狭窄部に血栓が急速に形成されて出現する冠血栓性狭心症がある．主に労作狭心症は器質的狭窄に，安静狭心症は機能的狭窄に由来するが，狭心発作の多くは両者の因子が関与している．狭心症の病状による分類として，発作の頻度あるいは胸痛の程度が1～2カ月以上変化しない安定狭心症（stable angina）と突然死や心筋梗塞に移行しやすい不安定狭心症（unsta-

表 4　不安定狭心症の分類

1．AHA による不安定狭心症の分類
　①新規労作狭心症
　　・新たに出現した労作狭心症
　　・6 カ月以上発作がなかったものが再発した労作狭心症
　②増悪型労作狭心症
　　・発作頻度の増加
　　・発作の持続時間が延長
　　・狭心痛の増強
　　・軽度の労作でも狭心痛が出現
　　・ニトログリセリンの効果が減弱
　③新規安静狭心症
　　・新たに出現した安静狭心症

2．Canadian Cardiovascular Society（CCS）による不安定狭心症の分類（表 6 参照）
　1．1 週間以内に発症した安静狭心症
　2．2 カ月以内に発症した CCS 基準のクラス III またはクラス IV の新規狭心症
　3．CCS 基準のクラス III またはクラス IV の増悪型狭心症
　4．異型狭心症
　5．非 Q 波心筋梗塞
　6．発症 24 時間以降の梗塞後狭心症

3．Braunwald による不安定狭心症の重症度分類
　1．新規あるいは増悪型の労作性狭心症
　　2 カ月以内に安静狭心症の発作がなく，以下の項目に属するもの
　　　①発症から 2 カ月以内
　　　②狭心発作が増強
　　　③1 日 3 回以上の発作，あるいは発作頻度の増加
　　　④以前と比べ軽労作で発作が誘発
　2．亜急性安静狭心症
　　安静狭心症の発作が 1 カ月以内に 1 回以上あるが，48 時間以内には発作なし
　3．急性安静狭心症
　　48 時間以内に安静狭心症の発作あり

---

ble angina)がある．不安定狭心症には，初発の狭心症(新規労作狭心症，新規安静狭心症)，発作の頻度や持続時間が増加したり胸痛の程度が増悪する狭心症(増悪型狭心症)が含まれる(表4)．

3．狭心発作の誘因

労作狭心症の発作の誘因として，早足歩きや階段を上った時，重い物を持った時などの身体的負荷，あるいは激怒などの精神的興奮があげられ，一定以上の負荷で発作が誘発されるという再現性が認められる．冬の寒い時は，より軽度の労作で狭心発作が誘発されやすいなどの特徴があり，重症なほど軽い労作で発作が出現し安静時にも発作が起こるようになる．労作狭心症を悪化させる病態として，収縮期の酸素需要を増大する高血圧や拡張期の冠血流量を低下させる大動脈弁閉鎖不全があり，心筋虚血を引き起こす因子となる．

安静狭心症における血管攣縮は，もともと冠動脈の硬化性病変が存在する部位に起こりやすく，早朝や夜間，自律神経活動の不均衡，寒冷刺激，喫煙などの誘因が加わって生ずる．安静狭心症には，発作が頻発する時期としばらく発作のない時期があり，病勢に変動が認められる．

表5 労作狭心症と安静狭心症の比較

	労作狭心症	安静狭心症（冠攣縮性）
狭心発作の出現	・労作や精神的興奮で出現する ・一定以上の負荷で誘発される ・発作の出現に再現性がある ・負荷の増加とともに発作が増悪する	・発作の出現に日内変動がある（早朝，夜間に多い） ・誘発時より誘発後に発作が出現することがある ・負荷中の発作が負荷の継続で消失することがある ・発作の頻発する時期とそうでない時期がある
狭心痛の持続時間	多くは5分以内	5分以上持続することが多い
心電図変化	ST低下	ST上昇のことがある（異型狭心症）
狭心発作の治療	ニトログリセリンが著効	ニトログリセリンが有効
非発作時の治療	β遮断薬	Ca拮抗薬

4. 症　状

狭心症の主症状は胸痛であり，特に胸骨下の疼痛として感じ，前胸部の圧迫感や絞扼感，息苦しさ，胸やけ，あるいは部位をはっきりと特定できない前胸部不快感として表現される．この疼痛は，左側胸部，左肩や左腕，頸部や下顎部に放散することがあり，患者は労作をやめて胸を押さえるような姿勢をとる．労作狭心症の発作は，その誘因を除去することによって改善する場合が多く，発作の持続時間が10分を超えることは少ない．狭心痛には硝酸薬が有効で，ニトログリセリンの舌下あるいは吸入によって2〜3分以内に軽快する．一般に，脈拍数は増加し血圧も上昇するが，重篤な発作では顔面蒼白・冷汗・脈拍不整・血圧低下を認めることがある．

安静狭心症の発作も労作狭心症と同様の症状であるが，胸痛の持続時間が長く，未治療では10分以上続くことも少なくない．また，労作狭心症ほど発作の誘因が明確ではなく，一度発作が起こると頻発する傾向がある．安静狭心症の場合も，発作時はニトログリセリンが有効である．

表5に労作狭心症と安静狭心症の特徴を示す．

5. 検査所見

狭心症では，発作時の12誘導心電図における虚血性変化の出現が重要な診断根拠となる．すなわち心内膜下虚血ではST低下，貫壁性虚血ではST上昇，その他にQT延長，陰性T波，陰性U波，不整脈などが認められる（図4）．そして，狭心発作が消失するとこれらの変化は速やかに改善し，非発作時の心電図所見に戻ることから狭心症と診断される．

労作狭心症における非発作時の心電図では，虚血性ST-T変化を示すことが多いが，正常心電図所見であっても狭心症を否定できない．また，発作時に心電図変化が現れる誘導は，冠動脈病変によって生じた心筋虚血の範囲を反映する．さらに，非発作時に運動負荷心電図検査を行うと心筋虚血が誘発され，狭心発作の心電図変化と同様な変化が出現する．安静狭心症では，運動負荷心電図で陽性所見が得られ難いため，24時間Holter心電図検査を行って発作時の心電図変化を記録したり，可能であれば寒冷などの誘因を負荷して冠攣縮誘発検査を行う．異型狭心症の場合には，発作時にST部分の上昇が認められる．

一方，狭心発作時，あるいは負荷試験で心筋虚血が誘発された時に心臓超音波検査を施行すると，虚血部位に一致して左室の壁運動異常が観察される．そして，虚血が改善すると左室の壁運動異常は消失し正常な壁運動を示すが，壁運動異常が持続する場合には，陳旧性心筋梗塞や冬眠心筋（心筋ハイバーネーション）との鑑別が必要となる．

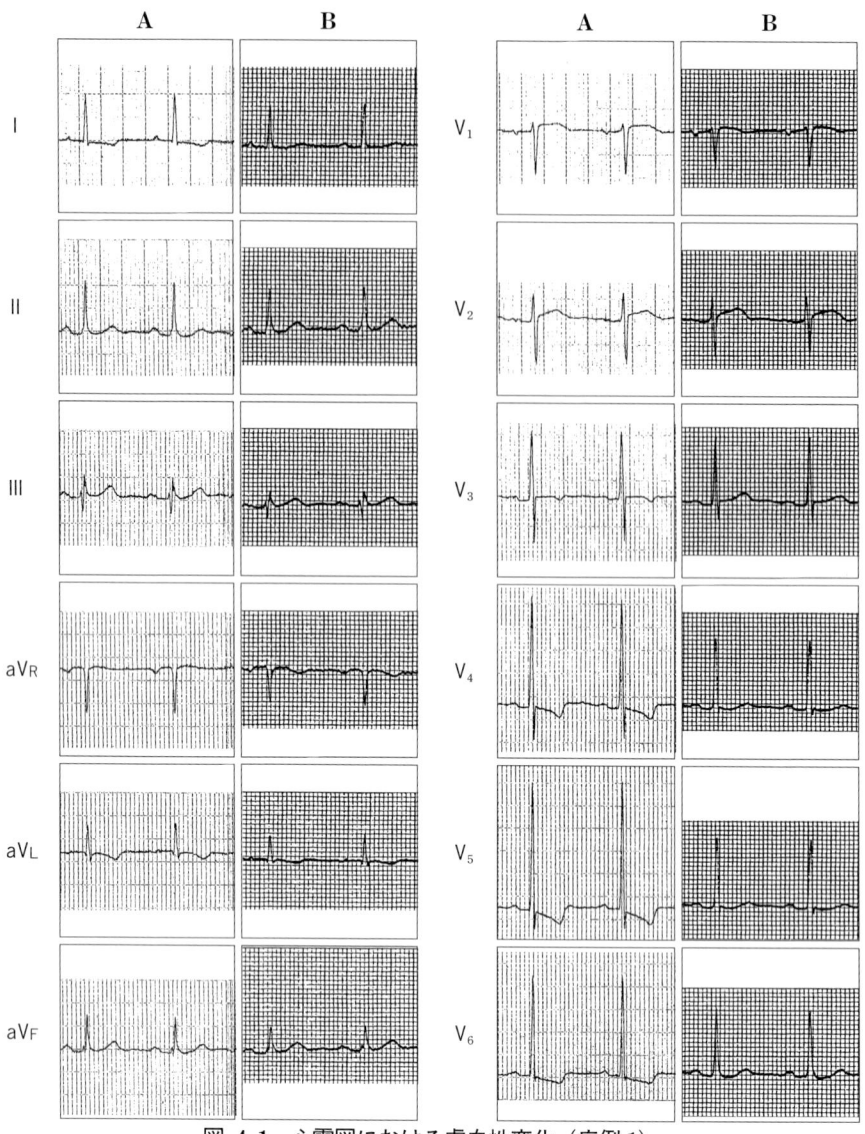

図 4-1 心電図における虚血性変化（症例 1）
66 歳，男性の胸痛時（A）と胸痛消失後（B）の心電図を示す．胸痛時の心電図では，Ⅰ，aV$_L$，V$_4$〜V$_6$ 誘導で下向型の ST 低下と V$_3$ 誘導で陰性 T 波を認めたが，胸痛消失後の心電図では V$_4$〜V$_6$ 誘導の ST 低下は改善し aV$_L$ 誘導の ST 低下が示された

　冠動脈造影検査では，冠動脈の狭窄病変が確認でき病変部位や狭窄度が判定できる．さらに，血管超音波検査を併用すると，冠動脈病変の立体的変化や石灰化の程度，潰瘍形成の有無が血管内腔より観察でき粥状硬化の性状が推定できる．安静狭心症の冠動脈造影検査では，有意狭窄病変の有無にかかわらず冠動脈分枝の全体的な緊張亢進と内腔の狭小化が認められることがある．

　冠動脈にアセチルコリンやエルゴノビンを投与する冠攣縮誘発試験では，血管内径の変化を誘発前後で比較して診断する．そして，血管攣縮が誘発された時には，ニトログリセリンを冠動脈内に速やかに投与して攣縮を緩解する必要がある．

　心筋シンチグラムでは，さまざまな核種を用

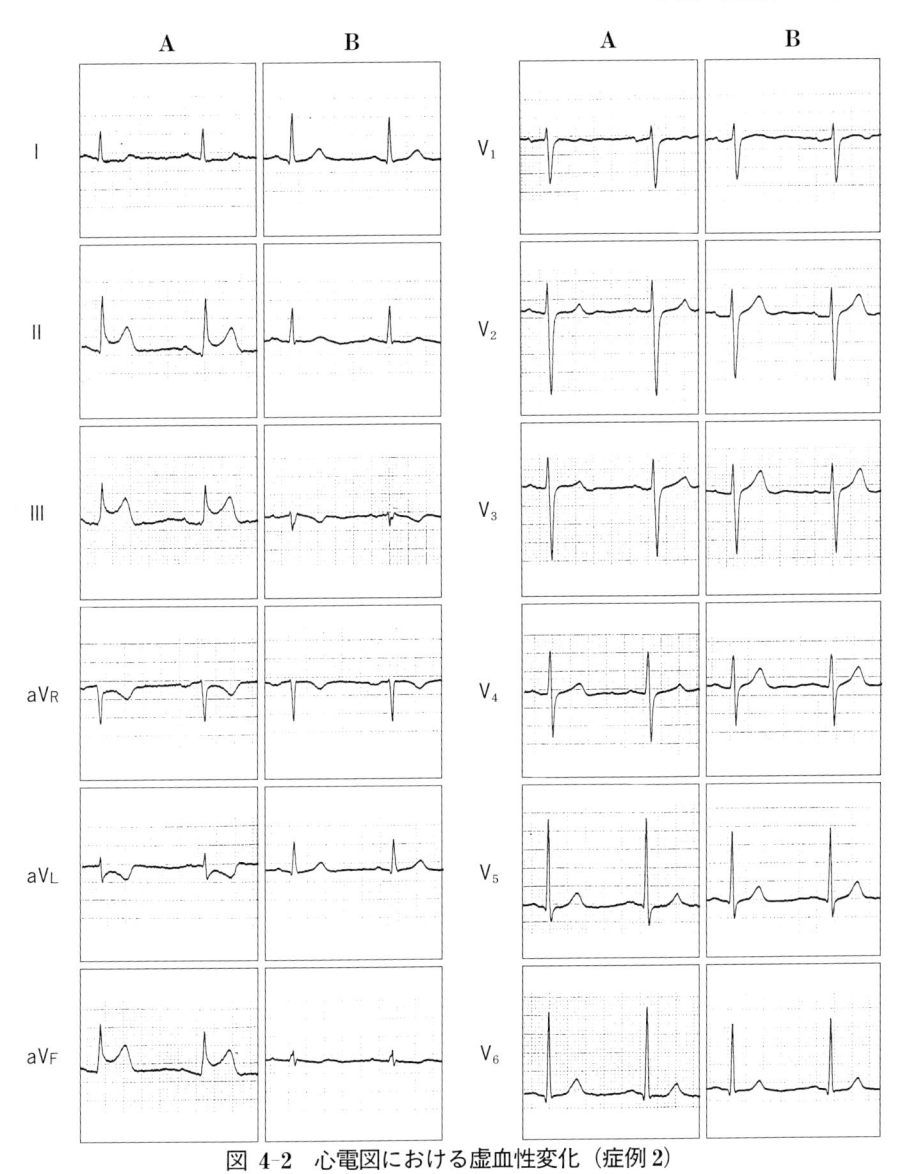

図 4-2 心電図における虚血性変化（症例 2）
57歳，男性の胸痛時（A）と胸痛消失後（B）の心電図を示す．胸痛時の心電図では，II，III，aV$_F$誘導のST上昇とI，aV$_L$誘導のST低下を認めたが，胸痛消失後の心電図ではII，III，aV$_F$誘導のST上昇は改善しIII，aV$_F$誘導でST低下が示された

いることによって心筋の血流や代謝を評価することが可能である．タリウム201（^{201}Tl）やテクネシウム99m-テトロホスミン（^{99m}Tc-TF）は心筋血流を反映し，低灌流域では核種の取り込みが低下する．特に，運動負荷による^{201}Tl心筋血流シンチグラムでは，心筋虚血部における負荷直後の核種の取り込み（初期分布）が著しく低下し，3〜4時間の時間経過で虚血部の集積が相対的に増加する現象（再分布）が認められる．再分布を示す領域は，心筋壊死に至らない虚血心筋を表し血行再建術の適応となる．

血液生化学検査では，心筋壊死を示す心筋逸脱酵素の上昇や心筋収縮蛋白の上昇は認められない．また，冠危険因子を有する患者が多いため，その合併症に応じた検査所見の異常値が認められる．例えば，糖尿病では高血糖やヘモグ

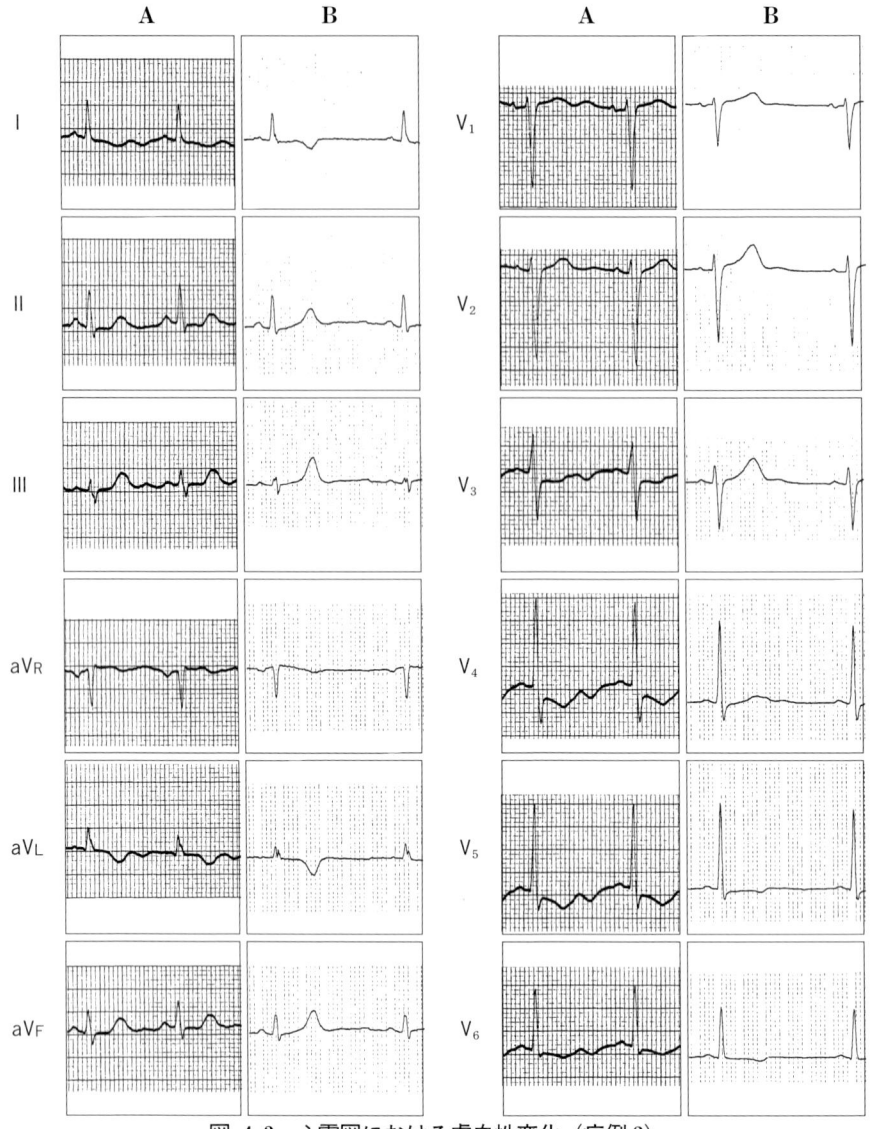

図 4-3 心電図における虚血性変化（症例 3）
70 歳，女性の胸痛時（A）と胸痛消失後（B）の心電図を示す．胸痛時の心電図では，QT 延長および I，aVL，V_3～V_6誘導の ST 低下と陰性 U 波を認めたが，胸痛消失後の心電図では I，aVL 誘導の陰性 T 波と V_5～V_6誘導の ST 低下が示された

ロビン A_{1c} が高値を示し，高脂血症ではコレステロールあるいは中性脂肪の値が上昇する．

6. 診 断

患者は，非発作時に診察を受けることが多いため，狭心発作が生じた時の状況を詳細に聴取する必要がある．狭心症は，発作の誘因とその出現時間，疼痛の性状と持続時間，発作を緩解するための方法，ニトログリセリンの効果などの情報から診断される．さらに，この発作の症状が心筋虚血に由来することを，発作中の心電図変化として記録できれば診断は確実となる．

発作時の心電図変化を記録するために 24 時間 Holter 心電図が用いられるが，発作時の心電図が記録できない場合には，心筋虚血を誘発するために運動負荷や薬物負荷を行い心筋虚血

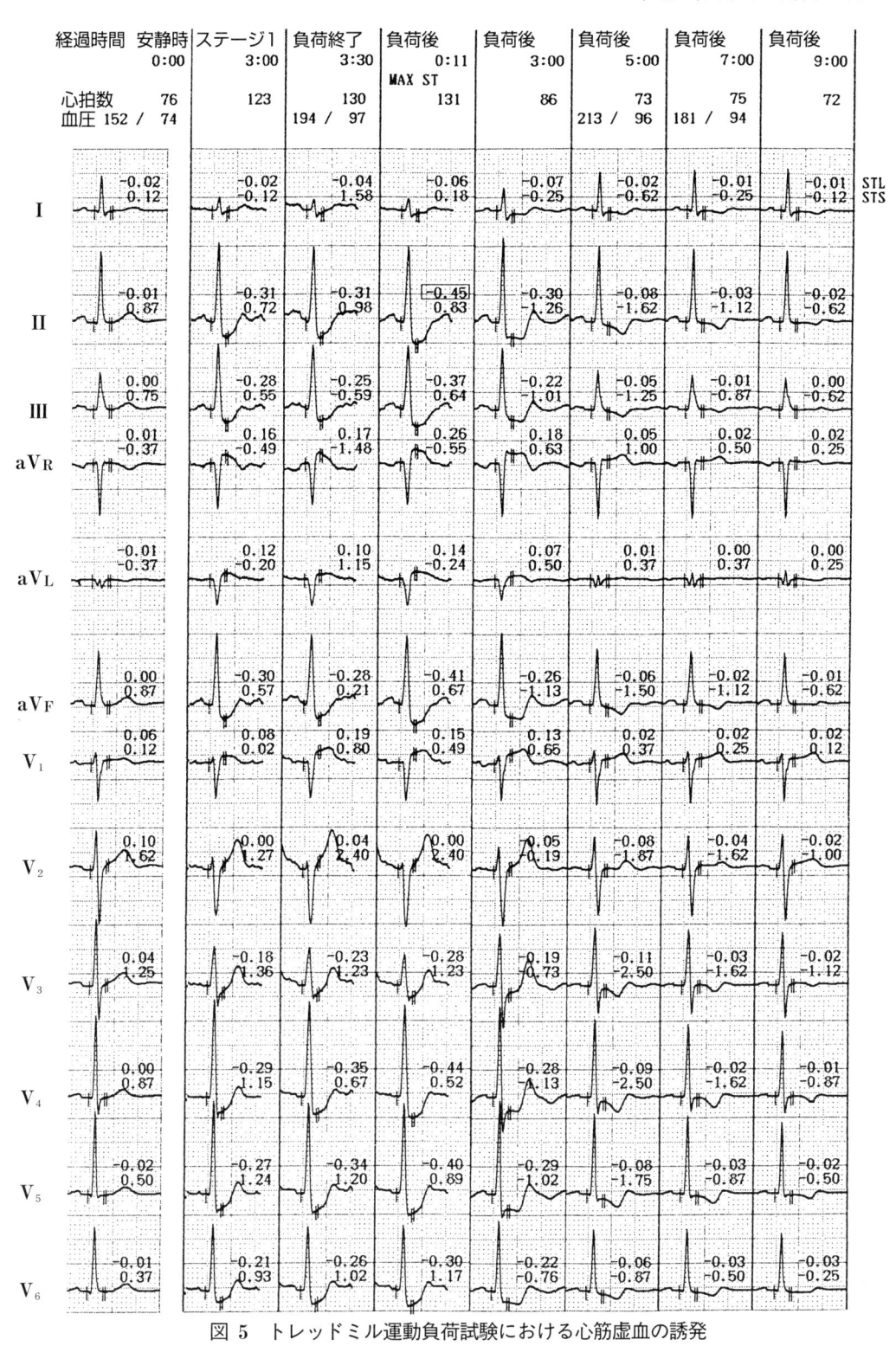

図 5 トレッドミル運動負荷試験における心筋虚血の誘発

トレッドミル運動負荷試験の施行時に，前胸部圧迫感が出現しⅠ，Ⅱ，Ⅲ，aV_F，V_3〜V_6 誘導で上向型あるいは水平型の ST 低下と aV_L，V_{1〜2} 誘導で ST 上昇を認めた．負荷終了後，安静にても水平型や下向型の ST 低下が持続した

表 6　CCS による狭心症の重症度分類

クラス I	: 日常の身体活動では狭心発作なし　激しい活動，長時間の活動，急な動作で狭心発作を起こす
クラス II	: 狭心発作のため日常の身体活動が軽度制限される　早足歩行，階段や坂道の登り，食後，寒冷，強風下，精神的緊張，起床後2時間以内の歩行や階段上昇で狭心症あり
クラス III	: 狭心発作のため日常の身体活動が著しく制限される　100～200 m の平地歩行や1階分の階段上昇で狭心症あり
クラス IV	: いかなる動作でも狭心発作を起こす　安静時にも狭心症を起こす場合がある

表 7　NHLBI による不安定狭心症のハイリスク群

1. 20分以上持続する安静狭心症
2. 肺水腫を併発する狭心症
3. 僧帽弁逆流を表す心雑音が新たに出現，あるいは増悪して聴取される場合
4. 心電図で1 mm 以上の ST 変化を伴う安静狭心症
5. III音の聴取あるいは肺野でラ音が聴取される場合
6. 血圧低下を伴う狭心症

の存在を確認する（図5）。ただし，労作狭心症でも不安定狭心症の病態を呈する時には，負荷心電図検査は禁忌である。また，安静狭心症で発作時の心電図記録がない場合や非典型的な症状の場合には，冠攣縮誘発試験を行って診断する。

7．経過と予後

労作狭心症における発症初期の胸痛は，寒い冬の朝に突然出現したり，急に強い労作を行った時，あるいは激怒などの精神的興奮を生じた時に自覚することが多い。狭心症の経過が長くなると，患者は発作の誘因を予測できるため，無理な労作を自ら制限して安定狭心症の状態を維持することができる。しかし，発作は次第にその頻度を増し持続時間も長くなって，軽い身体的・精神的負荷でも発作が誘発される不安定狭心症の病態を呈するようになる。いったん不安定狭心症に移行すると，AMI を発症したり突然死する可能性が高くなる。一方，労作狭心症の予後に影響する因子としては，狭心症が安定型の病態あるいは不安定型の病態を示すかどうか，有意狭窄のある冠動脈の病変枝数，心機能障害の程度，心不全の有無があげられる。

安静狭心症の発作は，数週間から数カ月にわたって増悪緩解を繰り返す。血管攣縮が冠動脈近位部あるいは多枝で生じた場合には，心機能の急激な低下から心原性ショックを起こしたり，致死的不整脈によって突然死を起こすことがある。さらに，血管攣縮を起こしている時間が長いと急性心筋梗塞に移行する。

なお，Canadian Cardiovascular Society (CCS) による狭心症の重症度分類を**表6**，国立心臓肺血液研究所（NHLBI：National Heart Lung Blood Insitute）による不安定狭心症のハイリスク群を**表7**に示す。

8．治　療

狭心症の治療目標は，頻発する発作の緩解と予防によって，心筋梗塞への移行を防ぎ QOL を向上して，生命予後を改善することである。発作時には楽な姿勢で安静を保ち，ニトログリセリン錠の舌下あるいはニトログリセリンスプレーの口腔内噴霧を行う。発作は2～3分以内に軽快するが，ニトログリセリンの効果が十分でない時は再度投与を繰り返す。改善が認めら

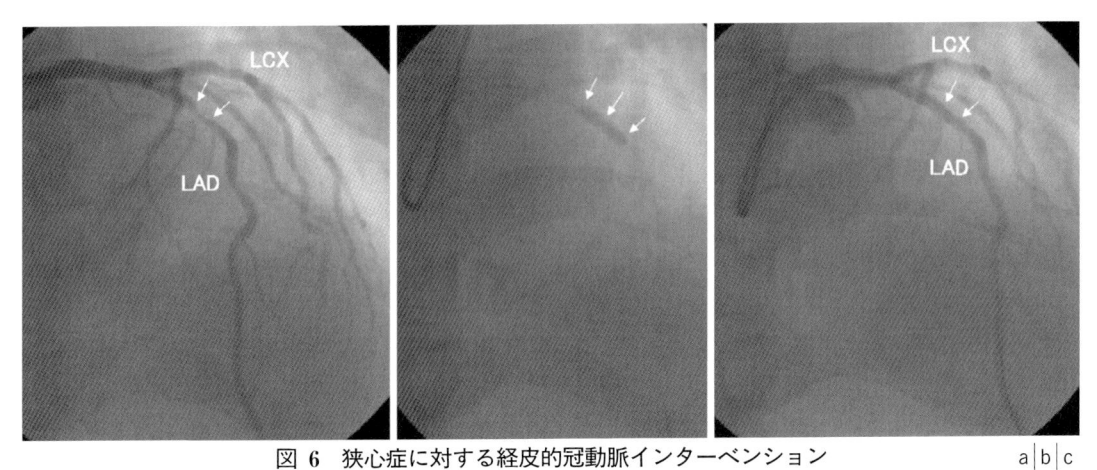

図 6　狭心症に対する経皮的冠動脈インターベンション　a|b|c
　左前下行枝 segment 7 の 90％狭窄（a の矢印）による労作狭心症に対し，バルーンによる狭窄部の形成術を施行（b の矢印）．拡張後の冠動脈造影では，狭窄病変の改善が認められる（c の矢印）
　LAD：左前下行枝，LCX：左回旋枝

ない場合は，急性心筋梗塞や大動脈解離などの重篤な疾患を念頭に置き，救急対応の準備をする．

　非発作時の治療として，発作の誘因となるような過重な身体的・精神的負荷は避ける．登坂時の狭心発作のように発作の出現が予測できる場合には，事前にニトログリセリン錠の舌下あるいはニトログリセリンスプレーを口腔内噴霧して発作の予防に努める．

　狭心症に対する一般的治療として，発症初期には抗狭心症薬として経口投与の持続性硝酸薬（硝酸イソソルビド，一硝酸イソソルビド）あるいは皮膚に貼付する持続性硝酸薬（ニトログリセリン，硝酸イソソルビド）を使用する．硝酸薬には薬剤耐性があり，長期的な使用によってその効果が減弱するので，狭心発作が軽快した患者に対して漫然と使用することは避ける．

　また労作狭心症の発作は，心仕事量が増大した時に出現するため，β遮断薬を投与して心仕事量を減少し狭心発作の出現を予防する．抗狭心症薬としてのカルシウム拮抗薬は，血管平滑筋の弛緩・拡張による血圧の低下と冠血流量の増加作用から，心筋虚血の出現閾値を上げるために用いられる．カルシウム拮抗薬には，頻脈傾向を示すジヒドロピリジン系カルシウム拮抗薬と心拍数の減少作用を示すジルチアゼムとベラパミルがあり，患者の状態によって使い分ける必要がある．

　安静狭心症の治療は，血管攣縮の誘因を除外しカルシウム拮抗薬による治療を厳重に行って，狭心発作の緩解を目標にする．薬物療法が有効であれば狭心発作の回数は減少し，無発作の期間が数年間以上続くが，治療内容の変更によっては再び狭心発作が出現する場合がある．また，一日のうちで同じ時間帯に狭心発作が起こる時は，その時刻の前に硝酸薬やカルシウム拮抗薬を服用し，発作が出現したら速やかにニトログリセリンの舌下あるいは口腔内噴霧を行う．ちなみに安静狭心症は，一般的に血行再建術の適応はなく，多枝冠攣縮を示す場合は治療抵抗性のことが多い．

　非薬物療法としては，カテーテルを用いた経皮的冠動脈インターベンション（PCI：percutaneous coronary intervention）と外科的に行う冠動脈バイパス術（CABG：coronary artery bypass grafting）がある．薬物療法に抵抗性の器質的狭心症に対しては，事前に冠動脈造影検査を施行して病変部位を確認した後，患

表 8 経皮的冠動脈インターベンションの禁忌
1. 左冠動脈の主幹部病変
2. 三枝病変で二枝の近位部に閉塞を認める場合
3. 危機にさらされた側副血行路（jeopardized collaterals）を出す冠動脈の病変

表 9 冠動脈閉塞の原因
1. 冠動脈のプラーク破裂による血栓形成（急性冠症候群）
2. 冠攣縮
3. 冠動脈解離
4. 塞栓症（細菌性心内膜炎，心内血栓，粘液腫）
5. 血管炎
6. 冠動脈瘤
7. その他（医原性，外傷性など）

者の病態によって緊急あるいは待機的に PCI を行う（図6）．

また，主要冠動脈枝に有意狭窄病変があり，その灌流域の心筋が生存していれば，PCI のよい適応となる．しかし，左冠動脈主幹部に狭窄病変が存在する場合や三枝病変の場合には，原則的に PCI よりも CABG が選択される．なお，PCI が禁忌で，CABG が適応となる病変を表8に示す．

大動脈弁狭窄症や左室流出路狭窄が生じる閉塞性肥大型心筋症では，狭窄の程度が進行して心負荷が増大すると狭心痛が生じる場合がある．これらの疾患では，負荷時の左室圧上昇に比較して大動脈圧の上昇が少ないため，冠灌流圧の減少から心内膜下に虚血が生じることになる．一方，重篤な大動脈弁閉鎖不全症では，左室の拡大による壁張力の上昇と拡張期血圧の低下による冠血流量の減少から狭心発作が出現する．いずれの疾患も狭心症が生じた場合には，基礎疾患に対して外科的治療法が考慮される．

IV．心筋梗塞

1．病態生理

心筋梗塞（myocardial infarction）とは，なんらかの原因で冠動脈が閉塞した結果，心筋虚血が生じて不可逆的な心筋壊死に至った状態である（表9）．

冠動脈閉塞の主な原因は，粥状硬化による病変部位に血管内皮障害が生じて血栓が形成され，この血栓性閉塞が 30 分以上持続して急性心筋梗塞が発症する．血栓性閉塞の出現機序には冠動脈のソフトプラークの破綻による血栓形成として ACS があり，さらに血管攣縮によって冠動脈の狭窄部が完全閉塞する場合もある．その他の原因として大動脈解離に伴う冠動脈閉塞，左房内血栓や心内膜炎に起因する冠動脈の塞栓症などがあげられる．

AMI には，前駆症状として不安定狭心症を有する場合と前駆症状がまったくなく突然発症する場合とがあり，突然発症が約60％を占める．発症には日内変動があり，午前8時〜正午，あるいは午後8時〜午後10時にかけて発症する頻度が高い．

急性心筋梗塞の生じる部位は，心室中隔を含む左室壁の心筋であり，閉塞した冠動脈の部位によっては右室自由壁や心房壁にまで梗塞範囲が拡大する．なお，左室壁の内層から外層までの全層に及ぶ梗塞を貫壁性梗塞，心内膜下層に限局する梗塞を心内膜下梗塞という．心筋梗塞の範囲は冠動脈が閉塞している時間が長いほど拡大し，梗塞巣は心内膜側から心外膜側に向かって進展（wave front 現象）するため，心筋梗塞が発症して3〜6時間経過すると貫壁性梗塞が完成する．心筋梗塞の発症から数日が経過すると心筋壊死組織に膠原線維が増生し，3〜4週間で梗塞部は線維化した組織に置き換わる．壊死心筋が線維化する過程で，梗塞部は伸展して菲薄化し，外方に突出するように形状を変える．正常心筋組織も，梗塞後の変化を代償するように肥大し拡大する．そして，この一連の過程を左室のリモデリングという．

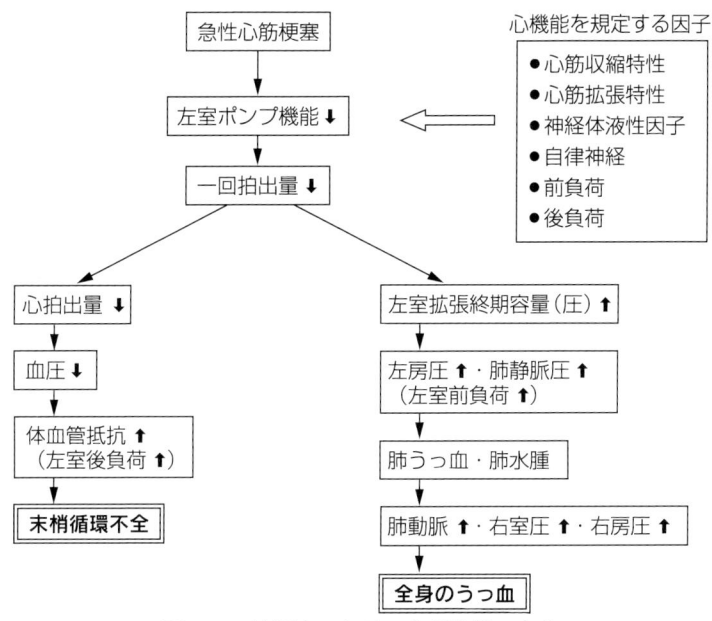

図 7 心筋梗塞における血行動態の変化
↓：低下，↑：上昇

表 10 心原性ショックの診断基準

1．低心拍出量による血圧低下
　1）収縮期血圧 90 mmHg 未満，または通常の血圧より 30 mmHg 以上の低下
2．以下に示す末梢循環不全の所見のすべて
　1）時間尿量 20 ml 未満
　2）意識障害
　3）末梢血管収縮の所見（末梢性チアノーゼ，皮膚冷感，冷汗など）

2．心機能評価

1）血行動態（図7）

心筋は組織学的に再生しないため，心筋梗塞が広範囲なほど心ポンプ機能の低下が著しく，左室心筋の40％以上が壊死に陥ると心原性ショックを呈する．また，心筋梗塞後の血行動態として，心拍出量が低下し左室拡張終期圧が上昇するため，左房圧・肺静脈圧が上昇する．肺静脈圧の上昇は肺うっ血や肺水腫を起こし，低心拍出量の症状と合わせて左心不全徴候を形成する．そして同時に，肺動脈圧・右室圧・右房圧の上昇から，全身のうっ血・浮腫などの右心不全徴候を示す．さらに急性心筋梗塞の発症によって心ポンプ機能が急激に破綻すると急性左心不全を生じ，なかでも低心拍出量による末梢循環不全と血圧低下が顕著な場合を心原性ショックと呼ぶ（表10）．なお，急性左心不全や心原性ショックでは頻脈を示し，肺水腫による低酸素血症や末梢循環不全による代謝性アシドーシスを認める．

2）虚血・再灌流に伴う病態

冠動脈閉塞によって生じた虚血領域は，再灌流療法の後，心筋壊死を起こした部位と虚血にさらされたが心筋壊死を免れた部位に二分される．また，壊死を起こして心筋梗塞となった部位は再び心筋収縮性を回復することはないが，壊死を免れ心筋バイアビリティ（心筋生存性）を示す部位は，プレコンディショニング，気絶

表 11 虚血・再灌流に伴う病態

1. プレコンディショニング
2. 気絶心筋
3. 冬眠心筋
4. 再灌流性不整脈
5. no reflow 現象または reduced reflow 現象

心筋，冬眠心筋，あるいは再灌流障害などの虚血・再灌流に伴う病態によって修飾されている（表11）．

a．プレコンディショニング

冠動脈が完全閉塞する前に，狭心症などの短時間の虚血・再灌流が1回あるいは数回起こると心筋が虚血耐性を獲得する．そして心筋梗塞が生じた場合には，虚血耐性を獲得した症例は，短時間虚血の起こらなかった症例と比較して心筋細胞壊死の抑制や梗塞サイズの縮小が認められる．これは，冠動脈の側副血行路とは別の心筋保護作用であり，プレコンディショニングと呼ばれている．

b．気絶心筋

早期再灌流療法で心筋虚血が改善した後，生存心筋に虚血・再灌流の影響が残り，壊死を免れた部位であっても心筋収縮性の回復が遷延する場合がある．この心筋収縮異常を示す生存心筋を気絶心筋（stunned myocardium）と呼び，心筋収縮性が回復するまでの状態を心筋スタンニングという．気絶心筋の状態は徐々に回復するが，収縮異常が改善するまでには1〜2週間を要する．

c．冬眠心筋

冠動脈病変による心筋虚血が長期間続くと，その灌流域の心筋は心筋壊死が生じなくても収縮性が低下し左室の壁運動異常を示す．この壁運動異常を示す生存心筋を冬眠心筋（hibernating myocardium）と呼び，その状態を心筋ハイバーネーションという．冬眠心筋における壁運動異常は，心筋虚血を改善することによって収縮性を回復するが，臨床的には多枝病変で心機能が低下している症例に対して，PCIを施行すると心機能が回復する機序として説明される．

d．再灌流障害

AMIに対して早期再灌流療法を行うと，再灌流に伴う心筋障害が生じる．再灌流直後に不整脈が頻発したり，Q波の早期出現やST部分の再上昇が認められる場合があり，この不整脈を再灌流性不整脈と呼ぶ．多発性の心室性期外収縮，心室頻拍，心室細動が含まれ，ただちに直流除細動を必要とすることが多い．再灌流障害の発生機序としては，血流再開に伴う活性酸素やカルシウム過負荷などの影響が考えられている．

一方，PCIによって冠動脈閉塞が解除された後も，末梢への血流がまったく認められない場合や血流の回復が十分でない場合があり，これを no reflow 現象あるいは reduced reflow 現象と呼ぶ．その機序としては，再灌流域の末梢血管に生じる血栓性閉塞，毛細血管床の障害，間質の浮腫などがあげられ，虚血・再灌流に伴う障害と考えられる．

3．診　断

AMIは，①胸痛を主訴とする臨床症状，②急性心筋梗塞を示唆する心電図の経時的変化，③血液検査で心筋に特異的な指標の異常値で診断され，補助的診断として心臓超音波検査による左室の壁運動異常がある．臨床症状では，30分以上持続し冷汗を伴う胸痛が特徴的であり，心電図変化ではST上昇，異常Q波，冠性T波の出現が認められる．血液検査所見では心筋逸脱酵素・収縮蛋白の血中濃度の上昇，心臓超音波検査では左室に局在する壁運動異常があげられる．また，心筋梗塞に合併する心不全はKillip分類によって評価され，肺うっ血や肺水腫を示す聴診所見と血圧低下や末梢循環不全を示す身体所見によって重症度を分類する（表12）．

鑑別診断として，急性心膜心筋炎，大動脈解離，肺血栓塞栓症，急性胸膜炎，自然気胸，心臓神経症，胃・十二指腸潰瘍，胆石症などがあげられ，いずれも症状として胸痛や心窩部痛を

表 12 Killip 分類

| I度：肺野でラ音および過剰心音のIII音を聴取しない
　　　心不全徴候を認めない状態で死亡率は 5〜6%
| II度：全肺野の 50% 以下でラ音，過剰心音のIII音を聴取する
　　　軽度から中等度の心不全状態で死亡率は 10〜15%
| III度：全肺野の 50% 以上でラ音を聴取する
　　　肺水腫の状態で死亡率は 15〜20%
| IV度：血圧は 90 mmHg 未満で末梢循環不全を示す
　　　心原性ショックの状態で死亡率は 40〜60%

認め心電図変化を示す場合がある．特に急性心膜心筋炎では，心筋逸脱酵素・収縮蛋白の血中濃度が上昇するが，心筋梗塞のような左室の局在性病変を示さず，びまん性の壁運動異常を呈する．

4．症　状

AMI の主な症状は胸痛で，生命危機を感じるような前胸部の強い絞扼痛のことが多い．胸痛は，30 分から数時間に及び，左肩から左上肢への放散痛や背部痛を伴うことがあり，安静やニトログリセリンは無効である．一方，糖尿病を合併する患者や高齢者では，その半数以上が胸痛を自覚しない無痛性心筋梗塞で発症し，患者は胸部不快感を主訴としたり心不全を併発して医療機関を訪れることが多い．

一般に心筋梗塞が発症すると，患者は胸痛のために交感神経が緊張し頻脈を呈する．しかし，梗塞部が左室下壁の場合は，迷走神経の過緊張を生じ，患者は悪心や嘔吐の消化器症状，発汗や顔面蒼白，あるいは徐脈性不整脈による意識消失を示すことがある．発症から数日間は，壊死組織に対する非特異的反応として 38℃ までの発熱が認められるが，38℃ を超える発熱が続く時には感染症を第一に考える．

5．検査所見

AMI の診断には，12 誘導心電図検査が必須である．血液検査は主に心筋壊死の存在を確認するため，心臓超音波検査は左室に局在する壁運動異常や心機能の評価さらに心筋梗塞の合併症を診断するために行われる．そして，急性心筋梗塞の診断が確定すると，冠動脈病変の確認や早期再灌流療法を行うために冠動脈造影検査が施行される．慢性期の検査には，残存虚血や壊死範囲の評価あるいは心機能の評価のために，運動負荷や薬物負荷を用いた心電図検査・心臓超音波検査・核医学検査がある．さらに急性期の再灌流療法から数カ月後には，冠動脈の再狭窄を確認するために再度冠動脈造影検査が行われる．

1）心電図検査

AMI では，梗塞部に一致して心筋傷害を示す ST 上昇，心筋壊死を示す異常 Q 波，心筋虚血を示す陰性 T 波などの心電図変化が出現し，時間経過とともに変化する．発症直後の心電図変化は高尖性 T 波の出現であり，続いて ST 部分が上昇する．発症 1 時間後から R 波の減高と異常 Q 波が出現し，24 時間以内に異常 Q 波が完成する．その後，ST 部分が基線に戻るのに一致して T 波の陰転化が起こり，2〜3 日かけて陰性 T 波が徐々に深くなる．この陰性 T 波は，形が左右対称で冠性 T 波と呼ばれている．ST 上昇は 1〜2 週間以内に基線に復し，冠性 T 波は数カ月以内に改善するが，異常 Q 波は改善せずに陳旧性心筋梗塞を表す所見として残る．このような心電図変化は，早期再灌流療法を行わない場合に典型的な経過を示す．しかし，再灌流療法や冠動脈の自然再疎通がなされると，ST 部分や T 波がより早期に変動したり異常 Q 波の進

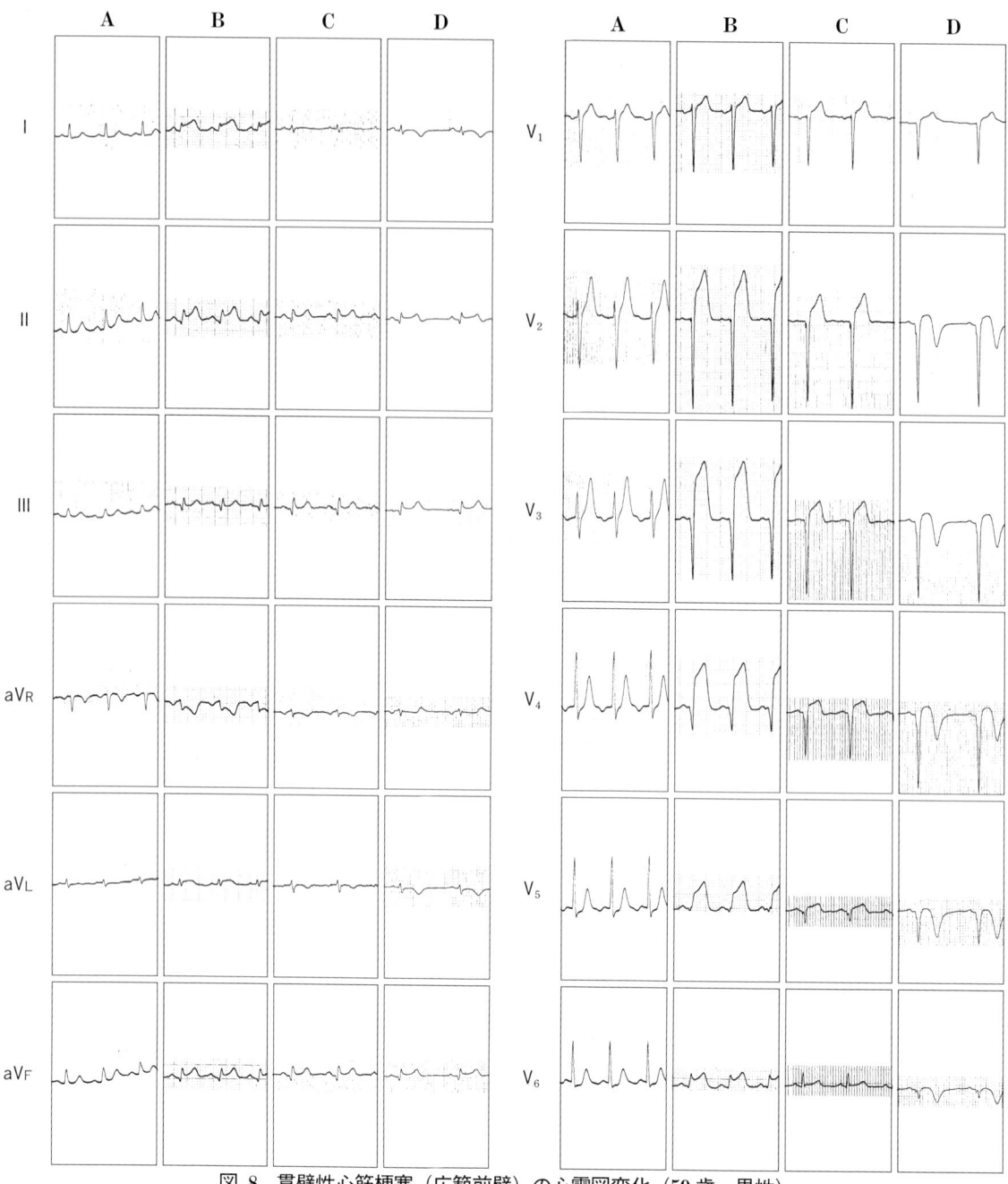

図8 貫壁性心筋梗塞（広範前壁）の心電図変化（59歳，男性）

胸痛出現から30分後（A），心筋梗塞発症2時間後（B），12時間後（C），5日後（D）の心電図を示す．胸痛出現から30分後の心電図では，V_2〜V_6誘導に高尖性T波と陰性U波を認め，発症2時間後の心電図では，Ⅰ，Ⅱ，aV$_L$，aV$_F$，V_1〜V_6誘導のST上昇とⅡ，Ⅲ，aV$_F$，V_2〜V_5誘導で異常Q波を認める．発症12時間後の心電図では，V_2〜V_5誘導がQSパターンを呈し，5日後の心電図では，Ⅰ，aV$_L$，V_2〜V_6誘導で冠性T波が形成された

展に改善が認められる．また，心筋壊死が左室壁の全層に及ぶ貫壁性梗塞では，壊死部の起電力が消失するために心電図波形はQSパターンを呈し（図8），壊死部が心内膜下層に限局した

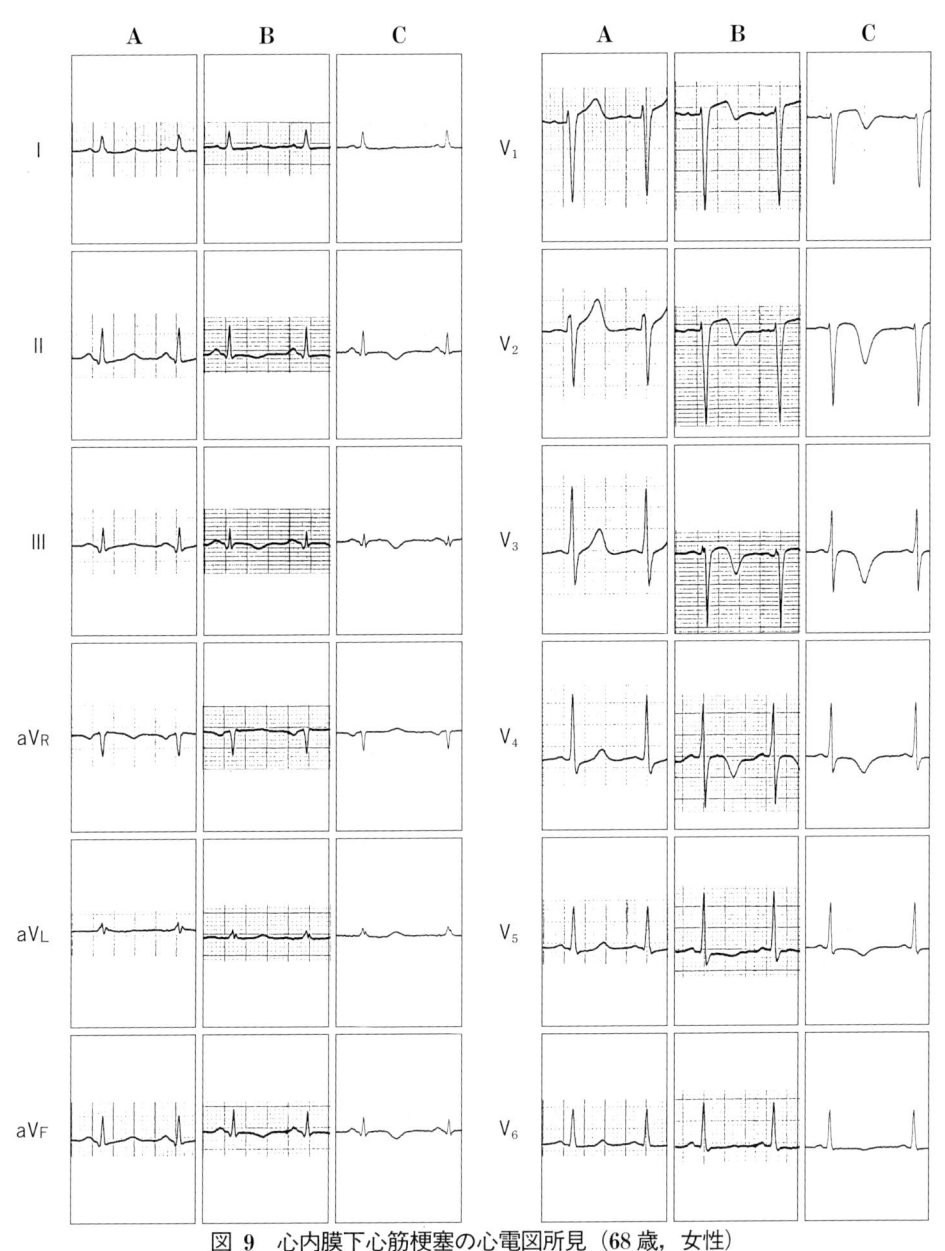

図 9 心内膜下心筋梗塞の心電図所見（68歳，女性）

心筋梗塞発症前（A），発症3時間後（B），9時間後（C）の心電図を示す．発症3時間後の心電図ではⅡ，Ⅲ，aVF誘導に陰性T波を認め，V₁〜V₃誘導でR波の減高とST上昇，V₁〜V₅誘導では陰性T波が出現している．発症9時間後の心電図では，Ⅱ，Ⅲ，aVF，V₁〜V₅誘導で冠性T波が形成された

心内膜下心筋梗塞では，R波の減高やST低下，冠性T波として現れる（図9）．

すなわち12誘導心電図では，異常Q波やST-T変化を示す誘導から心筋梗塞の部位診断が可能となる（表13）．心電図のQRS波は左室局所の起電力に由来し，Ⅰ誘導のQRS波は左室前壁と側壁の広い範囲からの起電力を表し，aVL誘導のQRS波は高位側壁，Ⅱ，Ⅲ，aVF誘導のQRS波は下壁，V₁，V₂誘導のQRS波は心室中隔，V₃，V₄誘導のQRS波は狭義の前壁，

表 13　心電図による心筋梗塞の部位診断

誘導	左室部位	前壁中隔梗塞	広範前壁梗塞	高位側壁梗塞	側壁梗塞	下壁梗塞	純後壁梗塞
I	前壁，側壁		○	○	○		
II	下壁					○	
III	下壁					○	
aV_L	高位側壁		○	○			
aV_F	下壁					○	
V_1	中隔，後壁（鏡像）	○	○				●
V_2	中隔，後壁（鏡像）	○	○				●
V_3	前壁	○	○				
V_4	前壁	○	○				
V_5	側壁		○		○		
V_6	側壁		○		○		

○：異常 Q 波，●：増高した幅広 R 波（異常 Q 波の鏡像）

V_5，V_6誘導のQRS波は側壁からの起電力を表す．ここで左室壁に心筋梗塞が起こると，その部位からの起電力が消失するため梗塞部に対応する誘導で異常 Q 波が出現する．また，左室の純後壁に心筋梗塞が起こると，異常 Q 波の鏡像としてV_1，V_2の誘導に増高した幅広 R 波が現れる（図10）．

そこで心筋梗塞の病態を把握するためには，心電図検査を繰り返し行いQRS波，ST部分，T 波の変動から梗塞範囲を同定し，不整脈の出現や再梗塞を監視することが重要である．

2）血液検査

心筋梗塞後に，最も早く変化する血液所見は白血球増多で，白血球数 10,000～20,000 の中等度増加が数日間続く．続いて壊死心筋の融解に伴って，細胞内成分であるクレアチンキナーゼ（CK），GOT，LDH，トロポニンT，トロポニンI，ミオグロビンなどの酵素や収縮蛋白が血液中に遊出し，時間経過とともに血中濃度が上昇する．特に，クレアチンキナーゼのMB分画（CK-MB）やトロポニンT，トロポニンIは心筋特異性が高く，これらの血中濃度の上昇は心筋に傷害・壊死が生じたことを表す．なおトロポニンTとトロポニンIは，健常人の血液中では検出されず，CK-MBでは診断困難であった微量な心筋壊死も検出できるようになった．

さらに，CK あるいは CK-MB の最高血中濃度は心筋壊死量を表す指標となるため，定期的に採血して最高値を決定する必要がある．一般に，早期再灌流療法が有効であれば，同じ心筋壊死量であっても血流の洗い出し（wash out）効果で最高血中濃度はより高値を示し，発症から最高値に達するまでの時間も短くなる．このような流出動態の変化から，再灌流療法による再疎通の診断が可能となる．

一方，心筋梗塞による炎症性変化のため，C 反応性蛋白（CRP）や赤沈も上昇し1～2週間で最高値に達した後，数週間高値が持続する．なお心筋梗塞発症から2週間以上経過して，CRPや赤沈が再上昇した場合には心筋梗塞後症候群の合併を考える．

3）核医学検査

^{99m}Tc-ピロリン酸は，心筋梗塞が起きてから1週間以内の梗塞部位に集積するため，^{99m}Tc-ピロリン酸シンチグラムは心筋梗塞発症早期の診断に用いられる．一方，^{201}Tl や ^{99m}Tc-TF は冠血流によって運搬され生存心筋に取り込まれるため，これらの核種を用いたイメージングは心筋血流を反映する．すなわち，低灌流域では核種の取り込みが低下し，梗塞部では欠損像と

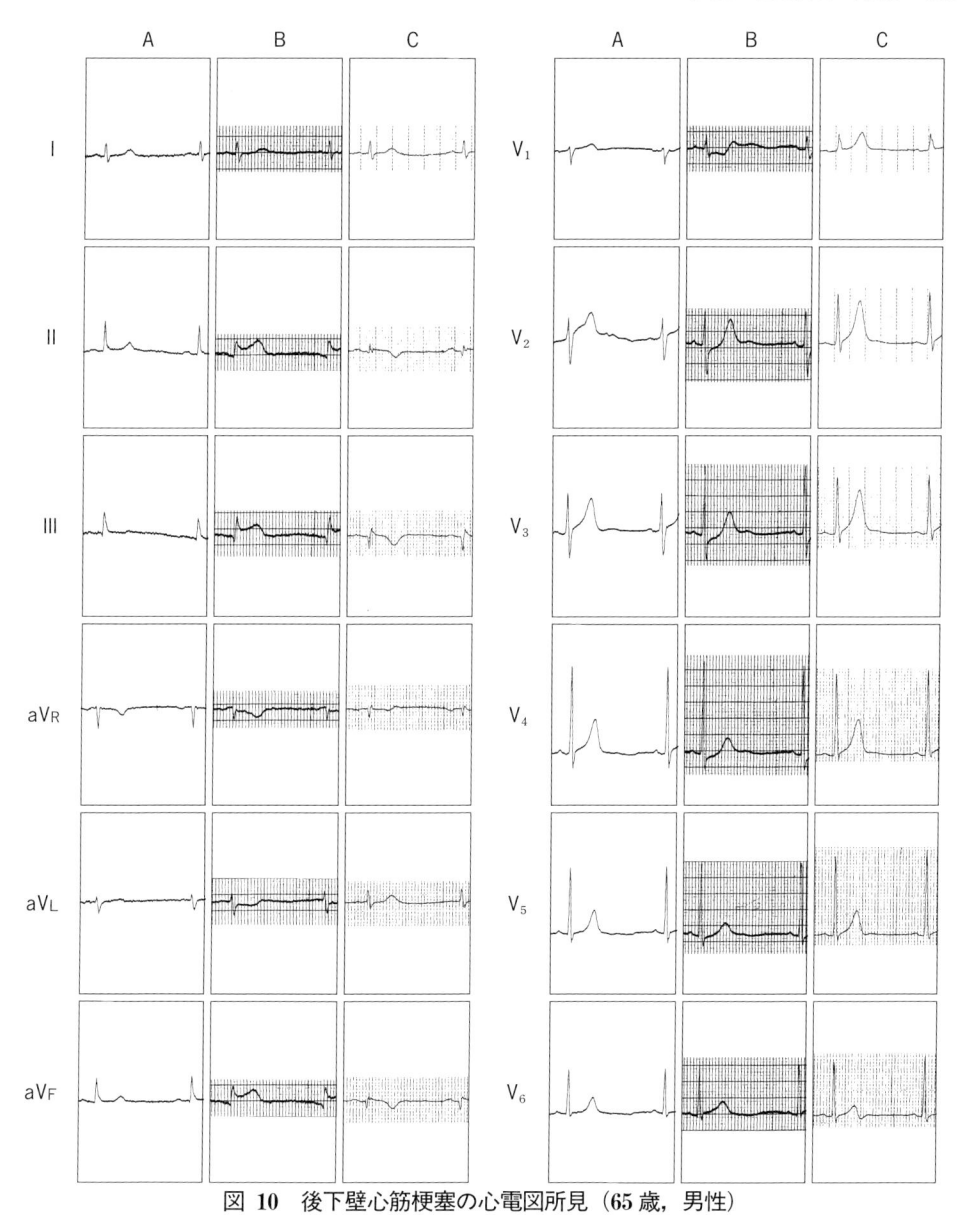

図 10　後下壁心筋梗塞の心電図所見（65歳，男性）

心筋梗塞発症前（A），発症 2 時間後（B），6 時間後（C）の心電図を示す．発症 2 時間後の心電図では II，III，aVF 誘導の ST 上昇と Q 波の出現，V₁〜V₄ 誘導の ST 低下と V₁，V₂ 誘導の R 波の増高を認める．発症 6 時間後の心電図では，II，III，aVF 誘導で異常 Q 波と冠性 T 波が形成され，V₁〜V₃ 誘導は高い R 波と陽性 T 波を示し異常 Q 波と冠性 T 波の鏡像を表す

して画像化される．

ヨウ素 123（¹²³I）標識脂肪酸製剤である¹²³I-BMIPP（β-methyliodophenyl pentadecanoic acid）を用いたシンチグラムは，心筋の脂肪酸利用や中性脂肪プールの状態を反映し，心筋虚血による脂肪酸代謝障害の部位を集積低下像として画像化する．また，ノルエピネフリンと類似構造を有する¹²³I-MIBG（metaiodobenzylguanidine）を用いたシンチグラムは，心臓における交感神経終末の分布を描出し，心筋虚血に

表 14　TIMI 分類による冠動脈の病変部末梢への血流評価

Grade 0：冠動脈の完全閉塞
Grade 1：造影遅延があり，末梢まで冠動脈が造影されない
Grade 2：造影遅延を伴うが，末梢まで冠動脈が造影される
Grade 3：造影遅延なく，末梢まで冠動脈が造影される

よって除神経された部位を集積低下像として画像化する．一般に，虚血性心疾患に対する ^{123}I-BMIPP や ^{123}I-MIBG の核医学検査は，過去 2 週間以内の虚血（memory image）を評価するのに用いられる．

4）冠動脈造影検査

心筋梗塞の責任冠動脈として，心外膜面を走行する血管に完全閉塞の部分を認める．しかし，完全閉塞でも自然に再疎通する場合があり，この時の冠動脈造影では，亜閉塞の所見を示したり血栓形成を認めることになる．また，再梗塞例や重症三枝病変例では，責任冠動脈の部位の同定が困難な場合があり，心電図の経時的変化を参考に責任冠動脈を診断する．

急性心筋梗塞における冠動脈造影検査では，責任冠動脈の狭窄度に加え病変部末梢への血流の程度も病態の評価に重要である．Thrombolysis in Myocardial Infarction（TIMI）研究グループによって提唱された TIMI 分類は，再灌流の程度を完全閉塞の状態から造影遅延なくすみやかに末梢まで造影される状態までの 4 段階に分類している（表 14）．また，完全閉塞や造影遅延を伴う高度狭窄では，他の冠動脈からの側副血行路が発達している場合があり，この側副血行路を介して病変部末梢を灌流する血流が認められる．

6．経過と予後

急性心筋梗塞の短期死亡率は，集中治療室（CCU：coronary care unit）における不整脈の管理や再灌流療法の発達によって著しく減少し，入院となった患者の院内死亡率は 10％以下である．しかし，心筋梗塞の 20〜40％の患者では発症から 2 時間以内に心臓突然死が生じ，その 80％が心室頻拍や心室細動であることから，救命率を上げるには病院到着前に施行される除細動が不可欠である．

早期再灌流療法は，発症から 12 時間以内であれば院内死亡率や再入院率を減少させ，さらに 24 時間以内に施行されれば左室リモデリングを抑制する．一方，発症時に Killip 分類でⅣ度の重症心不全を示す症例では，再灌流療法を行って心肺補助装置を用いても，その死亡率はおおむね 50％と高率である．

7．治　療

1）一般的治療

心筋梗塞の一般的治療として，発症初期には CCU に収容し，静脈路の確保と酸素投与を開始すると同時に重症不整脈の持続監視を行う．さらに，患者の身体的・精神的安静が保てるように努め，必要に応じて鎮静剤を投与したり，強い胸痛に対してはモルヒネを使用する．また，心原性ショック，心不全，心破裂や再梗塞などの早期合併症に対処するため，必要に応じて Swan-Ganz カテーテルを挿入し循環動態をモニターする．

2）早期再灌流療法

心筋梗塞の発症早期の根本的治療は，再灌流療法である．再灌流療法は，発症から再灌流までの時間が短ければ短いほど心筋の壊死範囲が縮小し，有効性がより高くなる．早期再灌流療法には，血栓溶解薬を静脈内あるいは冠動脈内に投与する血栓溶解療法と，カテーテルを用いた PCI，外科的に行う CABG がある．早期再灌流療法を行うためには，主要な冠動脈に有意狭窄か閉塞病変があり，その冠動脈の再灌流領域に壊死に至らない心筋が残存していることが条

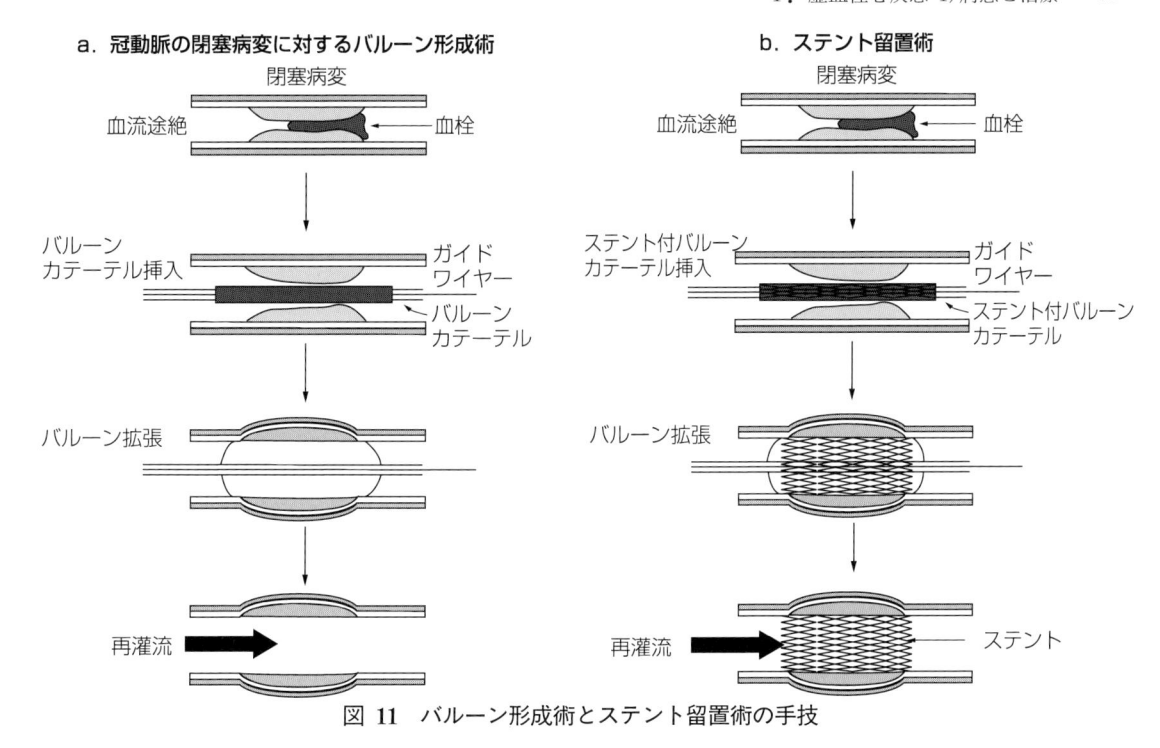

図 11 バルーン形成術とステント留置術の手技

件となる．一般に，PCI が不成功で，胸痛の持続あるいは不安定な血行動態を呈する左冠動脈主幹部病変や三枝病変の場合には緊急 CABG が選択される．また，再灌流療法後の血流が TIMI grade 0〜2 の場合は予後が不良なため，grade 3 の血流再開を得ることが目標となるが，その達成率は血栓溶解療法で 40〜50％，PCI では 95％以上である．

a．血栓溶解療法

本邦で使用可能な血栓溶解薬として，ウロキナーゼ（UK），組織型プラスミノーゲンアクチベーター（tPA），プロウロキナーゼ（proUK）があり，tPA と proUK は血栓親和性が高く静脈内投与が可能である．心筋梗塞発症から 12 時間以内の血栓溶解療法は死亡率低下に有効であるが，本邦では PCI が一般的となり，血栓溶解療法が単独で行われることは少なくなった．また，血栓溶解薬の副作用として出血傾向があるため，脳血管障害の既往，大動脈解離，出血性素因および 75 歳以上の高齢者には禁忌あるいは慎重な投与が必要である．

b．経皮的血行再建術（PCI）

PCI には，バルーン形成術（図 11-a）とステント留置術（図 11-b）があり，緊急で CABG になることを考慮して，原則として心臓外科医がいる施設で行う．PCI は，経静脈的血栓溶解療法と比べ再灌流の成功率が高く再閉塞を起こす割合が少ないこと，心原性ショックにも有効であること，さらに出血の合併症が少ない点で優れている．バルーン形成術の手技として，心筋虚血を起こしている冠動脈の病変部にバルーンカテーテルを通し，バルーンを膨らませることによって狭窄部を拡張する（図 12）．またステント留置術は，血管形成後の早期再閉塞や遠隔期の再狭窄を予防したり，カテーテル操作による冠動脈解離に対して，病変部にステントを留置する手技である．

PCI を施行した後，6 カ月以内の再閉塞率は約 30％で，ステントを併用すると 15％以下に低下する．

c．冠動脈バイパス術（CABG）

内胸動脈，橈骨動脈，大伏在静脈あるいは胃

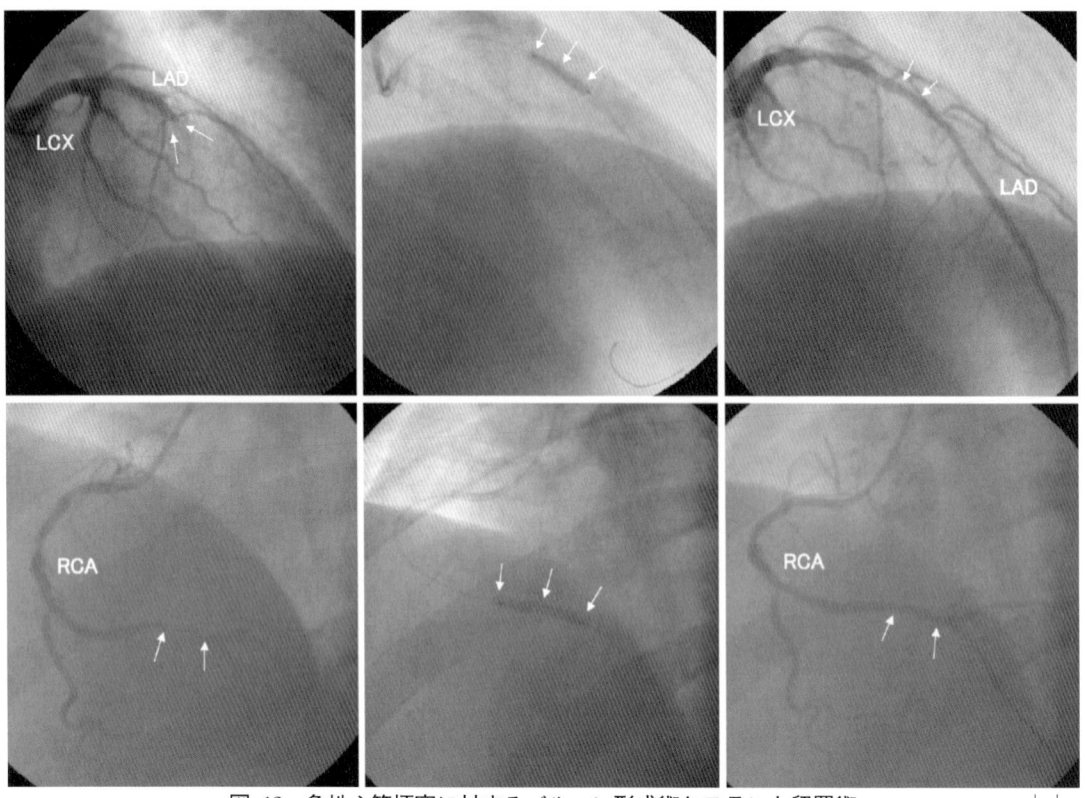

図 12　急性心筋梗塞に対するバルーン形成術とステント留置術

a	b	c
d	e	f

左前下行枝 segment 7 の完全閉塞（a の矢印）による急性心筋梗塞に対し，バルーン形成とステント留置を行い（b の矢印），拡張後の冠動脈造影では左前下行枝末梢への再灌流が認められる（c）

右冠動脈 segment 3 の 99％狭窄（d の矢印）による急性心筋梗塞に対し，バルーン形成とステント留置を行い（e の矢印），拡張後の冠動脈造影では右冠動脈末梢への再灌流が認められる（f）

LAD：左前下行枝，LCX：左回旋枝，RCA：右冠動脈

大網動脈を用いて，冠動脈病変部の末梢にバイパスグラフトを吻合し，虚血心筋への血流を回復させる外科的治療法である．また，この治療は PCI の不成功例や，PCI が適応とならない冠動脈病変に対して施行される．なお，心破裂や乳頭筋断裂などの機械的合併症を起こした場合は，緊急で外科的治療の対象となる．

3）心原性ショックおよび心不全に対する治療

Swan-Ganz カテーテルを用いて，心拍出量や左房圧を反映する肺動脈楔入圧を測定して左心不全の重症度を評価し，Forrester 分類に従って治療方針を決定する．Forrester 分類は，肺動脈楔入圧と心拍出量の値によって心機能を 4 つの subset に分け，肺動脈楔入圧＞18 mmHg で肺うっ血，心係数≦2.2 l/分/m^2 で末梢循環不全が出現していることを表す（図13）．Subset Ⅰ は心不全のない状態で，subset Ⅱ～Ⅳに対しては肺動脈楔入圧を正常化し心拍出量を増加して，subset Ⅰ に入るような治療法が選択される．すなわち，subset Ⅱ では利尿薬と硝酸薬などの血管拡張薬を使用して肺動脈楔入圧を低下させ，subset Ⅲ では適切な輸液を行って心拍出量を増加させる．Subset Ⅳ は，肺うっ血と末梢循環不全を伴う重篤な心不全，あるいは心原性ショックの状態で，カテコール

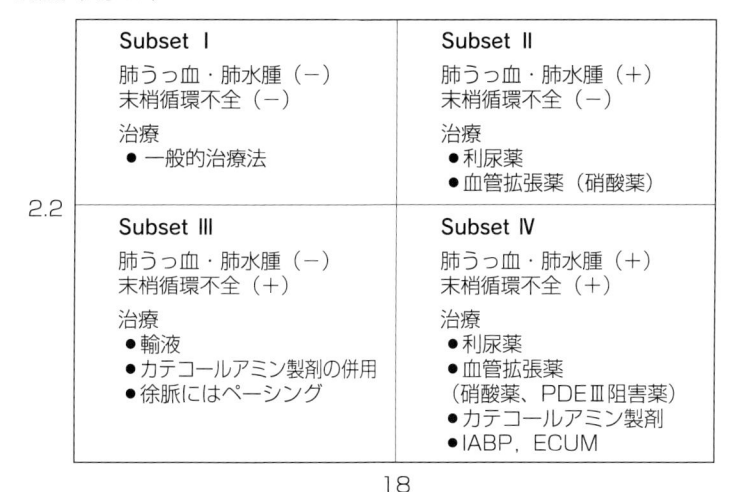

図 13　Forrester 分類

心係数 (l/分/m²)

	Subset I	Subset II
	肺うっ血・肺水腫（−） 末梢循環不全（−） 治療 ●一般的治療法	肺うっ血・肺水腫（+） 末梢循環不全（−） 治療 ●利尿薬 ●血管拡張薬（硝酸薬）
	Subset III	Subset IV
	肺うっ血・肺水腫（−） 末梢循環不全（+） 治療 ●輸液 ●カテコールアミン製剤の併用 ●徐脈にはペーシング	肺うっ血・肺水腫（+） 末梢循環不全（+） 治療 ●利尿薬 ●血管拡張薬 　（硝酸薬、PDEIII阻害薬） ●カテコールアミン製剤 ●IABP, ECUM

2.2　　　　　　　　　　　　18

PDE III：ホスホジエステラーゼIII，IABP：大動脈内バルーンパンピング，ECUM：体外限外濾過法（extracorporeal ultrafiltration method）

アミンによる血圧維持と血管拡張薬による減負荷療法を行い，必要に応じて大動脈内バルーンパンピングなどの機械的補助循環を導入する．

a．カテコールアミン

ドパミンとノルエピネフリンは，血管収縮作用を有する強心薬である．低濃度のドパミンは，α 刺激作用より β 刺激作用が優位なため，心筋収縮力と心拍数を増加して心拍出量を増大する．一方，高濃度のドパミンは α 刺激作用が優位となるため血管収縮が強く現れる．ドブタミンは β 受容体の刺激作用が主体の強心薬で，同程度の心筋収縮力を示す濃度のドパミンと比較して，心拍数や体血管抵抗の上昇を抑えて心拍出量を増大する．ノルエピネフリンは，β 刺激作用によって心筋収縮力を増大するが，α 刺激作用による血管収縮作用がより強いため強力な昇圧薬として使用される．したがって，心原性ショックあるいは重症心不全で血圧が低下した場合は，ドパミンが第1選択薬となり，さらにドブタミンを併用することも多い．そして，高用量のドパミンでも昇圧が得られない場合はノルエピネフリンが使用されるが，ノルエピネフリンの血管収縮作用は左室後負荷を増大して心筋虚血を悪化するため，ショック時の著しい血圧低下に限って使用される．

b．硝酸薬

硝酸薬は，静脈系や冠動脈を含む動脈系を拡張し，心臓に対する静脈還流を減少して心筋酸素消費量を減少する．また，冠動脈の側副血行路も拡張するので虚血心筋への血流を改善し，さらには冠攣縮の解除や予防にも使用される．特に，AMI で肺うっ血や心筋虚血，高血圧を合併する場合には有効性が高い．しかし，硝酸薬には耐性があるため長期間の持続投与では効果が減弱し，さらに二次予防に関する有効性については否定的な意見が多い．

c．機械的補助循環装置

大動脈内バルーンパンピング（IABP：intra-aortic balloon pumping）と経皮的心肺補助装置（PCPS：percutaneous cardiopulmonary support）は，AMI に合併する心原性ショックのうち薬物療法に反応しない重篤な病態に対して使用される．最近では，IABP は，心筋梗塞後の血行動態が安定しない症例あるいは不安定狭心症や梗塞後狭心症の症例に対して，PCI を行うまでの期間，予防的に使用される（**表15**）．PCPS

表 15　大動脈内バルーンパンピング（IABP）の適応

1．薬物療法に反応しない心原性ショック
2．心筋梗塞後の血行動態が不安定な症例に対し PCI を行うまでの期間
3．不安定狭心症や梗塞後狭心症に対する PCI までの期間
4．抗不整脈薬に反応せずに不安定な血行動態を示す重症心室性不整脈
5．心筋梗塞に合併する心破裂に対し外科的修復までの期間
6．PCI 後に冠血流を維持する必要がある場合
7．虚血心筋の残存，不安定な血行動態，梗塞の拡大が懸念される場合

表 16　経皮的心肺補助装置（PCPS）の適応

1．心停止や除細動困難な心室細動・心室頻拍に対する生命維持
2．薬物療法と IABP を併用してもショックが改善しない場合
3．生命危機が切迫している心原性ショックで PCI を施行するまでの循環維持
4．脳循環障害が生じる可能性がある心筋梗塞の心破裂で緊急外科的修復術までの期間
5．リスクの高い PCI の施行に対し，大動脈内バルーンパンピングのみでは循環維持が困難な場合
6．広範囲な心筋虚血で梗塞の拡大が懸念され，薬物療法や大動脈内バルーンパンピングでは血行動態が改善しない場合

は，他の治療法が無効な場合に使用されることが多く，特に心停止や除細動困難な心室細動で生命維持が必要な症例，あるいは薬物療法とIABPを併用してもショックから脱することができない症例が該当する（**表16**）．

4）心筋梗塞の二次予防や合併症に関与する薬剤

a．β遮断薬

β遮断薬は，心筋梗塞の急性期死亡を減少し，慢性期における合併症を予防することが知られている．心筋梗塞の発症から数時間以内にβ遮断薬を投与すると，心拍数・血圧・心筋収縮性が低下して心筋酸素需要を減少する．その結果，心筋梗塞サイズが縮小し，慢性期における合併症や再梗塞の発生を抑制する．前壁梗塞や広範囲梗塞の高リスク患者に対しては，急性期から慢性期に及ぶ長期間の継続投与が望まれ，突然死や心臓死の減少が期待できる．さらに，梗塞後に狭心痛が持続する患者や頻脈性不整脈を呈する患者にもβ遮断薬は有効である．

b．アンギオテンシン変換酵素阻害薬とアンギオテンシンⅡ受容体拮抗薬

AMIの早期からアンギオテンシン変換酵素（ACE)阻害薬を投与すると死亡率が低下し，重症心筋梗塞患者ほど生命予後やQOLが改善する．さらに，ACE阻害薬は心筋梗塞後のリモデリングを抑制して，左心機能の悪化を予防することが示され，長期間にわたって使用するほどその有効性は向上する．心筋梗塞に対するアンギオテンシンⅡ受容体拮抗薬（ARB）の有効性も，ACE阻害薬と同等と考えられている．

c．カルシウム拮抗薬

AMIに対するカルシウム拮抗薬の有用性に関しては，いまだ十分な根拠が示されていない．しかし，高血圧を合併した虚血性心疾患に対しては，確実な降圧が得られることから，その有効性が示唆される．

d．アスピリン，ヘパリン，ワルファリン

抗血小板薬であるアスピリンは，急性心筋梗塞患者の再梗塞や脳卒中の発生を抑制し，さらに労作狭心症の患者における心筋梗塞や突然死の発症を予防する．また，冠動脈の血栓性閉塞では，血小板凝集ばかりでなく凝固系も亢進するため，抗凝固薬のヘパリンを再灌流療法の前後で使用する．ワルファリンは，心房細動や左房内血栓，左室壁在血栓のある患者に対して使用される．

表 17　自覚的運動強度（旧ボルグ・スケール）
（文献 16）より引用）

6	
7	very, very light（非常に楽である）
8	
9	very light（かなり楽である）
10	
11	fairly light（楽である）
12	
13	somewhat hard（ややきつい）
14	
15	hard（きつい）
16	
17	very hard（かなりきつい）
18	
19	very, very hard（非常にきつい）
20	

表 18　心筋梗塞の合併症

1．不整脈
2．ポンプ失調（心原性ショック，心不全）
3．非特異的心膜炎
4．心破裂（心室中隔穿孔，左室自由壁破裂，乳頭筋断裂）
5．乳頭筋機能不全
6．右室梗塞
7．左室壁在血栓による塞栓症
8．梗塞後狭心症，再梗塞
9．心室瘤
10．心筋梗塞後症候群（Dressler 症候群）

5）運動療法

　心臓リハビリテーションは心筋梗塞の死亡率を低下させる．さらに AMI に対する早期リハビリテーションは，慢性期における心筋梗塞の予後を改善する．入院期の運動療法として，心筋梗塞の発症から 24 時間は，安静によって心負荷を軽減して梗塞サイズの拡大を抑え，その後は心臓に対する負荷を徐々に増やし早期退院を目指す．入院中は長期臥床に伴う身体的・精神的デコンディショニングを予防するため，血行動態が落ち着いている患者には，できるだけ早い時期から四肢の筋力トレーニングを開始して歩行訓練へとつなげる．そして，心筋梗塞の合併症に注意しながら歩行距離を徐々に延長し，シャワー負荷や入浴負荷を行って，退院後の日常生活に備える．さらに退院前あるいは退院後の早い時期に運動負荷試験を行い，心予備力を評価して退院後の日常生活動作（ADL）の安全域を決定する．

　退院後の運動療法は，生活習慣に対する十分な管理を行い，心筋梗塞の再発を予防することが大きな目的となる．その処方内容として嫌気性代謝閾値（AT：anaerobic threshold），あるいは最大酸素摂取量の 40〜85％，最高心拍数の 55〜85％に相当する運動をウォーミングアップ，クーリングダウンを含めて 1 日 30〜60 分，週 3 回以上行うように指導する．通常は，トレッドミルや自転車エルゴメータの運動負荷試験を参考に自覚的運動強度（RPE：rating of perceived exertion）12〜14 相当の運動強度を設定し，その範囲の運動を習慣的に行うことが重要である（表 17）．心筋梗塞発症から 6 カ月までは，運動負荷試験を定期的に行い心機能の回復に合わせた適切な負荷量を設定していく．

8．合併症（表 18）

　心筋梗塞の合併症として，不整脈・心原性ショック・心不全が発症早期の 3 大合併症であり，そのほかに非特異的心膜炎，梗塞巣の断裂による心破裂，乳頭筋断裂や乳頭筋機能不全による僧帽弁逆流，右室梗塞，左室壁在血栓などが発症 1 週間以内に出現する合併症である．心筋梗塞発症後 2 週間以降の後期合併症として，心室瘤や心筋梗塞後症候群があげられる．また，塞栓症はいずれの時期においても心筋梗塞の合併症として出現する．

1）不整脈

　心筋梗塞の発症から数日以内に，95％以上の患者において不整脈が認められる．その多くは多発性の心室性期外収縮で，連発性・多源性・R on T 型を示し，心室頻拍に移行しやすい．不整脈に対する治療として，心停止に対する対策が最も重要で，心室細動や心室静止をただちに

発見して対処できるように備えておく．また，徐脈性あるいは頻脈性不整脈を監視して，不整脈による循環不全の出現に注意する．発症から6時間以内に再灌流療法が成功していれば心室性不整脈は生じにくい．不整脈に対する治療薬としてのリドカインは，心室細動に移行しやすい持続性心室性不整脈や，心室頻拍あるいは心室細動に対する除細動後の抗不整脈薬として使用される．しかし，1次性心室細動に対するリドカインの予防的投与については，その効果はまだ確立されていない．一方，心室細動が出現した場合には，ただちに直流除細動器で除細動を行い，持続する心室頻拍に対しても同様に直流除細動を施行する．

下壁梗塞では，迷走神経の過緊張から徐脈性不整脈が出現しやすく，徐脈性不整脈のために意識消失や不安定な血行動態が生じた時にはアトロピンを投与する．高度房室ブロックや完全房室ブロック，あるいは心室静止に対しては，一時的に体外式ペースメーカーを装着する．しかし，下壁梗塞に伴う徐脈性不整脈は数日以内に回復する場合が多い．

前壁梗塞では，心ポンプ機能の低下を反映して洞性頻脈を呈し，心不全が進行すると心房細動や心房粗動を合併するようになる．前壁梗塞に伴う房室ブロックは，下壁梗塞に比較して頻度は少ないものの，広範な刺激伝導路の障害による不可逆的変化の場合が多く，恒久的ペースメーカーの適応となる．また，心破裂によって心タンポナーデを生じた場合には，無脈性電気活動（PEA：pulseless electric activity）を呈して心肺停止状態となる．

2）心原性ショック

心原性ショックは，発症から48時間以内に出現する重篤な合併症で，急性心筋梗塞の約15％に認められる．心ポンプ機能の急激な破綻のため低心拍出量と末梢循環不全を生じ，広範前壁梗塞に多くみられる．低心拍出量の徴候として著しい血圧低下を認め，末梢循環不全の徴候としては乏尿・無尿，皮膚冷感，チアノーゼ，意識障害が認められる．心原性ショックを呈した場合の死亡率は40〜70％に達し，心筋梗塞発症早期の死亡原因として不整脈に次ぐ頻度である．治療としては，カテコールアミンを投与して血圧維持に努め，IABPやPCPSで血行動態を改善し，梗塞責任冠動脈に対する再灌流療法を緊急で行う必要がある．

3）心不全

心筋梗塞後の血行動態として，左室拡張終期圧の上昇によって左房から左室への血液流入が障害され，左房圧および肺静脈圧が上昇して肺うっ血や肺水腫が出現する．この肺うっ血や肺水腫は左心不全徴候であり，その症状として呼吸困難が生じる．左心不全が重症なほど低酸素血症が進行し，重篤な肺水腫ではピンク色で泡沫状の痰を喀出する．また，心不全は心機能が低下するほど出現しやすいため，初回梗塞より再梗塞のほうが合併頻度が高い．いったん左心不全が出現すると，肺動脈圧の上昇から右室圧や右房圧も上昇して右心不全を併発するため，右心不全徴候として四肢の浮腫，肝脾腫，腸管浮腫，あるいは胸腹水貯留などのうっ血所見を認めるようになる．

4）心破裂

心破裂は，壊死心筋が心拍動に伴う左室圧の変化に耐えられず心筋断裂を起こした状態で，心破裂の部位によって左室の自由壁破裂，心室中隔穿孔，および乳頭筋断裂に分類される．そして，高齢者や女性の初回心筋梗塞に多く認められる合併症で，発症から1週間以内に起こりやすく心筋梗塞の急性期死亡の10％を占める．左室の自由壁破裂は，心室壁の壊死部分に細かな亀裂が生じて心膜腔に少量ずつ出血する場合（oozing型）と壊死心筋が突然断裂して出血する場合（blow-out型）の2通りがある．急激な出血の場合には，破裂直後に心タンポナーデを起こし救命はきわめて困難となる．また，心室中隔穿孔を発症した場合には，全収縮期雑音が

出現して急性左心不全に陥るが，心不全を十分管理できれば外科的手術によって救命が可能である．乳頭筋が断裂すると急激に生じた僧帽弁逆流のために，全収縮期雑音が出現し，肺水腫となり，救命のためには緊急で僧帽弁置換術などの外科的処置が必要となる．

5）心膜炎

心筋梗塞の発症から2～3日以内に，20％の症例で非特異的心膜炎が認められる．胸痛や発熱を主症状とし，血性心膜液が貯留する場合がある．心筋梗塞部の治癒過程に対する反応性変化と考えられ，その多くは数日間で改善して慢性化することは少ない．

6）右室梗塞

臨床的に診断される右室梗塞は，下壁梗塞に合併して発症することが多いが，病理学的には心筋梗塞全体の10～30％に認められる．右室梗塞における血行動態の変化として，右室拡大と右心機能の低下による低心拍出量があり，肺動脈楔入圧より右房圧や中心静脈圧のほうが高値を示す．右室梗塞では，左心不全の程度と比較して血圧低下が強く現れるのが特徴である．

7）心室瘤

広範囲の貫壁性心筋梗塞が生じると，壊死に陥った部分は治癒過程が進むに従って伸展し菲薄化する．この壊死部分が，正常心筋層と明確な境界をもって外方に突出した場合を心室瘤と呼ぶ．心電図では，異常Q波を認める誘導でST上昇が2週間以上持続する．心室瘤の壁は，収縮期に外方に突出し拡張期に戻るという奇異性運動を呈するため，左室駆出率は著しく低下し慢性心不全の大きな原因となる．さらに，心室瘤の中は血液が停滞して壁在血栓を形成しやすく，塞栓症の原因となる．

8）心筋梗塞後症候群（Dressler症候群）

心筋梗塞の壊死心筋に対する抗原抗体反応と考えられ，発症後2週間から数カ月の間に心膜炎，胸膜炎，あるいは肺炎を発症し，心膜液や胸水が貯留して胸痛，発熱，咳嗽などの症状が出現する．治療としては非ステロイド抗炎症薬で軽快することが多く，生命予後は比較的良好である．しかし，心膜液の貯留から心タンポナーデを起こす場合や，ステロイド薬を使用しても長期間にわたって再発を繰り返す場合がある．

文 献

1) 村田和彦，細田瑳一：循環器病学 第3版．医学書院，1997，pp 346-386
2) 延吉正清：新冠動脈造影法 第1版．医学書院，1990，pp 162-330
3) 木全心一，齋藤宗靖：狭心症・心筋梗塞のリハビリテーション 改訂第3版．南江堂，1999，pp 1-57，121-176
4) Aaronson PI, Ward JPT：The cardiovascular system at a glance. 村松 準（監訳）：一目でわかる心血管系 第1版．メディカル・サイエンス・インターナショナル，2000, pp 8-9，48-49
5) 竹下 彰，田中平三，伊倉義弘，他：虚血性心疾患．日本内科学会雑誌 **89**：207-309，2000
6) 小川 聡，井上 博：標準循環器病学 第1版．医学書院，2001, pp 212-287
7) 藤原久義，岡田昌義，上松瀬勝男，他：冠動脈疾患におけるインターベンション治療の適応ガイドライン．*Jpn Cric J* **64**：1009-1022，2000
8) 横山光宏，杉下靖郎，増田善昭，他：慢性虚血性心疾患の診断と病態把握のための検査法の選択基準に関するガイドライン．*Jpn Cric J* **64**：1285-1387，2000
9) 北畠 顕，板倉弘重，大内尉義，他：虚血性心疾患の一次予防ガイドライン．*Jpn Cric J* **65**：999-1065，2001
10) 増田 卓：心臓の解剖生理と機能—心臓の血管．循環器ケア **1**：12-19，2001
11) 増田 卓：心臓の解剖生理と機能—心臓のポンプ機能．循環器ケア **1**：6-12，2001
12) Braunwald E, Zipes DP, Libby P：Heart Disease 6th ed. WB Saunders 2001, pp 1087-1421
13) Fuster V, Alexander RW, O'Rourke RA：Hurst's The Heart 10th ed. McGraw-Hill, 2001, pp 1065-1549
14) 齋藤宗靖，他：心疾患における運動療法に関するガイドライン．*Jpn Cric J* **66**：1177-1247，2002
15) 樫田光雄：内科医と虚血性心疾患．medicina **40**：6-100，2003
16) Borg G：Perceived exertionas an indiator of somatic stress. *Scand J Rehabil Med* **2**：92-98，1970

1 虚血性心疾患
2) 運動療法─急性期から回復期まで

井澤和大*

> ◆ Key Questions ◆
> 1. 運動療法施行の際に必要な評価は
> 2. 急性期運動療法の方法は
> 3. 回復期運動療法の方法は
> 4. 運動療法の効果は

1. 虚血性心疾患と運動療法

本邦における心疾患による死亡数は，年間約15万人とされ，悪性新生物に次いで全死因の第2位である．心疾患の中でも急性心筋梗塞 (AMI: acute myocardial infarction) に代表される虚血性心疾患の占める割合は47.3%で，これは日本人の死亡原因の約8%とされている[1]．AMIは，冠状動脈の閉塞による心筋への血流の途絶が心筋の壊死を引き起こし，心室細動などの致死性不整脈やポンプ不全，心破裂などの重篤な合併症により生命に危険が及ぶ病態[2]であるが，心機能障害のみならず，身体的および精神的にも影響をもたらす．したがって，AMIや狭心症など，虚血性心疾患の医学的治療の終局的な目的は，健康関連quality of life (QOL) や生命予後の改善の2つに要約される．すなわち，心臓リハビリテーションはそれら両者を目的として行われる一連の過程である[3]．

心臓リハビリテーションは，米国医療政策研究局 (AHCPR: Agency for Health Care Policy and Research) の診療ガイドラインの中で，「医学的な評価，運動処方，冠危険因子の是正，教育およびカウンセリングからなる長期にわたる包括的なプログラム」と定義されている[4]．その実施目的は，「個々の患者の心疾患による身体的・精神的影響をできるだけ軽減し，さらに突然死や再梗塞のリスクを是正し，症状のコントロール，動脈硬化の過程を抑制あるいは逆転させ，心理社会的ならびに職業的な状況を改善すること」である[4]．この診療ガイドラインでは，運動療法単独の効果は不明であるが，多要素的リハビリテーションの一要素として運動療法に参加した患者に長期予後改善効果が期待できるとしている．また心臓リハビリテーションは，幅広い内容と長い期間を包括する概念であるため，急性期・回復期・維持期3つの時期に分けられている．本邦では，1988年4月に心臓リハビリテーションを医療保険制度下で実施することが認められ，2006年4月の保険点数改定では，その適応疾患はAMI，狭心症，開心術後のみならず慢性心不全，末梢動脈閉塞性疾患，その他の慢性の心大血管へと広がり，実施期間も5カ月まで拡大されている．このように心臓リハビリテーションの発展はめまぐるしく，理学療法場面においても心疾患患者に直面する機会が多くなったといえよう．AMIに対する病態や医学的治療については，他項目で述べ

---

* Kazuhiro IZAWA／聖マリアンナ医科大学病院リハビリテーション部

られているので，本項では包括的心臓リハビリテーションに含まれる運動療法の基本的な考え方とその方法について急性期および回復期に分けて概括する．

II．急性期運動療法

急性期は，患者がAMIを発症し，入院した時点から退院に至るまでを指す．また，早期再灌流療法の普及により，発症後の早期離床が可能となりdeconditioningは減少した．この期間における運動療法の基本的な考え方は，残存心筋の保護を主とし，離床の促進と低強度での身体活動を促すことにある．すなわち発症早期の状態が安定した後，個々の患者の急性期合併症や冠動脈病変重症度，残存左心機能などによりリスクを把握し，リスクに対応した急性期運動療法プログラムを施行することである．

1．運動療法施行の際に必要な評価

心疾患患者における心機能の評価方法は，近年の医療技術の進歩により，質的にも量的にも向上している．例えば，冠動脈病変枝数や冠動脈粥状硬化病変の重症度の評価には，冠動脈造影（CAG：coronary angiography）や血管内超音波検査（IVUS：intravascular ultrasound），血管内視鏡，コントラスト心エコー図などが用いられる[5]．そして，心疾患患者の運動処方にあたっては，病態把握のため心機能そのものの検査・測定が望まれるが理学療法士の立場からは制度上，前述した超音波エコー，冠動脈造影，血液生化学検査などの医学的検査・測定を行うことはなく，その解釈が主となる．

表1には，筆者の施設で用いている急性期運動療法開始時の評価表を示した．①患者プロフィールとして年齢・性別・職業・家族構成，②病前運動習慣，③入院前ADL，④既往歴と冠危険因子，⑤臥床期間，⑥検査所見（心電図変化，梗塞部位，冠動脈造影より冠動脈病変，左室造影より壁運動異常と左室駆出率），⑦急性期治療・再灌流までの時間，⑧合併症，⑨血液生化学検査・X線所見・体重管理，⑩処方薬剤，⑪リスク層別，からなる．そして，急性期運動療法を進める際に特に重要となる項目は，⑥～⑪の心臓機能障害の程度に関するものである．特に虚血に陥った心筋の早期再灌流は，左室機能や生命予後改善に寄与することが知られている．その他の項目（病前運動習慣や職業など）は，回復期運動療法に移行する際に重要となる．また，冠危険因子や処方薬剤は，合併症とともに運動時の心血管反応を考察するうえで重要である．

合併症を有するAMI患者の予後に関してMakら[6]は，糖尿病合併心筋梗塞例の死亡率は非合併例に比し高く，糖尿病は1年後の死亡率の独立予知因子になることを示した．筆者の施設では，糖尿病合併心筋梗塞例は30％を超え，糖尿病合併心筋梗塞例は非合併例に比し，最高酸素摂取量が低く，その機序の一つとして自律神経機能障害の関与を示した[7]．この自律神経機能障害は起立性低血圧を呈し，また血糖コントロール状態が不良な場合には低血糖症状を引き起こす可能性もある．したがって，自律神経機能障害や運動能力が生命予後に影響を与えること[8]，運動療法は自律神経機能改善[9]や血清コレステロール是正に寄与することから，運動療法施行の際には，心疾患のみという考え方だけではなく合併症を含めた総合的な病態の把握が必要である．

2．リスクの層別化[4]

プログラム進行に伴って起こりうる併発症としては，心不全の増悪，狭心症発作や再梗塞，心破裂，不整脈などがある．筆者は急性期運動療法におけるリスクを表2に示す"リスク層別化のためのガイドライン"に基づき，1）心ポンプ機能，2）心筋虚血，3）不整脈の観点よりA＝軽度，B＝中等度，C＝重度に層別してい

表1 AMIリハビリテーション評価表

```
                                          Dr.              PHS
発症日：                        【検査所見】⑥  （梗塞部位：          ）
入院日：                        12誘導心電図：
【患者プロフィール】①
 氏名：                          逸脱酵素：maxCK       maxCK-MB
 ID：                            CAG：
 年齢・性別：
 職業：
 家族：          家族歴：         LVG：                EF：  %
 住所：
 TEL：                           UCG：
【病前運動習慣】Pc/C・Pr・A・M-（ 年）② X-p：            CTR： %
【入院前ADL】③                  【IVCT】+・-（  hr）⑦
 NYHA分類：Ⅰ・Ⅱ・Ⅲ・Ⅳ  期間：   カ月間  【PCI】POBA +・- stenting：+・-（  hr）
 20分連続歩行：可・否            【合併症】⑧
 階段昇降2階分：可・否，手すりの使用：要・不要
                                 不整脈：+・-    心停止：+（心マ・DC）・-
【既往歴】④                      心不全：+・-    Forrester分類（Ⅰ・Ⅱ・Ⅲ・Ⅳ）
 Smoking：+・-     本/日   年間  ショック：+・-
       ：禁煙歴：+・- 禁煙期間： 年間 急性腎不全：+・-（Cr    BUN    ）
 alcohol：+・-  種類：  量：  /日 貧血：+・-（Hb  ）
 MI   ：+・-                     その他：
 AP   ：+・-  UAP EAP 期間： カ月 【生化学検査】⑨  /  /  /  /  /
 CHF  ：+・-         /  /  /  /               CTR
 HT   ：+・-  T-cho                           Cr
 HL   ：+・-  TG                              BUN
              HDL                             Hb
              LDL                             In/out
 Obesity：+・-  BMI                           BW
       cm      kg                             BNP
 DM   ：+・-  FPG               【処方薬剤】⑩
 Orthopedics
      ：+・-  HbA1c
 CVA  ：+・-                    【リスク層別】⑪
【臥床期間】⑤                    ・心ポンプ （A・B・C）
 Gatch up（ ）病日               ・心筋虚血 （A・B・C）
 Dangling（ ）病日               ・不整脈   （A・B・C）
```

1）心ポンプ機能

　急性期運動療法において，進行上の問題の一つとなるのは，壊死心筋の脆弱化である．そして，この脆弱化が最大になるのは1週間前後とされ，心破裂を考慮し，この時期における心臓への過負荷は避ける[10]．したがって，血圧の管理は最も重要である．**表3**には心破裂の予測因子について示した．特に高血圧持続例に心破裂の発生が多いことが報告されている[10]．

2）心筋虚血

　冠動脈への血液の供給は，主として拡張期に起こる．安静時においては，冠動脈狭窄が75%を超えない範囲では，心筋への血液供給は保たれる．しかし，精神的負荷および運動負荷により，心筋仕事量（心拍数，心筋収縮力，心筋収縮張力）が増すと，心筋への需要も増加する．冠動脈が75%以上狭窄している場合，心筋仕事量の増加に伴う需要に対して，血液の供給が相対的に減少する．そして，心筋仕事量がさらに

表 2　リスク層別化のためのガイドライン（文献 4）より引用）

リスクのレベル	性　状
軽度	・左室機能不全が著しくない（駆出分画 50%以上） ・安静時・運動時ともに狭心症や ST 低下によって診断される心筋虚血が認められない ・安静あるいは運動誘発性の複雑な不整脈が認められない ・合併症のない心筋梗塞，冠動脈バイパス術，血管形成術あるいはアテレクトミー後 ・発症後 3 週以降に行われた多段階的運動負荷試験で，6 METs 以上の運動能力を有する
中等度	・軽度〜中等度の左室機能低下（駆出分画 31〜49%） ・発症後 3 週以降に行われた多段階的運動負荷試験における運動能力が 5〜6 METs 以下 ・処方された運動強度の施行困難例 ・運動により誘発される心筋虚血（1〜2 mm の低下）あるいは回復可能な心筋虚血（心エコーあるいは核医学検査による検討）
高度	・著しい左室機能低下（駆出分画 30%以下） ・安静時に出現あるいは運動により増悪する複雑な心室性不整脈 ・運動中収縮期血圧 15 mmHg 以上の低下，あるいは運動負荷試験の増加にもかかわらず血圧の上昇が認められない場合 ・突然死状態からの生存者 ・うっ血性心不全，心原性ショックや複雑な心室性不整脈を合併した心筋梗塞 ・重篤な冠動脈病変，および運動により誘発される著しい心筋虚血（2 mm 以上の ST 低下）

表 3　心破裂の危険因子（文献 10）より引用）

- 初回梗塞
- 貫壁性梗塞
- 高齢
- 発症 1 週間以内
- 狭心症の既往がないか，あっても短い
- 高血圧
- ポンプ失調の合併がないか，あっても軽度
- 心電図変化のない持続または反復する胸痛
- 遷延する著明な ST 上昇
- ST の再上昇
- 陰性化しかけた T 波の再増高
- 心膜摩擦音
- 心嚢液貯留ないし心タンポナーデ

表 4　Lown 分類

0	心室期外収縮（VPC）なし
1	一源性 VPC が 1 時間に 30 個未満
2	一源性 VPC が 1 時間に 30 個以上
3	多源性 VPC
4a	VPC 2 連発
4b	VPC 3 連発以上
5	R on T（早期性心室期外収縮）

増加し，心筋への血液の需要と供給とのバランスが崩れると，心筋虚血を生じる．側副血行が狭窄部と非狭窄部の間に発達し，心筋酸素供給の低下を補うこともあるが，このような血流のみでは狭窄のある場合の運動時の虚血を防ぐには不十分であることが多い．

　心臓の虚血は，心臓内を走る自律神経線維や心臓内に存在する自律神経終末を障害すること，および心筋虚血によって求心性神経の活動が変化し，反射性に遠心性神経の活動変化を

もたらす[11]ことにより生じる．一般に，心内膜下の虚血は主に迷走神経を刺激し，貫壁性梗塞の場合には交感神経を刺激する．また前壁梗塞では，頻脈と血圧上昇を，逆に下壁梗塞では，徐脈と血圧低下を示すことが多い[11]．さらに冠動脈造影にて急性期再灌流療法が成功している場合には，運動誘発性心筋虚血を呈することはまれである．しかし，前述したように，冠動脈造影上 75%以上の残存狭窄を有する場合には，運動強度および時間により心筋虚血をきたす可能性がある．冠動脈造影上 90%以上であれば，後述する運動療法プログラムステージIV以上で心筋虚血を誘発する可能性が高くなるので慎重に観察する必要がある．

表5　急性期プログラム進行基準

1. 自覚症状：胸痛，呼吸困難，動悸，めまい，ふらつき，疲労感，吐き気，冷や汗などが出現しないこと
2. 心拍数：安静時120拍/分以上，運動時は前値より40拍/分以上，上昇しないこと（ただし，慢性心房細動を有する場合には140拍/分以上，瞬時の上昇は除く）
3. 安静時収縮期血圧110〜120 mmHgより運動時収縮期血圧：30 mmHg以上上昇しないこと（発症後1週間前後は20 mmHg），また10〜20 mmHg以上低下しないこと
4. 心筋虚血：ST上昇型で0.2 mV以上のST低下，水平または下降型にて0.1 mV以上のST低下ないし梗塞部ST上昇の著明な上昇がないこと
5. 重篤な不整脈が出現しないこと：心室期外収縮（Lown分類4b以上），心房性期外収縮から心房細動へ移行，運動誘発性心室期外収縮（10回/分以上）

心筋虚血に関しては，冠動脈の病変および狭心症の出現（労作時，安静時または双方）について情報を得る．心筋酸素消費量と心筋虚血には正相関があり，心筋虚血の指標は，二重積（収縮期血圧と心拍数の積）で示される[10]．収縮血圧が低い場合においても，心拍数の過剰な上昇は，左室拡張期時間を短縮させ，冠血流量の低下につながり虚血を誘発させる可能性がある．したがって，過剰な血圧および心拍数の上昇は避ける．また，虚血判定には，12誘導心電図が最も有効であるが，臨床的には後述するCM5誘導が用いられることが多い．

3）不整脈

虚血性心疾患における不整脈について検討する場合，①急性心筋梗塞発症時または冠動脈攣縮性狭心症発症など虚血急性期に出現する不整脈と②陳旧性心筋梗塞例に認められる虚血慢性期の不整脈である．心筋梗塞急性期には，循環動態の変化，痛みなどによる自律神経機能の変化，血中カテコールアミンが増加し，不整脈発生につながる．それは，発症後1週間以内に起こることがほとんどであり[10]，この期間における不整脈は，薬物の使用により減少する．しかし，残存虚血がある場合や，低心機能例においては，発症後1週間以降にも出現することもある．

一般に，運動によって減少する不整脈は予後良好とされるが，逆に運動誘発性不整脈出現時には，その出現頻度，再現性およびどのタイプの不整脈かどうかを判別し，医師と十分な連携をとったうえで慎重に運動療法を進める．不整脈の中でも，上室性期外収縮は，治療の適応とならないことが多いが，運動療法に伴い増加してくる場合，心房細動へ移行する可能性もあるため，上室性期外収縮が運動療法時にどの程度の強度や運動時間において出現するか慎重に観察する必要がある．慢性心房細動の場合，心拍出量は正常調律に比較し2割から3割低下することから，平均心拍数が運動時に140/分以上を持続する場合，運動療法を一時中止し，再度運動強度および時間を低く設定したうえで，進めるほうがよい[12]．心室性期外収縮は，その重症度によっては，心室細動へ移行し致死的状況に至る可能性がある．表4は心室期外収縮の重症度を評価するLown分類を示している．筆者らは運動療法施行に際し心室期外収縮2連，すなわちLown分類4aまでは経過観察としている．しかし，それが連続して出現する場合や，Lown分類4b以上の場合にはすぐに中止し医師に連絡する．そして，経過観察または治療施行後，同負荷で再度チェックし安全性を確認したうえで，次の段階へ進める．

3．急性期運動療法プログラム進行の基準

表5に急性期プログラム進行の基準を示す．異常所見を認めた場合には，治療を行うか障害を取り除き，再度チェックし安全を確認したうえで，次の段階へ進める．また，急性期に合併

症を認める例では，合併症の治療を行った後，通常のプログラムにつなげる．既往に高血圧を有する例や安静時血圧高値例においては，"収縮期血圧に関する基準"は必ずしも合致しない．医師と相談の上，許容範囲を設定する．

4．急性期運動療法プログラムの実際

表6には，筆者の施設におけるAMI患者の急性期運動療法プログラムを示した．このプログラムは，病棟プログラム（ステージⅠ〜Ⅴ），運動療法室プログラム（ステージⅥ〜Ⅶ）からなる．また，ステージ進行に伴い病棟ADLの許容範囲を随時広げていく．病棟プログラムは約7〜10病日で終了するが，その後，運動療法室プログラムに移行し，ストレッチ体操や低強度の下肢筋力トレーニングおよびトレッドミルや自転車エルゴメーターを使用した有酸素運動あるいは運動療法室内での平地歩行を施行する．

ステージⅠは，基本的には発症後3日以降にベッドサイドでの端座位から開始する．端座位は下肢への血流を貯留するための重力負荷試験である．ステージⅡは立位での負荷試験である．ステージⅢは室内2分歩行である．ステージⅡ，Ⅲの時期は心筋が脆弱化している時期であり，特に広範囲前壁梗塞例では過剰な血圧上昇に注意する．一般的に運動療法進行に際し，血圧や心拍数は増減する．しかし，それが過剰反応の場合には，病態・既往歴・服薬の変更，あるいはdeconditioningによるものかを考察する．前述したごとく，deconditioningは減少したが，心機能低下例で重症心不全を併発し，機械的補助循環装置（IABP：intraaortic balloon pumping, PCPS：percutaneous cardiopulmonary support）を用いた場合などには，長期臥床を余儀なくされることもある．

また，循環器治療薬は心血管反応に大きくかかわる．さらに検査や食事の遅延により，服薬が遅れた場合など，血圧や心拍反応が前日とは異なる可能性がある．一般的に有効血中濃度に到達するには，服薬から2〜3時間を要することからも，運動療法施行時間帯の配慮が必要となる．その他，不眠なども考慮する．

血圧上昇が不良の場合には，前述した合併症や心収縮力低下，降圧剤の副作用，deconditioningが疑われる．deconditioningによる血圧上昇不良によって自覚症状が出現する例では，離床時間の確認とともに，離床プログラムの介入頻度を増やしていく．特に重要なのは，下腿を下垂した座位時間の確保である．座位時間の目安としては，1日の合計時間が4〜5時間以上を目標とする[3]．また高血圧例や脳梗塞など，脳血管障害の既往を有する例で，血圧上昇不良な反応を示した場合の判断には，脳血流量や冠血流量維持という観点から，平均動脈血圧｛（収縮期血圧－拡張期血圧/3）＋拡張期血圧｝100 mmHg以上保つことが基準となる[13]．心拍反応に関しては，梗塞量が大きく，左室駆出率が30％を下回るような著しい低心機能例において，運動療法進行に伴い安静時より頻脈を呈する場合には心不全増悪を疑い，後述する体重の増減や動脈血酸素飽和度などのモニタリングを厳密に行う．

ステージⅣは約50 m/分の速度で病棟廊下での2分歩行（100 m）を1分間隔で3回繰り返す．ステージⅤは，6分間での連続歩行を約300 m行う．

有意冠動脈病変を有する場合には，このステージⅣやⅤにおいて最も心筋虚血が誘発される可能性が高い．ちなみに，歩行時の快適スピードは，個々によって異なるため，無理にゆっくりと合わせる必要はない．もし虚血性心電図変化を認めた場合，その程度（ST変化の形状・程度，負荷後の回復に要する時間，再現性）と，二重積，自覚症状の有無について評価する．

以上の運動強度は，2 metabolic equivalents (METs) に相当する．病棟でのステージが終了した後は，運動療法室でのステージⅥ，Ⅶに移行する．

表 6 急性期運動療法プログラム

病日 プログラム	1週 1〜	1週 3〜	1〜2 METs 4〜	2週 5〜	2週 6〜	7〜10	3週 11〜	4週 14〜
運動強度	1 METs		1〜2 METs		2 METs		2〜3 METs	3 METs
ステージ	0	I	II	III	IV	V	VI	VII
	絶対安静	端座位	椅子座位	廊下歩行 100 m/2分	廊下歩行 100 m×3回	廊下歩行 300 m/6分	トレッドミル歩行、自転車エルゴメーター、筋力トレーニング、ストレッチ体操	
座位時間	禁止	ギャッチ座位 30分×3回	椅子座位 30分×3回	30分×5回	50分×5回→			
歩 行		禁止		病室内 (2分以内/回)	病室内自主歩行	病棟内自由	病棟〜運動療法室	病院内自由
食 事	絶食流動三分 (介助)	五分 (自力)		全粥または常食		下膳可能		
洗面・歯みがき	おしぼり	腰掛け座位		室内洗面所		病棟洗面所		
着替え	全介助	部分介助		自立				
整髪・洗髪	禁止		くしでとかす〜ベッド上全介助シャンプー	シャワー室全介助シャンプー	ブラシ・ドライヤー、5分以内	シャワー自立	シャワー	
清 拭	全介助		部分介助 (前面は自分で)	部分介助 (前面)		自立		
トイレ	ベッドパン		病棟トイレ排尿 (車いす)	病棟トイレ排便のみ歩行	病棟トイレ自立			
娯 楽	禁止	ラジオ (聞く)		新聞・雑誌・テレビ (みる、読む)		ロビーで談話・電話・検査歩行許可後、売店歩行可能		
負荷試験								CPX 予約・実施
その他	[リハビリ指示箋]							リハカンファレンス

(聖マリアンナ医科大学病院リハビリテーション部)

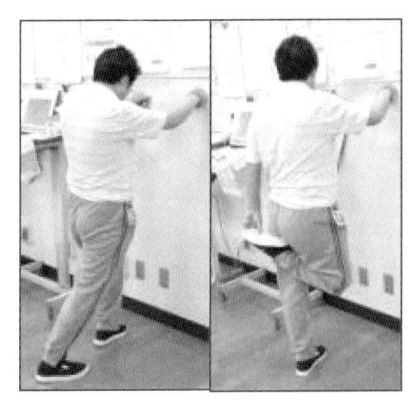

a. ストレッチ

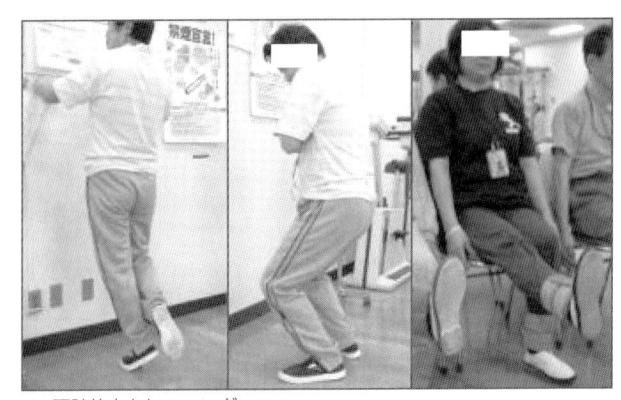

b. 下肢筋力トレーニング
（カーフレイズ，スクワット，レッグエクステンション）

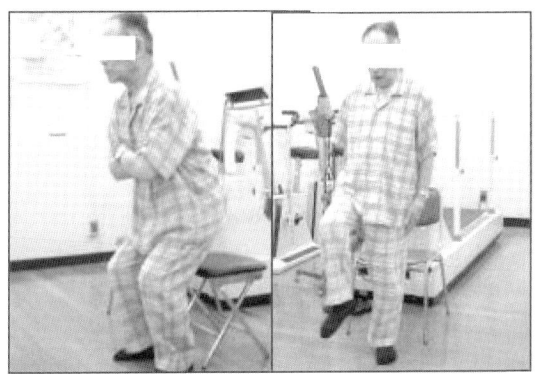

c. 基本動作・片脚立位動作

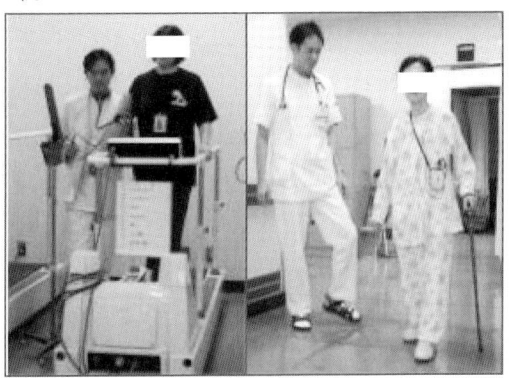

d. 有酸素運動

図1　急性期運動療法

　この時期は，退院への準備段階であり，回復期運動療法へ向けた指導を行う．具体的には，まずウォームアップとして，腓腹筋，ヒラメ筋などの下腿三頭筋，大腿四頭筋，ハムストリングスなどのストレッチ体操および低強度筋力トレーニングを行う．

　次にトレッドミル歩行または自転車エルゴメーターでの運動を行い，最後に再度ストレッチ体操を行う．

　図1には，ステージⅥ，Ⅶでの急性期運動療法について示した．ステージⅦにおける連続歩行距離の最終目標値は1000 mである．これは，急性期合併症のない例では，第10〜14病日で目標に到達する．目標到達後は，プログラムを退院時まで継続しつつ，退院に向けた日常生活指導および二次予防教育を行う．

　トレッドミル歩行や自転車エルゴメーターでの運動は，患者がはじめて行う場合，過剰な負担となる可能性があるため施行前には，十分なオリエンテーションが必要である．また患者が高齢であり，神経内科的あるいは整形外科的疾患を有する場合には，トレッドミル歩行や自転車エルゴメーターを無理に勧めるのではなく，退院後のADLに沿った運動処方を行う．**表7**には，病棟での日常生活表を示した．筆者の施設ではこの表を，カルテ内，ベッドサイドに配置し，医師・看護師・理学療法士らスタッフ間と患者とのプログラムの進行状況の把握およびコミュニケーションを図る目的のために活用している．

　発症から退院までの期間については，急性期合併症のない例では，通常約3週間で退院となる．また，①再灌流療法成功例，②心ポンプ失調の合併がない，③発症3日以内に狭心症発作

表7 病棟日常生活表

担当医師　　　　　　（PHS）
担当PT

場所	ステージ	リハビリ・食事	洗面・歯みがき	トイレ	着替え	整髪・洗髪	清拭	日付 許可時刻 サイン
病棟	I	・ギャッジ座位（30分×3回/日）	おしぼり	ベッド上	全介助		全介助	／　： Dr PT
病棟	II	・椅子座位（30分×3回/日）	おしぼり ひげそり ベッド上自立	病棟トイレ 車いすにて排便・排尿	部分介助	くしでとかす ～ベッド上全介助シャンプー	部分介助（前面は自分で）	／　： Dr PT
病棟	III	・室内制限内自由（2分以内/回）	室内洗面所	病棟トイレ 歩いて排便のみ可能	自立	シャワー室全介助シャンプー	自立	／　： Dr PT
病棟	IV	・病棟内制限内自由		病棟トイレ 歩いて排尿・排便		ブラシ・ドライヤー 5分以内		／　： Dr PT
病棟	V	・病棟内自由 ・自主トレ歩行 ・歩行で電話 ・下膳自立	病棟洗面所			シャンプー自立	シャワー自立	／　： Dr PT
運動療法室	VI	・ストレッチ体操 ・低強度筋力トレーニング	ステージ以降のリハビリは，本館1階運動療法室にて行います（初回は車いすにて来室）．運動靴とトレーニングウエアーを御用意下さい．また上着は，血圧測定を行うため，半袖のTシャツを御用意下さい					
運動療法室	VII	・歩行距離延長（目標1000m） ・院内自由	プログラムが進むと歩いて運動療法室までおこしいただきますが，これは運動療法の一部として行うものです．階段昇降は，許可が出るまでは行わないで下さい					

や著明なST変化がない，④心室細動や心房粗細動のエピソードがない，⑤梗塞があまり大きくない症例（max CPK＜3,000 mIU/ml，広範囲前壁梗塞でない，左室造影や心エコーで左室駆出分画が40％以上で心室瘤形成がない）では，約2週間で退院となる[10]．

5．運動療法中のモニタリングと注意点

以下に運動療法中のモニタリングと注意点について示す．これらは急性期運動療法に限らず，回復期運動療法においても適応可能である．

1）心電図モニタリング

通常，ST変化の検出率が高いCM5誘導が用いられる．一般に水平型，下降型で1mm以上のST低下がみられた場合には運動療法を中止する．不整脈は左室機能障害重度例や運動誘発性心筋虚血例において運動により心室期外収縮が誘発され，増加する場合は要注意である．その他，残存狭窄を有し，かつ左脚ブロックが観察される場合には，心電図上のST変化が虚血を反映しないため，自覚症状に注意する．

2）心拍血圧反応

心拍数は，心電図モニター装着により測定可能である．また，心拍数と脈拍数は異なるため，不整脈がある場合，脈拍のみ測定しても実際の心拍数よりも低く見積もる可能性があるので注意する．血圧測定には聴診法と触診法があるが触診法による血圧値は聴診法に比し2〜5mmHg低値を示す．また，血圧値は，姿勢の変化に影響を受けるため，測定は同一肢位で行う必要がある．

3）自覚症状

自覚症状の定量化のためには，Borg scale[14]を使用する．しかし，AMI回復期では，患者の中には心拍数などの生理学的指標を自覚的に低く感じてしまう例も存在するため，この指標のみでの運動処方は避けたほうがよい．

4）重症心機能低下例への注意点

血漿脳性ナトリウム利尿ペプチド（BNP：brain natriuretic peptide）濃度は，心不全を鋭敏に反映する指標とされ，心不全増悪時には500 pg/mlを超える（正常値は約18 pg/ml）．この指標は医師との連携により運動処方の見直しに利用する．

また，体重の増減には多少の変動があるが，少なくとも3日間で2 kg以上の体重増加，労作性息切れの増悪を伴う場合には，心不全増悪を疑う．このような場合には客観的な指標として，安静時および運動負荷時の動脈血酸素飽和度を測定し経過観察することが望ましい．

III．回復期運動療法

回復期は，退院してから社会復帰に至るまでを指す．この時期は，家庭または地域社会において身体活動の範囲を増し，最高の身体的・精神的状態をもって，職場ないし社会への復帰を行うことを目指す．また，急性期と回復期の相違点は，急性期は梗塞部の修復が完成しておらず，心機能障害の程度が把握できていないのに対し，回復期では梗塞部の修復は完成し，運動時の心機能評価により，病態を把握できていることにある．すなわち，これまで以上に明確なリスクの層別[4]を行い，個人に合わせた積極的な運動療法が可能である．筆者の施設では，後述する心肺運動負荷試験（CPX：cardiopulmonary exercise testing）による運動能力評価，運動時の心筋虚血や不整脈の有無，安静時心機能検査などから，回復期の運動処方を行っている．また，この時期には疾患についての正しい知識を身につけ，食事や日常生活の指導，禁煙指導，運動の習慣化など冠危険因子の管理により，維持期に重要な二次予防の習慣をつけることが重要である．

1．検査・測定

図2に検査・測定場面を示す．運動負荷試験および運動処方の詳細については，他項や他誌[3,15〜17]に委ね，ここでは簡潔に述べる．筆者らは，急性期プログラムを終えた患者に対し，トレッドミルによるCPX，握力や膝伸展筋力測定，体脂肪や筋肉量など体組成の測定を行っている．そして，その結果の説明は，心臓リハビリテーション指導士の資格を有する医師または理学療法士が行っている．表8は，回復期運動療法に参加したAMI患者の発症6カ月時点の年齢・性別の嫌気性代謝閾値（AT：anaerobic threshold）での酸素摂取量，最高酸素摂取量（peak $\dot{V}O_2$），握力および膝伸展筋力値を示している．筆者の施設では，回復期運動療法施行に際し，患者への各データの提示と具体的な目標設定を行い，運動処方に役立てている．

2．回復期運動処方と運動療法

運動処方には，最大心拍数（220−年齢あるいは実測値）の50〜70％，最大酸素摂取量の40〜60％，心拍数予備能の40〜60％（Karvonen法のk＝0.4〜0.6），自覚的運動強度12〜14，そしてATなどが用いられる[15]．筆者は，ATを

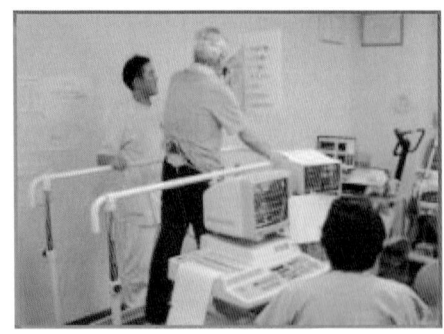

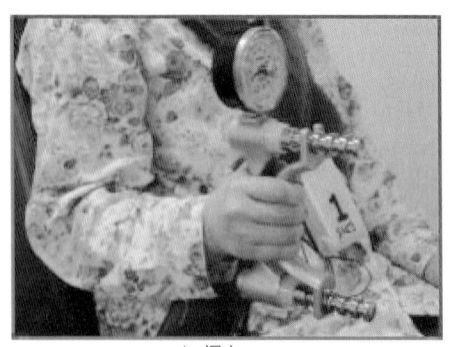

a. 心肺運動負荷試験 b. 握力
c. 膝伸展・屈筋筋力 d. 体組成

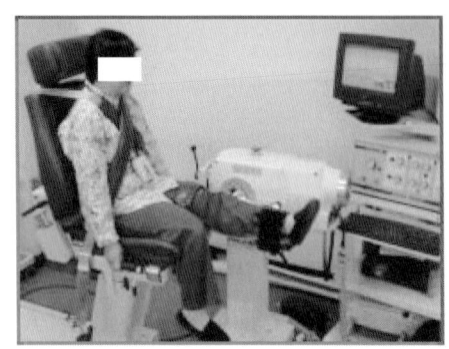

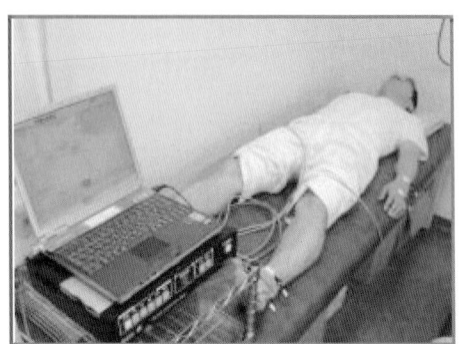

図2 検査・測定

表8 AMI患者の発症6カ月時点のAT, peak $\dot{V}O_2$, 握力，膝伸展筋力値

男性（n＝182）

年齢（歳）	AT（ml/kg/min）	Peak $\dot{V}O_2$（ml/kg/min）	握力（kg）	膝伸展筋力（Nm/kg）
50歳未満	20.31±3.56	33.58±6.04	46.82±7.74	2.41±0.39
50～59歳	18.36±3.98	29.51±4.27	42.61±7.62	2.26±0.41
60～69歳	17.83±3.31	26.30±4.97	37.54±6.13	1.92±0.35
70～79歳	16.79±2.33	23.40±4.23	34.34±6.27	1.84±0.30

女性（n＝43）

年齢（歳）	AT（ml/kg/min）	Peak $\dot{V}O_2$（ml/kg/min）	握力（kg）	膝伸展筋力（Nm/kg）
50歳未満	17.51±3.54	25.04±4.96	26.14±6.81	1.79±0.39
50～59歳	16.95±2.61	24.26±3.76	24.54±5.23	1.60±0.46
60～69歳	15.35±4.64	22.80±7.46	23.16±3.79	1.57±0.42
70～79歳	15.54±2.12	19.62±2.89	20.78±4.45	1.46±0.57

Mean±SD（平均値±標準偏差）

基準にした運動処方をその安全性の面から積極的に取り入れている．図3には回復期運動療法の場面を示した．

1）運動療法―ウォームアップ

ウォームアップは，安静時から運動時までに移行させる準備段階である．これは，ストレッチ体操や低強度の筋力トレーニングを試行することにより，①血流の循環の促進，②関節の可動性を広げることによる骨格筋障害の予防，③代謝の促進などを主な目的としている[3]．

2）運動療法―有酸素運動

回復期運動療法プログラムの具体的な内容と

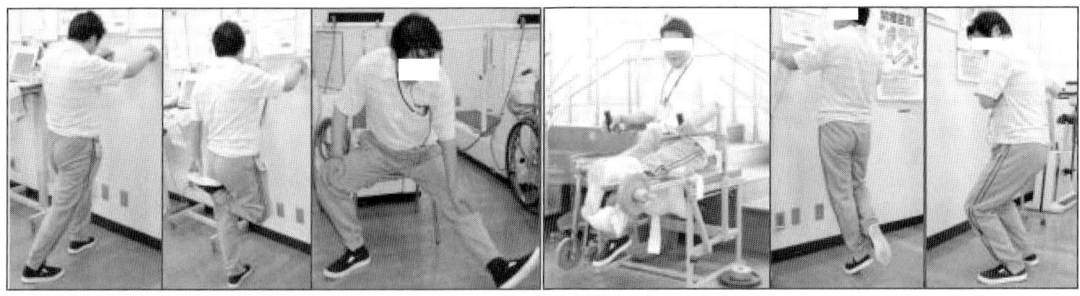

a. ストレッチ（大腿四頭筋，ハムストリングス，下腿三頭筋など）　　b. 下肢筋力トレーニング（カーフレイズ，スクワット，レッグエクステンション）

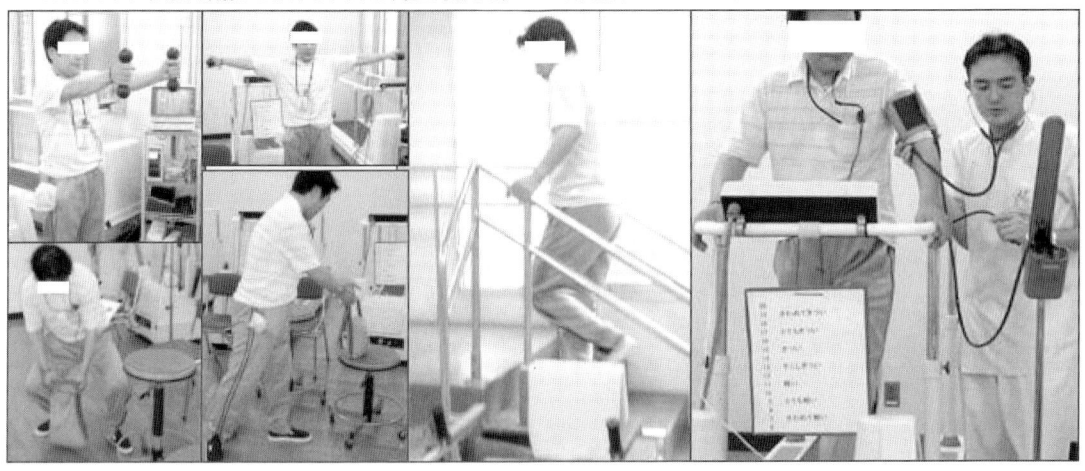

c. 上肢筋力トレーニングと重量挙げ（腰痛予防対策含む）　　d. 階段昇降　　e. 有酸素運動

図3　回復期運動療法

して，運動療法は急性期プログラム終了時点でのCPXの結果に基づいて，AT時の心拍数±5を目標とした運動処方を行う．運動療法の形態は，通院監視型である．具体的な内容は，上肢・下肢のストレッチ体操を有酸素運動前後に5分間，上下肢の筋力トレーニングを20分間，AT時心拍数±5でのトレッドミルまたは自転車エルゴメーターを用いた有酸素運動を実施する．頻度は週1～2回である．運動療法施行時の心血管反応および運動負荷試験で得られた生理学的指標の変化など，心臓リハビリテーション効果の患者に対するフィードバックは，心臓リハビリテーション指導士の資格を有する医師や理学療法士が施行している．また，栄養指導および服薬管理に関しては，退院時に栄養士・薬剤師がおのおの専門的指導を行っているが，運動療法場面における服薬（変更や飲み忘れ）や体重，血圧などの管理については，心臓リハビリテーション指導士が随時行うようにしている．

3）運動療法—筋力トレーニング

心疾患に対する筋力トレーニングに関しては，その効果と安全性が確認され，米国心臓病学会から勧告が提出されている[15,17,18]．ちなみに筋力トレーニングとは骨格筋に抵抗を与え，その抵抗下に筋収縮を行うことにより筋力を増強する方法である．そして，早期には筋運動単位の増加により，後期には筋線維の肥大により筋力が増強する．筋力トレーニング施行に際しては，血圧の過剰な上昇を抑えるべく，息を吐きながら力を入れ，吐き終わるころまでには，開始姿位に戻るようにする．

下肢筋力トレーニングは主として，下腿三頭筋，大腿四頭筋，ハムストリングスなどの抗重力筋群を標的とする．

下腿三頭筋はカーフレイズ，大腿四頭筋，ハムストリングスについては，図3-bに示すような機器を用い，1 repetition maximum（1 RM）の40～50％より開始する．反復回数は，1セット5回を左右4～6セット行う．その後，開始から2週間以降に負荷量を再設定する．このほか，機器を用いずにどこでも手軽に行えるという点から，スクワットも併用する．

これまで本邦での虚血性心疾患に対する筋力トレーニングは，主として移動手段の獲得や変形性膝関節症など，整形外科的問題を有する患者に対する下肢機能を中心とした運動療法の一つとして推奨されていた．しかし，AMI発症後の日常生活復帰の際には，布団の上げ下ろし，洗濯物を干す，床から荷物を持ち上げる，持ち運ぶ，食器洗い，掃除機を使用するなど，上肢機能を含めた動作が多く関与する．したがって，筆者の施設では，下肢筋力トレーニングに加え，図3-cに示すような上肢の筋力トレーニングも積極的に行っている．その内容は，鉄アレーまたは重錘バンドを用い，肩屈曲，外転運動を1セット5回，4～6セットを左右行うものである．負荷量は，まず1 kgから開始し，Borg scale 11～13の範囲内で徐々に増やしていく．

一方，握力や膝伸展筋力などの上下肢筋力値は，その値が高値を示すほど「ある結果を生み出すために必要な行動をどの程度うまく行うことができるかという個人の確信の程度」を表す自己効力感（セルフ・エフィカシー）も高まり，これは運動の習慣化や健康関連QOLにも関連することが示されている[19]．また後述するように対象疾患の高齢化や患者の約20％において，腰痛症や肩関節障害，変形性膝関節症などの整形外科疾患を合併している．

以上のことから筆者の施設では，有酸素運動や上下肢筋力トレーニングに加え，重量上げや階段昇降など各個人の日常生活活動に類似した動作を積極的に取り入れ，セルフ・エフィカシーの向上や合併症を配慮した取り組みを行っている（図3-c，d）．

4）運動療法—クールダウン

クールダウンは，トレッドミル歩行時の速度減速やエルゴメーター駆動時の負荷量軽減およびストレッチ体操などを行いつつ，徐々に安静時の状態に戻すことである．その主目的は，①急激な静脈還流の減少を防ぐ，②体温の低下，③乳酸の排泄を促す，④カテコールアミンの悪影響を排除する[3]，ことである．

Ⅳ．運動療法の効果

心疾患患者に対する運動療法の効果についてはこれまで多数報告されている[15]．例えばOldridgeら[20]は運動療法と生命予後に関して，その長期実施は，全死亡率や心血管死をそれぞれ24～25％減少させると報告し，これらは他の冠動脈疾患患者に対するβ遮断薬やアンギオテンシン変換酵素阻害薬などの薬物療法と同様の結果をもたらすとしている[21]．

冠危険因子に及ぼす影響としては，C-reactive protein（C反応性蛋白）[22]が動脈硬化症の新たな危険予測指標とされ，運動療法[23]はこれらを低下させえることが示されている．その他，冠動脈硬化症や心不全に密接な関連性をもつインスリン抵抗性[24]についても運動療法の有効性が指摘されている．また，運動療法は血管内皮細胞機能の中でも特に心不全の形成にかかわるとされる血管拡張能の調節機能にも影響する[25]．運動療法と血管拡張能との関連性についてHambrechtら[25]は，心不全患者を対象とし6カ月間の運動療法を施行した結果，末梢血管抵抗が低下することを報告している．

一方，運動療法は，冠危険因子の是正，血管内皮機能改善および運動能力向上のみならず，同一負荷に対する自覚的運動強度の低下[26]，セルフ・エフィカシー[27]および健康関連QOL[28,29]の向上にも影響を及ぼす．筆者らは，心筋梗塞患者に対し8週間の回復期運動療法を施行した

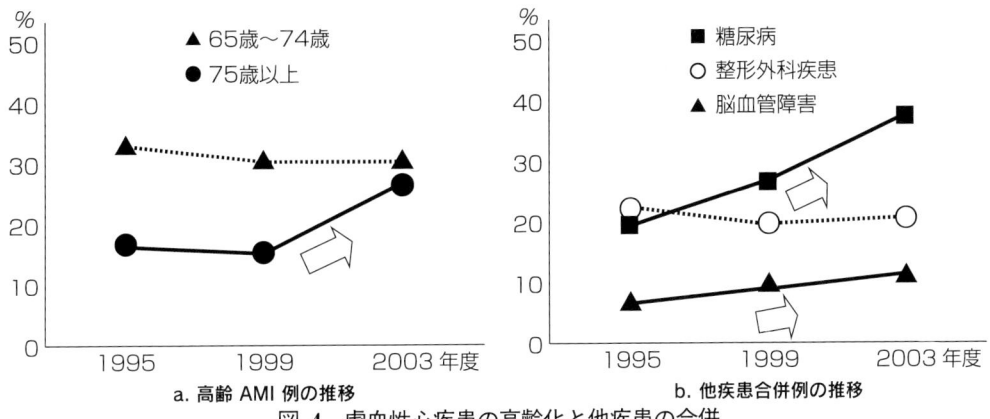

図 4 虚血性心疾患の高齢化と他疾患の合併
a. 高齢 AMI 例の推移
b. 他疾患合併例の推移

結果，握力，膝伸展筋力や最高酸素摂取量などの身体機能指標改善に加え，健康関連 QOL も向上することを示した[29]．なお，現在の根拠に基づく医療が問われる中で，医療者側が捉える客観的指標患者のみならず患者自身が直接報告する患者の視点で捉えた主観的な健康度・機能状態を把握することはきわめて重要であると思われる．

V. 虚血性心疾患の高齢化と他疾患の合併

前述のごとく，本邦における虚血性心疾患患者数は多く，また今後も増加傾向にある．それは急速に進む人口の高齢化が大きな影響を及ぼしている．図4-aと図4-bには，筆者の施設での1995年，1999年，2003年度の各時期における65歳以上の高齢AMI例および糖尿病，整形外科疾患，脳血管障害などの他疾患合併例の推移について示している．対象年齢に関しては，75歳以上のAMI例が1999年から2003年にかけて増加傾向にある．一方，他疾患合併例に関しては，糖尿病，脳血管障害が1995年から2003年にかけて徐々に増加する傾向にあることがうかがえる．

高齢者では虚血性心疾患が多発するのみならず，虚血性心疾患そのものにも若年者と異なるいくつかの特徴（他疾患合併など）があるかもしれない．今後，理学療法士がかかわる疾患像は，高齢化とともに多岐にわたることが予測されるため，臨床的背景の詳細な分析を通して臨床に即応していく体制が必要になるものと思われる．

VI. まとめと今後の課題

虚血性心疾患に対する運動療法を急性期と回復期に分け，理学療法士の立場より概括した．理学療法士は制度上，血液生化学検査や冠動脈造影などの検査は施行不可能である．したがって，いかに情報を収集し，重症度の評価，運動強度の設定および効果判定を行えるかがポイントとなる．近年の研究により循環器障害に対する運動療法の効果は確立しつつあるが，その効果をいかに継続させえるか，そのための方策を検討することが今後の課題であろう．目先の視点のみではなく，数年先の患者の予後を視野にいれた介入が必要と思われる．

文　献

1) 厚生統計協会：国民衛生の動向．厚生の指標 **49**：388-420，2002

2) Leonard S. Lilly（編），川名正敏，川名陽子（訳）：ハーバード大学テキスト 心臓病の病態生理．メディカル・サイエンス・インターナショナル，2000，pp 131-183
3) 山田純生：心臓リハビリテーションにおける理学療法士の役割．木全心一（他偏）：狭心症・心筋梗塞のリハビリテーション 改訂第3版．南江堂，1999，pp 237-266
4) 日本心臓リハビリテーション学会（監），戸嶋祐徳（総監訳）：心臓リハビリテーション/AHCPRガイドライン．トーアエイヨー，1996
5) 山崎純一：虚血性心疾患の予後評価．循環器科 **51**：291-294，2002
6) Mak KH, Moliterno DJ, Granger CB, et al：Influence of diabetes mellitus on clinical outcome in the thrombolic era of acute myocardial infarction. *J Am Coll Cardiol* **30**：171-179, 1997
7) Izawa K, Tanabe K, Omiya K, et al：Impaired chronotropic response to exercise in patients acute myocardial infarction with type 2 diabetes mellitus. *Jpn Heart J* **44**：187-199, 2003
8) Carney RM, Blumenthal JA, Stein PK, et al：Depression, heart rate variability, and acute myocardial infarction. *Circulation* **104**：2024-2028, 2001
9) Hao SC, Chai A, Kligfield P：Heart rate recovery response to symptom-limited treadmill exercise after cardiac rehabilitation in patients with coronary artery disease with and without recent events. *Am J Cardiol* **90**：763-765, 2002
10) 斉藤宗靖：急性心筋梗塞症のリハビリテーション―急性期から回復期へ．木全心一（他編）：狭心症・心筋梗塞のリハビリテーション改訂第3版．南江堂，1999，pp 121-176
11) 早野順一郎：冠動脈疾患．井上 博（編）：循環器疾患と自律神経機能 第2版．医学書院，2001，pp 139-162
12) 牧田 茂：実践講座 全身管理・リスク管理(2) 不整脈．総合リハ **31**：153-159，2003
13) 岡田 靖，杉森 宏，藤岡正敏，他：血圧，脳循環の変動と虚血性脳血管障害．CT, MRI時代の脳卒中学―新しい診断・治療体系（上巻）．日本臨牀社，1993，pp 399-404
14) Borg GA：Psychophysical bases of perceived exertion. *Med Sci Sports Exerc* **14**：377-381, 1982
15) 斉藤宗靖，谷口興一，神原啓文，他：心疾患における運動療法に関するガイドライン．循環器病の診断と治療に関するガイドライン（2000-2001年度循環器関連9学会合同研究班報告）．Circ J **66**：1177-1247，2002
16) 井澤和大，大宮一人，平野康之，他：心機能障害の検査・測定．理学療法 **20**：168-180，2003
17) 井澤和大，高橋哲也：心疾患患者の体力特性とその検査方法．理学療法 **22**：233-241，2005
18) American College of Sports Medicine Position Stand. The recommended quantity and quality of exercise for developing and maintaining cardiorespiratory and muscular fitness, and flexibility in healthy adults. *Med Sci Sports Exerc* **30**：975-991, 1998
19) 岡浩一朗：運動アドヒレンス―身体活動・運動の促進．坂野雄二（編）：セルフ・エフィカシーの臨床心理学．北大路書房，2002，pp 218-234
20) Oldridge NB, Guyatt GH, Fischer ME, et al：Cardiac rehabilitation after myocardial infarction. Combined experience of randomized clinical trials. *JAMA* **260**：945-950, 1988
21) 後藤葉一：心疾患に対する運動療法の功罪．心臓リハビリテーション **4**：40-44，1999
22) Ridker PM：High-sensivity C-reactive protein：potential adjunct for global risk assessment in the primary prevention of cardiovascular disease. *Circulation* **103**：1813-1818, 2001
23) Colbert LH, Visser U, Simonsick EU, et al：Physical activity, exercise, and inflammatory makers in older adults：findings from the health, aging and body composition study. *J Am Geriatr Soc* **52**：1098-1104, 2004
24) Dylewicz P, Bienkowska S, Szczesniak L, et al：Benefical effect of short-term endurance training on glucose metabolism during rehabilitation after coronary bypass surgery. *Chest* **117**：47-51, 2000
25) Hambrecht R, Gielen S, Link A, et al：Effects of exercise training on left ventricular function and peripheral resistance in patients with chronic heart failure：A randomized trial. *JAMA* **283**：3095-3101, 2000
26) 山崎裕司，山田純生，田辺一彦，他：回復期心筋梗塞患者に対する筋力トレーニングが筋力，運動耐容能に及ぼす影響．J Cardiol **26**：341-347，1995
27) 井澤和大，渡辺 敏，岡浩一朗，他：身体活動セルフ・エフィカシーに対する心臓リハビリテーションの影響についての検討．心臓リハビリテーション **10**：79-82，2005
28) Marchionni N, Fattirolli F, Fumagalli S, et al：Improved exercise tolerance and quality of life with cardiac rehabilitation of older patients after myocardial infarc-

tion : results of a randomized, controlled trial. *Circulation* **107** : 2201-2206, 2003
29) Izawa K, Hirano Y, Yamada S, et al : Improvement in physiological outcomes and health-related quality of life following cardiac rehabilitation in patients with acute myocardial infarction. *Circ J* **68** : 315-320, 2004

1 虚血性心疾患
3）虚血性心疾患に対する運動療法の生理学的効果機序

山内 孝義[*] 渡辺 重行[**]

◆ Key Questions ◆
1. 運動耐容能とは
2. 血管内皮機能とは
3. 冠動脈危険因子とは

I. はじめに

冠動脈インターベンション（PCI：percutaneous coronary intervention）や，薬物療法の進歩により，虚血性心疾患全体の治療が大きく変化し，それに伴って運動療法の果たす役割も変化している．運動療法はかつては，心筋梗塞後の心不全症例などで，長期安静，臥床によるデコンディショニングの改善を主目的としたものであったが，現在ではそれのみでなく，運動耐容能，心機能の積極的改善，再発予防，長期予後の改善を視野に入れた運動療法が必要となっている．

それでは，運動療法にはどのような効果があり，それを虚血性心疾患の治療にどのように活用していけばよいのであろうか？

この項では運動療法のさまざまな効果につき解説していく．

虚血性心疾患に対する運動療法の効果には，表1に示すように，①運動耐容能低下の改善，②末梢循環障害の改善，③骨格筋内因性機能障

表 1 運動療法の効果

運動耐容能	・最大酸素摂取量増加 ・嫌気性代謝閾値増加
末梢循環	・末梢血管内皮機能の改善 ・総末梢血管抵抗の減少
骨格筋内因性機能	・骨格筋酸化酵素活性増大 ・骨格筋ミトコンドリア増加 ・骨格筋毛細血管密度増加 ・骨格筋線維型の変換
冠動脈血流	・冠動脈狭窄の進展抑制 ・冠動脈内皮機能改善 ・心筋灌流の改善
自律神経	交感神経緊張の低下
心形態，機能	心室リモデリングの抑制
冠動脈危険因子	高血圧，脂質代謝，糖代謝肥満，インスリン抵抗性改善
血液	・血小板凝集能低下 ・血液凝固能低下
予後	・虚血による心事故発生率の減少 ・生命予後の改善

害の改善，④冠動脈の形態的および機能的改善，⑤自律神経バランスの改善，⑥心室リモデリングの抑制，⑦冠動脈危険因子の改善，⑧血小板凝集能・血液凝固能の低下，⑨予後の改善など，実にさまざまな多岐にわたる効果が報告されている．

---
[*] Takayoshi YAMANOUCHI/日立製作所水戸総合病院循環器内科
[**] Shigeyuki WATANABE/筑波大学大学院人間総合科学研究科循環器内科

II. 運動耐容能低下の改善

一般に，運動耐容能を規定する因子は，中枢因子（心肺機能，酸素輸送量）と末梢因子（末梢血管機能，末梢骨格筋機能など）の2つがあり，2つの因子がお互いに関連し，影響を及ぼしつつ，いわば2つの因子の2変数関数（あるいは，それぞれの因子をさらに細かく考えて，多変数関数）として運動耐容能が決定される（図1）．虚血性心疾患においても，運動耐容能の低下を中枢性循環因子（左室の収縮機能，拡張機能，右心機能，左心・右心充満圧など）の障害と末梢因子の障害の2つに分けて考えていく．

例えば，急性心筋梗塞患者であれば病初期には，中枢循環因子である心室壁運動低下に基づく心拍出量の減少に起因する酸素輸送量の制限が，運動耐容能低下の主因となる．そして，徐々に慢性的な運動筋血流量の低下や骨格筋代謝障害などの末梢因子の障害が加わっていく．身体活動性の低下が続くと末梢因子はさらに悪化するという悪循環を形成し，末梢因子の障害が運動耐容能低下の主役となってくる．

労作狭心症であれば，発作時に心室の収縮機能，拡張機能がともに低下するのみならず，非発作時にも器質的冠動脈狭窄に基づく無症候性心筋虚血により，心室局所の拡張機能は低下しており[1]，これらが中枢性循環障害の機序となる．また，虚血発作に伴う，循環障害や身体活動性の低下などが，骨格筋代謝や末梢循環など末梢因子を障害し，これらの関数として運動耐容能を低下させる．その他の虚血性心疾患でも，同様に，さまざまな程度に中枢因子の障害（心筋虚血に伴う心機能障害）と末梢因子の障害（末梢循環障害，骨格筋機能障害など）が生じ，それらの因子の相互作用の組み合わせとして，運動耐容能の低下をきたす．

それでは運動療法は，低下した運動耐容能を改善するのであろうか？

虚血性心疾患の病態は，その原因疾患，心筋梗塞であればその梗塞サイズ，梗塞発症からの経過時間，心機能障害の程度，残存心筋虚血の有無，虚血発作の頻度と持続時間，ADLのレベル，不整脈合併の有無などにより差異がある．したがって，運動耐容能の低下も，それぞれの病態により中枢因子と末梢因子の障害の組み合わせで，その程度と機序は少しずつ異なるが，適切な運動療法により，いかなる運動耐容能の低下も改善することが報告されている[2]．

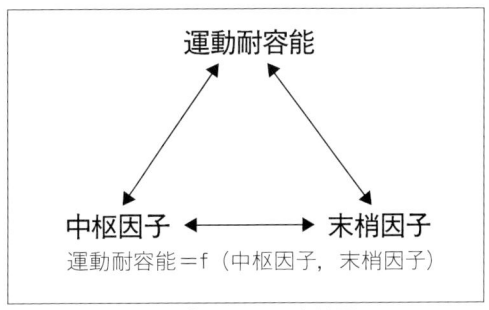

図1 中枢因子と末梢因子

運動耐容能＝f（中枢因子，末梢因子）

それではどのような機序で運動耐容能は改善するのであろうか？

一般的にいって，運動療法による運動耐容能の改善の機序は，最大心拍出量の増加，心室拡張終期圧の低下，心室収縮能の改善などの中枢性効果は少なく，末梢循環や骨格筋機能の改善など末梢因子の改善が主たる機序と考えられている[2]．

ここで，心不全例（すなわち中枢因子障害例）における運動耐容能低下をモデルに考えてみる．心不全例は健常例に比較して運動中のどの同一運動レベルでも，心拍出量および運動筋血流量は少なく，運動筋の血管抵抗，動静脈酸素較差，運動筋乳酸産生量が高く，運動中の骨格筋への血流は運動耐容能を規定する重要な因子であることは明らかである[3]．しかし，安静時の心収縮能は運動耐容能と関連せず，ある種の血管拡張薬や陽性変力作用を有する薬剤を投与しても，骨格筋への血流は増加するが，運動時間や最高酸素摂取量はすぐには増加しない[4]．す

なわち，中枢因子が障害されている心不全例においては，酸素供給量を増やしても運動中の骨格筋の酸素摂取は増加しない．その原因としては，血流が活動筋をシャントしてしまって有効な栄養血流（nutritive flow）となっていないか，活動骨格筋に内因性の異常があるかのどちらか，あるいは両者であり，末梢因子も障害されていることになる．

つまり，中枢循環因子は運動耐容能低下の一義的原因であるが，その障害がある程度持続して，すでに運動耐容能が低下した後では，末梢因子もさまざまな程度に障害されており，その時点で心拍出量・運動筋血流量を急性に増加させても運動耐容能に対する急性効果は望めない．ここで身体活動性の低下が，末梢因子を障害する重要な原因であることに気がつくと，末梢因子を改善するには適切な運動療法を行うことが有効であり，それによって運動耐容能が改善できるのではないかと推察できる．

後述するように，運動療法は末梢血管内皮機能改善，骨格筋代謝改善などの末梢因子改善を介して運動耐容能を向上させる．

ただし，残存虚血を有する心筋梗塞症例や狭心症例など，心筋虚血が運動制限因子となる例では，心筋灌流の改善が運動耐容能改善の重要な機序となることが，タリウム201（^{201}Tl）を用いた心筋シンチグラフィにより報告されている[5,6]．

運動療法の強度としては，嫌気性代謝閾値レベル程度の運動強度がよく，運動療法開始から3～6ヵ月後に最高酸素摂取量は11～66％向上し，運動耐容能の低い患者においてより大きい効果が得られると報告されている[7,8]．

また，その改善効果は若年者においてより大きいと考えられるものの，年齢・性別にかかわらず認められるので[9,10]，高齢者に多い虚血性心疾患においても運動療法の重要性は高い．しかし，75歳以上の高齢者ではその効果発現は遷延し，数ヵ月を要する[11]．また，多枝病変例においてはその効果は減弱する．

III. 末梢循環障害の改善

安静時の骨格筋血流量は5～10 ml/分/100 g組織であるが，最高運動時には150～500 ml/分/100 g組織まで増加する．すなわち，骨格筋血流は運動時に安静時の50～100倍にまで増加するが，この時，灌流圧の変化は2倍程度なので，血流量増加の大部分は末梢血管の拡張により生じる．これは運動筋血流量増加に，運動筋血管の拡張能がきわめて重要な役割を果たしていることを意味している．

血管の拡張には，その内皮機能が重要である．労作狭心症では，狭窄部位より末梢の冠動脈において，慢性の低灌流により内皮依存性血管拡張反応が低下している[12]．末梢血管内皮機能の障害は動脈硬化に先行して出現し，動脈硬化の形成・進展にかかわると考えられているが，高血圧・高脂血症・糖尿病症例では，内皮依存性血管拡張反応が低下していることが知られている．

運動療法は，繰り返す運動による持続的な血管への刺激により，一酸化窒素（NO）産生系の酵素発現を増加させ，その活性を上昇させるなどの機序[13]や，血流増加による血管内皮に対するshear stress（剪断応力）の増加が，プロスタサイクリンやNOなどの血管拡張性物質を増加させるため[14]，内皮依存性血管拡張反応を改善すると報告されている．

また，虚血性心疾患などにより，慢性心不全をきたした場合，安静時および運動時の総末梢血管抵抗は増大している．このような症例では，血管拡張反応は障害されているため，安静時の骨格筋血流量および運動時の骨格筋血流増加反応が低下し，運動耐容能の低下をもたらすと考えられる．このような病態でも運動療法により，安静時および最大運動時の総末梢血管抵抗が有意に減少することが報告されている[15]．

IV. 骨格筋内因性機能障害の改善

虚血性心疾患に基づく,心不全・虚血発作などに起因する身体活動性の低下,および末梢循環不全による骨格筋の慢性的低灌流は,骨格筋毛細血管密度の減少,ミトコンドリア密度の減少,酸化酵素活性の低下,骨格筋のoxydative muscleからglycolytic muscleへのシフト(筋線維型のⅠ型からⅡ型への変換)などの骨格筋内因性機能障害を生じ運動耐容能の低下をもたらす.例えば,骨格筋線維は,健常例ではⅠ型すなわちslow twitch fiber(遅筋線維)が52%であるのに対して心不全例では36%と低下しており,逆にⅡ型すなわちfast twitch fiber(速筋線維)が健常例11%に対し24%と増加していると報告されている[16].このような骨格筋内因性障害に対して,運動療法を施行すると,glycolytic muscle(Ⅱ型)からoxydative muscle(Ⅰ型)への再変換が促進され,ミトコンドリア密度およびその酸化酵素活性が増加する[17].これらの改善は,末梢循環の改善とは関連なく生じると報告されている[17].さらに運動療法は骨格筋毛細血管密度も増加させる.

心筋梗塞患者に対するMRスペクトロスコピーによる検討では,運動療法により骨格筋エネルギー代謝に改善が認められ,これに正相関して最高酸素摂取量が増加すると報告されている[18].

V. 冠循環の改善

運動負荷心電図におけるST変化[14]や運動負荷^{201}Tl心筋シンチグラフィ[6]を用いた研究により,運動療法による心筋虚血の改善が報告されている.また,長期(1~2年以上)に運動療法を続けると,心筋虚血や運動耐容能の改善効果がより大きくなることも報告されている[6].その機序として,冠動脈狭窄の改善や側副血行の改善が考えられてきたが,現在ではそれらの要素よりも,冠動脈内皮機能改善などを介した,冠血管拡張能の改善が心筋虚血改善の主たる機序であると考えられている.

運動療法により,虚血性心疾患患者のアセチルコリンに対する冠血管過剰収縮反応が改善され,冠微小循環のアデノシンによる拡張反応も増強する.すなわち,運動療法はepicardial coronary artery(心外膜側の太い冠動脈)においても,冠微小血管(resistance vessel)においても,内皮依存性血管拡張反応を改善させ,拡張能の変化はたとえ冠動脈の器質的狭窄度が不変であっても冠灌流を改善する[19].

もう一つの運動療法の重要な効果として,冠動脈の器質的狭窄の進行抑制や軽度退縮,プラークの安定化があり,これらは冠循環を改善させ冠動脈イベントを減少させる.冠動脈の器質的変化に関する多くの研究は,運動療法・食事療法を併用しており,冠動脈狭窄の進行抑制ないしは退縮の効果は,運動療法による効果ではなく,低脂肪食による血中脂質値の改善の効果により生じているようにも考えられる.しかし,多変量解析によれば,運動療法による運動耐容能の改善が,血管造影上の冠動脈狭窄改善に関与する(唯一の)独立した要因であり[20],また運動量の多い患者において冠動脈狭窄改善効果が高いことから,食事療法とは別に運動療法独自の効果があると考えられる.

VI. 自律神経バランスの改善

虚血性心疾患患者においては,骨格筋をはじめとする末梢組織から交感神経中枢への求心性刺激の増加や,圧受容体反射の感受性低下などにより持続的な交感神経緊張が生じており,これらが心不全の悪化や重症不整脈の発生に関連すると考えられている.

例えば,有意な冠動脈狭窄を有する労作狭心症患者では,頸動脈洞の伸展性と圧受容体の感受性低下が認められ,副交感神経緊張が低下し

ている[21].

　運動療法を行うことにより，求心性刺激を減少させ，圧受容体の感受性を改善，交感神経緊張を低下させ，副交感神経緊張を増加させる効果が期待できる[22]．また，心筋梗塞後，自律神経機能は交感神経系が早期に改善し，副交感神経系は3～4カ月以上かけて徐々に回復する．心筋梗塞後早期の運動療法は，血中ノルアドレナリン濃度や尿中ノルアドレナリン排泄量を有意に減少させるとともに，減少した心拍変動を増加させ，自律神経バランスを改善することが報告されている[23]．QTc間隔や心拍変動を指標とした自律神経機能の改善は高齢者においても認められる[24,25]．

VII. 心室リモデリングの抑制，心機能の改善

　心筋梗塞後の心臓は，その梗塞部位を中心とした左室局所拡大や左室拡張終期容積の増大などにより心室リモデリングをきたす．特に，心機能低下例や心拡大例ではリモデリングを生じやすく，その結果，さらに心機能は悪化し，局所的拡大部位に壁在血栓などが生じると塞栓症の原因となる．

　心筋梗塞に対する運動療法が開始された初期には，その心仕事量の増大が心機能に過負荷をかけ，心室リモデリングを促進させることが懸念された．しかし現在，運動療法は心機能低下例や心拡大例においても，心室リモデリングに悪影響を及ぼさずに運動耐容能を改善することが明らかになっている[26,27]．例えば心筋梗塞後，左室駆出分画40％以下の症例では，非運動療法群で左室拡張終期容積が94 ml/m^{2}から99へ，左室収縮終期容積が62 ml/m^{2}から67へと有意に拡大したのに対し，運動療法群では左室拡張および収縮終期容積の増大を生じずに（左室拡張終期容積93→92，左室収縮終期容積61→57），左室駆出率分画が34％から38％へと有意に改善し，心収縮能の改善とともに心室リモデリングが抑制された[27]．

　このような心室リモデリングの抑制により，心機能の保持・改善のみならず，心原性塞栓症の減少，致死性不整脈の減少効果も期待できる．

VIII. 冠血管危険因子の改善

　冠危険因子の改善のためには，運動療法単独ではなく，食事療法を含めた包括的な心臓リハビリテーション，生活習慣改善が必須である．特に，脂質代謝異常や糖代謝異常に対しては，運動療法単独での効果は限定的であり，食事療法を併用することにより，より大きな効果が達成できる．

　近年，脂質代謝異常・糖代謝異常・高血圧などの危険因子が同時に存在する病態が，マルチプルリスクファクター症候群（MRFS：multiple risk factor syndorome），あるいは代謝異常症候群（metabolic syndrome）として注目されている．これらの病態は冠動脈疾患のみならず，脳梗塞の発症も促すと考えられており，全身の動脈硬化の進展に関与している．

　このMRFSの発生基盤として，内臓脂肪の蓄積が深く関与しており，蓄積した内臓脂肪より放出される遊離脂肪酸などが直接的に，あるいはインスリン抵抗性を介して種々の代謝異常を惹起させる[28]．運動療法が，血圧の低下，中性脂肪および総コレステロールの減少・HDL（high density lipoprotein）コレステロールの増加などの脂質プロフィールの改善，耐糖能改善などの効果を有し，冠危険因子を改善させることは，すでによく知られているが，その他に内臓脂肪組織の脂肪合成能を遺伝子レベルで特異的に抑制し，骨格筋へのエネルギー供給を増加させ，内臓脂肪蓄積を改善・防御する効果も報告されている[29]．

　次に，冠危険因子につき個別に考えてみたい．

　まず，高血圧に対する運動療法の効果である

が，運動により循環血漿量の減少，交感神経活性の低下[30]，プロスタグランジンEの増加[31]などが生じ，これらにより血圧が低下すると考えられる．食事療法として減塩食を併用するとさらに有効である．

次に脂質プロフィールの改善効果であるが，運動により組織脂肪，筋肉組織のリポ蛋白リパーゼ（LPL：lipoprotein lipase）活性が増加することが知られている．LPLはカイロミクロンと超低比重リポ蛋白質（VLDL：very low density lipoprotein）粒子の中性脂肪を加水分解し，生じた脂肪酸が運動のためのエネルギーとして消費される．したがって，VLDLの増加が抑制され，同時にカイロミクロンからHDLコレステロールへの変換が促進され，中性脂肪は低下する．骨格筋が脂肪酸をエネルギー源として優先的に使うためには，有酸素運動を持続的に行うのがよく，したがって嫌気性代謝閾値程度の運動強度による運動療法が望ましい．さらに運動療法によって，レシチンコレステロールアシルトランスフェラーゼ（LCAT：lecithin-cholesterol acyltransferase）活性も上昇し，VLDLからHDLコレステロールへの変換，およびHDLコレステロール3型から抗動脈硬化作用を有するHDLコレステロール2型への変換が促進される[32]．このような脂質プロフィールの質的改善に加えて運動療法により，総コレステロール・LDLコレステロールは量的にも有意に低下する[33]．

次は糖代謝異常である．糖尿病に対する運動療法の有効性は，その長い歴史を考えても，疑う余地はないと思われる．これは運動によるインスリン抵抗性の改善と消費カロリーの増加がその主たる機序である．インスリン依存性（I型）糖尿病患者において，強力な食事・運動療法により心血管イベントが78％減少したと報告されている[34]．

また，インスリン非依存性（II型）糖尿病の発症は，インスリン抵抗性を伴う代謝異常が長期間続いた結果であり，このようなインスリン抵抗性の改善に対し運動療法は効果がある[35]．

冠動脈バイパス術患者においても，術後3週間の短期リハビリテーションによる，インスリン抵抗性の改善に伴う血糖値の有意の低下が報告されている[35]．

最後に肥満の解消について述べる．肥満は虚血性心疾患の独立した危険因子であることがフラミンガム研究で示されている[36]．内臓脂肪の蓄積が種々のリスクファクターの発生と深く関連していることはすでに述べたが，肥満の解消は単なる体重の減少だけを目的とするものではない．肥満に伴う高インスリン血症（すなわちインスリン抵抗性）が，脂肪の分解を抑制するとともに，脂肪の合成を促進，内臓脂肪を蓄積させ，肥満を悪化させる悪循環を形成しているため，肥満の解消はこの悪循環を断ち切る意味がある．ここで，運動で使われるカロリーについて考えてみると運動による消費カロリーの増加は，食事療法による摂取カロリーの制限に比べると影響が少ないように思われる．例えば，70 m/分の速度でのウォーキングは20分間続けると，80 kcal程度のカロリーを消費し，軽い体操であれば30分間で80 kcalを消費するが，これらは，1斤8枚切りの食パン，たった1枚のカロリーにしか過ぎない．しかし，運動療法には食事療法だけでは得られない，筋肉量増加による基礎代謝亢進・体組成の改善などの効果があり，インスリン抵抗性も改善させる．特にレジスタンストレーニング（筋力トレーニング）を取り入れると，筋肉量増加の効果が大きくなり，基礎代謝の増加により安静時の脂肪消費も高まる．また運動が，内臓脂肪の脂肪合成能を遺伝子レベルで特異的に抑制する可能性があることも，再び言及しておく．

IX. 血小板凝集能抑制，血液凝固能低下

心筋梗塞の発症には，血液凝固能の亢進や血小板凝集が深くかかわっており，その治療・予防においては，抗凝固・抗血小板作用をもつ薬物療法の進歩が著しい．また，PCIの普及により，ステントの血栓性閉塞を予防する抗凝固・抗血小板療法も重要となっている．動脈硬化の進展に関しても，血小板や炎症細胞の血管表面への吸着などにより動脈硬化性病変が進行すると考えられている．

一方，冠動脈疾患患者では，正常者に比して運動中の血液凝固能や血小板凝集能の亢進が大きく，運動中の狭心症や心筋梗塞の発症に関与するという報告もある[37]．

それでは運動療法は，慢性的には血小板機能や血液凝固能にどのような変化をもたらすのであろうか？

心筋梗塞後の患者に対する1カ月の運動療法により，活性化部分トロンボプラスチン時間(APTT：activated partial thromboplastin time)の延長，プラスミノーゲンアクチベータインヒビター1(PAI-1：plasminogen activator inhibitor-1)の低下などが認められ，運動療法による血液凝固能の低下作用が報告されている[38]．また，運動療法により血小板凝集能が抑制され，運動をやめると血小板凝集能も再び亢進することも報告された[39]．すなわち，運動療法は血小板凝集能の抑制，血液凝固能の低下作用を介して，動脈硬化の進展抑制，血栓形成の抑制に寄与すると考えられる．

X. 心血管事故発生率の減少，生命予後の改善

いくつかの大規模臨床試験のメタアナリシス(メタ分析)により，心筋梗塞後の運動療法が心血管イベントによる死亡を減少させることが示された[40]．また，運動療法単独では心筋梗塞後の心血管イベントによる死亡が15%減少し[41]，食事療法などを含めた包括的リハビリテーションでは20～25%減少する．さらに，冠動脈疾患を主体とする左室駆出率40%以下の慢性心不全患者においては，運動療法が心不全増悪のための再入院，冠動脈イベント，心臓死を減少させた[42]．したがって，運動耐容能が高いほどその後の死亡率が低いので，運動療法により運動耐容能を改善，維持することは重要である．

文献

1) Tamura A, Katayama K, Yamamoto T, et al：Regional diastolic function in effort angina pectoris：assessment with biplane left ventriculography. *Heart Vessels* **10**：87-95, 1995
2) Ades PA：Cardiac rehabilitation and secondary prevention of coronary heart disease. *N Engl J Med* **345**：892-902, 2001
3) Sullivan MJ, Knight JD, Cobb FR, et al：Relation between central and peripheral hemodynamics during exercise in patients with chronic heart failure. Muscle blood flow is reduced with maintenance of arterial perfusion pressure. *Circulation* **80**：769-781, 1989
4) Wilson JR, Martin JL, Ferraro N：Impaired skeletal muscle nutritive flow during exercise in patients with congestive heart failure：role of cardiac pump dysfunction as determined by the effect of dobutamine. *Am J Cardiol* **53**：1308-1315, 1984
5) Shuler G, Hambrecht R, Schlierf G, et al：Myocardial perfusion and regression of coronary artery disease in patients on a regimen of intensive physical exercise and low fat diet. *J Am Coll Cardiol* **19**：34-42, 1992
6) Linxue L, Nohara R, Makita S, et al：Effect of long-term exercise training on regional myocardial perfusion change in patients with coronary artery disease. *Jpn Circ J* **63**：73-78, 1999
7) Cardiac rehabilitation program. A statement for healthcare profession from the American Heart Association. *Circulation* **90**：1602-1610, 1994
8) Clausen JP：Circulatory adjustments to dynamic exercise and effect of physical

training in normal subjects and patients with coronary artery disease. *Prog Cardiovasc Dis* **18** : 459-495, 1976
9) European Heart Failure Training Group : Experience from controlled trials of physical training in chronic heart failure. Protocol and patient factors in effectiveness in the improvement in exercise tolerance. European Heart Failure Training Group. *Eur Heart J* **19** : 466-475, 1998
10) Williams MA, Maresh CM, Esterbrooks DJ, et al : Early exercise training in patients older than age 65 years compared with that in younger patients after acute myocardial infarction or coronary bypass grafting. *Am J Cardiol* **55** : 263-266, 1985
11) Williams MA, Fleg JL, Ades PA, et al : Secondary prevention of coronary heart disease in the elderly (with emphasis on patients＞or＝75 year of age) : an American Heart Association scientific statement from the Council on Clinical Cardiology Subcommittee on Exercise, Cardiac Rehabilitation, and Prevention. *Circulation* **105** : 1735-1743, 2002
12) Komaru T, Isoyama S, Sekiguchi N, et al : Coronary angioplasty ameliorates hypoperfusion-induced endothelial dysfunction in patients with stable angina pectoris. *J Am Coll Cardiol* **27** : 30-37, 1996
13) Kngwell BA : Nitric oxide-mediated metabolic regulation during exercise : effects of training in health and cardiovascular disease. *FASEB J* **14** : 1685-1696, 2000
14) Shephard RJ, Balady GJ : Exercise as cardiovascular therapy. *Circulation* **99** : 963-972, 1999
15) Hambrecht R, Gielen S, Linke A, et al : Effect of exercise training on left ventricular function and peripheral resistance in patients with chronic heart failure. A randomized trial. *JAMA* **283** : 3095-3101, 2000
16) Sullivan MJ, Green HJ, Cobb FR : Skeletal muscle biochemistry and histology in ambulatory patients with long-term heart failure. *Circulation* **81** : 518-527, 1990
17) Hambrecht R, Fiehn E, Yu J, et al : Effects of endurance training on mitochondrial ultrastructure and fiber type distribution in skeletal muscle of patients with stable chronic heart failure. *J Am Coll Cardiol* **29** : 1067-1073, 1997
18) Cottin Y, Walker P, Cohen M, et al : Relationship between increased peak oxygen uptake and modifications in skeletal muscle metabolism following rehabilitation after myocardial infarction. *J Cardiopulm Rehabil* **16** : 169-174, 1996
19) Hambrecht R, Wolf A, Gielen S, et al : Effect of exercise on coronary endothelial function in patients with coronary artery disease. *N Engl J Med* **342** : 454-460, 2000
20) Niebauer J, Hambrecht R, Velich T, et al : Attenuated progression of coronary artery disease after 6 years of multifactorial risk intervention : role of physical exercise. *Circulation* **96** : 2534-2541, 1997
21) Tomiyama H, Kihara Y, Nishikawa E, et al : An impaired carotid sinus distensibility and baroreceptor sensitivity alter autonomic activity in patients with effort angina associated with significant coronary artery disease. *Am J Cardiol* **78** : 225-227, 1996
22) Iellamo F, Legramante JM, Massaro M, et al : Effect of a residential exercise training on baroreflex sensitivity and heart rate variability in patients with coronary artery disease : A randomized, controlled study. *Circulation* **102** : 2588-2592, 2000
23) Fujimoto S, Uemura S, Tomoda Y, et al : Effect of physical training on autonomic nerve activity in patients with acute myocardial infarction. *J Cardiol* **29** : 85-93, 1997
24) Schuit AJ, Dekker JM, de Vegt F, et al : Effect of physical training on QTc interval in elderly people. *J Electrocardiol* **31** : 111-116, 1998
25) Stein PK, Ehsani AA, Domitrovich PP, et al : Effect of exercise training on heart rate variability in healthy older adults. *Am Heart J* **138** : 567-576, 1999
26) Giannuzzi P, Tavazzi L, Temporelli PL, et al : Long-term physical training and left ventricular remodeling after anterior myocardial infarction : results of the Exercise in Anterior Myocardial Infarction (EAMI) trial. *J Am Coll Cardiol* **22** : 1821-1829, 1993
27) Giannuzzi P, Temporelli PL, Corra U, et al : Attenuation of unfavorable remodeling by exercise training in postinfarction patients with left ventricular dysfunction : results of the Exercise in Left Ventricular Dysfunction (ELVD) trial. *Circulation* **96** : 1790-1797, 1997
28) Matsuzawa Y : Pathophysiology and molecular mechanisms of visceral fat syndrome : the Japanese experience. *Diabetes*

Metab Rev **13** : 3-13, 1997
29) Shimomura I, Tokunaga K, Kotani K, et al : Marked reduction of acyl-CoA synthetase activity and mRNA in intra-abdominal visceral fat by physical exercise. *Am J Physiol* **265** : E 44-50, 1993
30) Arakawa K : Antihypertensive mechanism of exercise. *J Hypertens* **11** : 223-229, 1993
31) Kiyonaga A, Arakawa K, Tanaka H, et al : Blood pressure and hormonal responses to aerobic exercise. *Hypertension* **7** : 125-131, 1985
32) Despres JP, Lamarche B : Low-intensity endurance exercise training, plasma lipoproteins and the risk of coronary heart disease. *J Intern Med* **236** : 7-22, 1994
33) Wallner S, Watzinger N, Lindschinger M, et al : Effects of intensified lifestyle modification on the need for further revascularization after coronary angioplasty. *Eur J Clin Invest* **29** : 372-379, 1999
34) The Diabetes Control and Complications Trial (DCCT) Research Group : Effect of intensive diabetes management on macrovascular events and risk factors in the Diabetes Control and Complications Trial. *Am J Cardiol* **75** : 894-903, 1995
35) Dylewicz P, Bienkowska S, Szczesniak L, et al : Beneficial effect of short-term endurance training on glucose metabolism during rehabilitation after coronary bypass surgery. *Chest* **117** : 47-51, 2000
36) Kannel WB, Belanger A, D'Agostino R, et al : Physical activity and physical demand on the job and risk of cardiovascular disease and death : the Framingham Study. *Am Heart J* **112** : 820-825, 1986
37) Yamauchi K, Sotobata I : Effect of dynamic and isometric exercise on platelet function and blood coagulability in cardiac patients and normals. *Jpn J Med* **26** : 104-110, 1987
38) Suzuki T, Yamauchi K, Yamada Y, et al : Blood coagulability and fibrinolytic activity before and after physical training during the recovery phase of acute myocardial infarction. *Clin Cardiol* **15** : 358-364, 1992
39) Wang JS, Jen CJ, Chen HI : Effects of exercise training and deconditioning on platelet function in men. *Arterioscler Thromb Vasc Biol* **15** : 1668-1674, 1995
40) Oldridge NB, Guyatt GH, Fischer ME, et al : Cardiac rehabilitation after myocardial infarction. Combined experience of randomized clinical trials. *JAMA* **260** : 945-950, 1988
41) O'Connor GT, Buring JE, Yusuf S, et al : An overview of randomized trials of rehabilitation with exercise after myocardial infarction. *Circulation* **80** : 234-244, 1989
42) Belardinelli R, Georgiou D, Cianci G, et al : Randomized, controlled trial of long-term moderate exercise training in chronic heart failure : effects on functional capacity, quality of life, and clinical outcome. *Circulation* **99** : 1173-1182, 1999

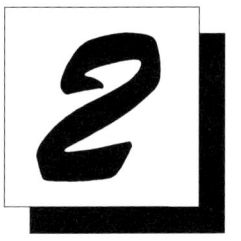

2 心臓外科手術―バイパス手術
1) 手術手技・術後病態管理・病態評価

金子 達夫*

◆ Key Questions ◆
1. 冠動脈バイパス術（CABG）基本手技とは
2. オフポンプバイパス術（OPCAB）とは
3. 運動療法の位置づけは

I. 手術手技

1. 体外循環の有無にかかわらない基本手技

1) 胸骨正中切開

多くの心臓手術と同じように，前胸部を縦切開して鋸で胸骨を二分する．この方法が最も術後疼痛が少なく，かつ素早く心臓に到達できて十分な視野が確保できる．しかし，皮膚切開創が長いために美容的観点や低侵襲性を求める意味から，胸骨部分切開も行われるようになっている．特に第二肋間までの下方切開では，術後の胸骨動揺の心配やリハビリに際しての上半身の運動も許容限界が高くなると思われる．

閉胸時は，主にステンレスやチタニウム製ワイヤー数本で直接骨を締めて癒合を図る．術後過度な力が加わると，ときとして骨やワイヤーの離断をきたしリハビリが遅れるので注意が必要である．

2) バイパスグラフトの選択

虚血心筋へ血流を補充する最初の手術であるVineberg手術では，内胸動脈（ITA：internal thoracic artery）が用いられたが，その後考案された冠動脈バイパス術（CABG：coronary

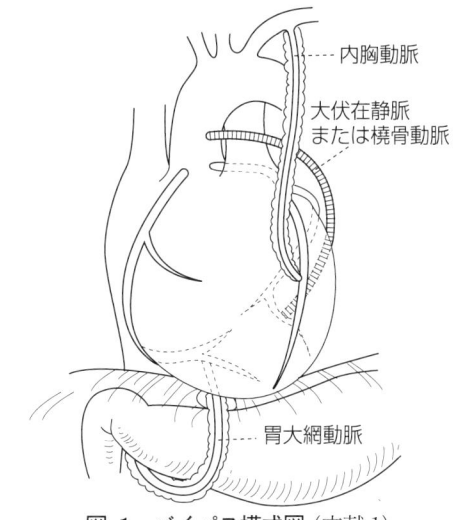

図 1 バイパス模式図（文献1）より引用）
大伏在静脈は大動脈冠動脈（AC：aortocoronary）バイパスで，内胸と胃大網動脈は in situ バイパスになっている

artery bypass grafting) では取り扱いの簡単な大伏在静脈グラフト（SVG：saphenous vein graft）が多用された．今でもその有用性は変わらないが，10年で約半数のグラフト閉塞が報告され，再手術や心事故の発生が多くみられることから，現在では高齢者と緊急例の一部に使用されるのみである．これに代わって長期開存に

---

* Tatsuo KANEKO/群馬県立心臓血管センター心臓血管外科

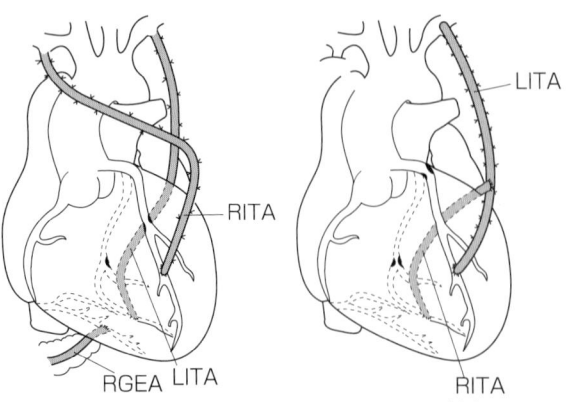

図2 3枝動脈による in situ バイパス（左）と
Tグラフト（右）（文献2）より引用）

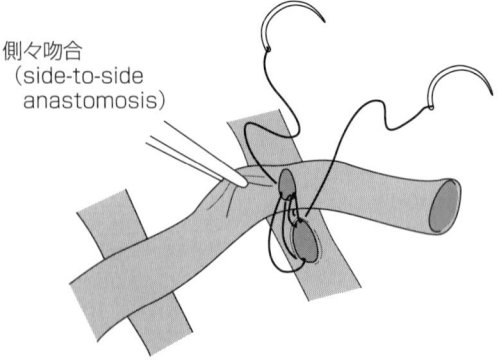

図3 ダイアモンド側々吻合による sequential バイパス（文献3）より引用）

優れる動脈グラフトとしては，左右の内胸動脈と胃大網動脈（GEA：gastro-epiploic artery），橈骨動脈（RA：radial artery）が用いられる（図1）．

なかでも左内胸動脈（LITA：left internal thoracic artery）は多用され，左前下行枝（LAD：left anterior descending artery）へのバイパスはゴールデンスタンダードといわれ，これを基本として他のバイパスが計画されることが多い．

そして，この動脈グラフトの利点は長期開存性のみならず，中枢吻合を必要としない in situ バイパスとして使用できる点である．また，橈骨動脈は切り離してフリーグラフトとして使用するが，中枢吻合を大動脈ではなく内胸動脈などに縫合することで，aorta no touch バイパス手術が可能である（図2）．

さらに橈骨以外の動脈グラフトは，静脈グラフトと異なり胸部正中の同一皮膚切開創から採取可能で，術後の下肢浮腫などのリハビリテーションに悪影響を及ぼす心配もない．

3）バイパス冠動脈の同定

狭窄を示す部位の末梢がターゲットになるが，冠動脈造影と実際の位置をよく術前に確認して間違わないようにすることが大切である．しかし，目標とする血管が脂肪や心筋の中に深く潜っていると，露出に出血を伴い時間がかかる．その際には心臓表面に出ている部分から探るか，多少細くとも遠位に縫合することとなる．また，動脈硬化が造影所見以上に強く，吻合場所を他に変更せざるを得ない時もある．

心臓の展開は，心停止下ではネットで引き上げるか，ガーゼを心囊内に挿入して脱転するか，あるいは助手が用手的に心臓を保持して行う．

オフポンプ時の方法は後述する．

4）グラフト縫合法

直径約1.5～2 mm の血管を縫合するので，通常は2～3倍の拡大ルーペを用いて行う．そして，冠動脈に対し少し斜めに切開したグラフトを7-0または8-0のモノフィラメント糸で連続縫合する．通常の末梢縫合はグラフトの先端を冠動脈に対して端側吻合とするが，1本のグラフトで何カ所も続けて吻合するsequentialバイパスの際には，側々吻合となる．この際，血管どうしは交差するようにダイアモンド型（図3）または並行するパラレル型として吻合するが，動脈グラフトではパラレル縫合とすることが多い．

また，複数のグラフトを組み合わせて，枝として二股に逆Y，あるいは端々で延長するIグラフトを作成してバイパスするコンポジット法も多用される（図4）．

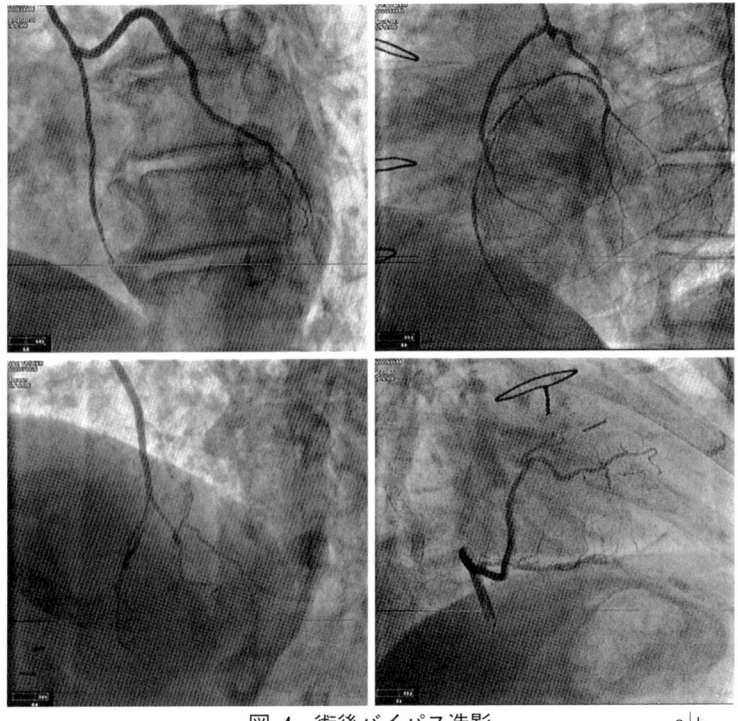

図 4 術後バイパス造影
a：前下行枝と回旋枝への Y グラフト
b：前下行枝と対角枝への Y グラフト
c：前下行枝と対角枝への自然の Y を利用したバイパス
d：胃大網動脈による sequential 2 枝バイパス

2．体外循環使用下の CABG

1）心停止法

　大動脈送血・右心房脱血で体外循環を確立し，上行大動脈遮断後に大動脈基部から心停止液を注入して心停止を得る．その後，グラフト縫合中は間欠的または冠静脈洞から連続的に心筋保護液を追加注入する．また，上行大動脈への中枢吻合が必要な場合は，大動脈遮断解除後に心拍動を再開させたのち部分遮断鉗子をかけて行うか，粥腫による塞栓の危険が考えられる場合は，大動脈遮断をしたまま中枢側に直接縫合する．

2）非心停止法

　完全体外循環下に，大動脈を遮断せず心室細動を得て縫合するか，心拍動のまま縫合を行う．この方法は上行大動脈に遮断鉗子が触れないため，脳梗塞のリスクが比較的高い時などに用いられる．また，中枢吻合の必要な場合には心停止時と同じように部分遮断を行うか，上行大動脈を避けて他の部位に縫合する．

　このような on pump beating 手術は，オフポンプバイパス術（OPCAB：off pump coronary artery bypass）に至る前段階としての位置づけもある手法である．

3．OPCAB の手技

1）適　応

　OPCAB の最大の利点は，体外循環を用いないことであり，体外循環によるさまざまな合併症を回避できる．したがって，ハイリスク患者や脳梗塞が懸念される患者にはよい適応となる．しかし，心臓を拍動させたまま脱転をするので，緊急例，巨大心や低心機能症例には注意が必要である．また，不完全血行再建となる場

冠動脈への縫合には，術野を心拍動から安定させるためにスタビライザーが必要である．これらの器具を心臓表面へ固定する方法としては圧迫法と吸引法があるが，吸引法が多く使われている．そして，その代表的器具として octopus があげられる（図5）．

また，冠動脈切開後の出血への対処法として，中枢遮断・シャントチューブ・術野 CO_2 ブロアーなどが用いられる．

OPCAB では人工心肺を使用するバイパス術と異なり，冠動脈遮断時間の制限は，各吻合に 10 分ほどあればよく，長時間に及ぶ心筋虚血の時間がないので，むしろ多枝吻合が可能となる利点がある．その反面，限られたグラフト本数で行うために，セクエンシャルやコンポジットといった手技を用いざるを得ない．

また，全例動脈グラフトで中枢吻合を必要としない in situ バイパスができればよいが，症例によっては大伏在静脈や橈骨動脈などのフリーグラフトを用いる場合も多く，その際の上行大動脈中枢吻合に際して塞栓症の問題がある．現在ではサイドクランプを必要としない aortic connector などが提供されているが，開存性と操作性などの点からよりよいデバイスの開発が今後期待される．

3）問題点と課題

術中は良好な視野の確保と循環動態の安定を得て，心拍動下で心停止時と同じ質の縫合を行わなければならない．技術的にはコンポジットグラフトを多用することも多いので，正確な縫合テクニックが求められる．

さらに緊急例や不安定狭心症に対する対応，低左心機能例での取り扱い，完全血行再建の遂行などが，術中管理の面から問題であると思われる．そして，さらに麻酔医との連携も大切になる．

また吻合技術の難易度は高く，ある程度の修練を積んだ医師が行わなければならないといった点も普及への課題であろうか．

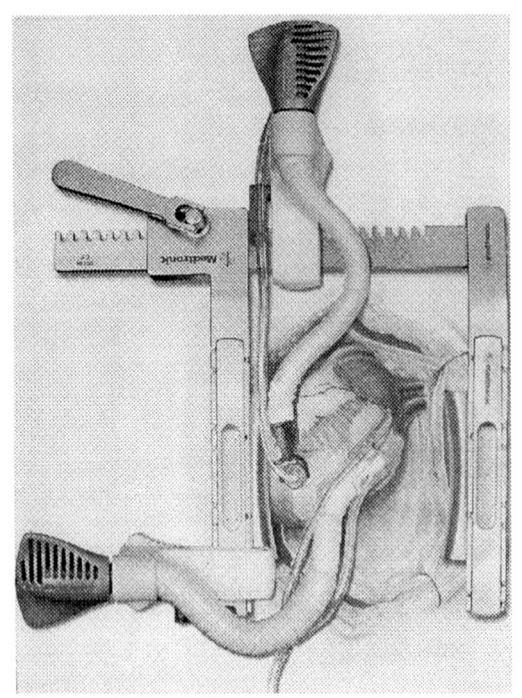

図5 OPCAB に使用されるスタビライザーとポジショナー

合もある．

その効果としては，早期離床・入院期間の短縮などがあげられる．また，医療経済的にも入院費用が安くなり，社会負担の軽減につながる．

日本では，年々その割合が増加し，2004 年の日本胸部外科学会の年次統計では，全 CABG の約 60％が OPCAB で行われており，中期遠隔成績も良好と報告されている．ちなみに，欧米では普及率が 20％くらいなので，わが国の比率の高さは PTCA（経皮的冠動脈形成術）が多い状況と関係があるのかもしれない．

2）手 技

心尖脱転など術野展開のための方法は，心囊膜後面を糸で吊り上げる lima suture や心表面を吸引しながら持ち上げる starfish などの器具が開発されている．また，種々の心膜切開法や右開胸が追加され，脱転時の右心房への静脈還流の阻害，あるいは右室機能障害をもたらす右心系への圧迫の回避が行われる．

II．術後病態管理

1．薬物療法

術後の点滴としては，亜硝酸剤，カルシウム(Ca)拮抗剤，必要に応じてカテコールアミンなどの強心剤が持続で投与される．

経口薬剤は，各種の硝酸薬，抗血小板薬，少量のアスピリン，Ca拮抗薬，ジピリダモールなどが適宜選択される．抗凝固薬は，一般的には用いられない．また不整脈や高血圧，高脂血症，糖尿病，高尿酸血症などの合併症がみられる患者には，個々の疾患に対する治療薬も併用投与される．これらは経口摂取が可能となると同時に開始される．

2．機械的補助

心機能が低下している症例では，薬物のみならず機械による循環動態の補助が必要となることもある．

最も多く用いられるのは，大動脈バルーンパンピング（IABP：intraaotric balloon pumping）である．必要であれば術前から挿入し，術中の血行動態を安定させる．また，挿入中は動脈硬化の患者が多いので，下肢の虚血に対する観察が必要である．長期に及ぶ場合には，ヘパリンなどの抗凝固薬剤を使用する．

次に用いられるのは，大腿動静脈穿刺による部分体外循環である経皮的心肺補助装置（PCPS：percutaneous cardiopulmonary support）である．長期の使用は困難であるが，ショックなどに素早く対応でき，抜去も容易である．しかし，温度管理と人工肺の目詰まりを防ぐために抗凝固薬が必要となる．

さらに循環補助が必要な症例には，心室補助装置（VAS：ventricular assist system）が術野から心臓に直接装着される．これには左室用のLVASと右室用のRVASがある．本邦ではいずれも保険適応となっている．しかし，離脱時には再開胸手術が必要となる．

また施設は限られるが，植込み型人工心臓や最終的には心移植まで可能だが，通常のCABGでは手術時にそこまでの必要を生じることはなく，医療経済上も認められていない．

3．クリニカルパス

患者が術前後順調に経過するためには，クリニカルパス（以下，パス）の存在が大切となる．術前から患者に示して行うものと，医療スタッフが治療に用いるものと2種類のパスが用いられる．

パスの導入によって，入院期間の短縮や効率的な医療が図られる．患者も自分の治療がどのように進んでいくのかを知ることができ，計画的な入院生活を図れる．しかし最も大切なのは，質の高い医療を到達目標を定めて提供することである．そのためには，医療にかかわる医師・看護師・PT・OT・薬剤師・検査技師・栄養士など，多くの関係者がチームとして患者に携わるようにしなければならない（表）．

4．運動リハビリテーション

術後の心臓リハビリテーションは，患者がICUに入室した直後から始まる．抜管前後の痰の喀出や深呼吸などの呼吸指導が最初に行われる．その後，各種のラインが抜けるに従って，自立歩行訓練を進め歩行距離を延ばしながら，一定のリハビリテーション表に沿って目標に達するように行う．

ちなみにCABGは，本質的に心機能は悪化させない手術であり，冠血流量が増加すれば術前より運動耐容能は上がるはずである．もちろん人工心肺や手術侵襲による一時的な心機能低下はあるだろうが，術後一定の時期を過ぎれば，問題なく運動メニューをこなすことができると思われる．

5．手術創とリハビリテーションの関係

術後のリハビリテーションに最も影響がある

表 当院で使用している患者用クリニカルパス

冠動脈血行再建術（OPCAB）入院治療計画表

様　　担当医：　　　担当看護師：

	入院日〜（　／　）	手術前日（　／　）	手術当日（手術前：病棟）（　／　）	手術当日（手術後：ICU）（　／　）	手術後1〜3日目（ICU）（　／　）〜（　／　）	手術後4〜10日目（病棟）（　／　）〜（　／　）	手術後10〜14日目（病棟）（　／　）〜（　／　）
経過							
検査	・血液検査・検尿・心電図・レントゲン・肺機能検査・頭部・鼻咽頭細菌検査・胸部CT・心エコー	・血液検査		・採血・心電図・レントゲン	・採血・心電図・レントゲン	・採血・心電図・レントゲン・心エコー・心肺機能負荷試験（CPX）	・採血・心電図・レントゲン
処置	・使用する抗生剤テスト・自己血貯血・術前胸皮膚通過テスト	・全身の毛を剃ります	・T字体をつけて手術着に着替えます	・可能ならば呼吸器をはずし、酸素吸入をします	・術後2日目に心嚢ドレーンと尿管を抜きます・術後3日目に首の点滴からつながっている点滴の管を抜きます		
薬・内服・外用・注射	・抗凝固剤などの中止・変更する場合があります・希望時の眠剤もあります・手術2日前から下剤を服用（フローゼン）します	・6時内服薬を貼付薬と貼付けます・7時安定剤服用し、病棟局所麻酔薬を貼ります	・首と腕の静脈から点滴を行っています	・内服薬が開始されます・痛み止め、眠剤、下剤を適宜使います	・血液検査の結果をみながら抗生剤中止になります・服薬指導が始まり、徐々に自分で薬の管理をします	・退院時2週間分の退院処方が出ます	
観察	・身長・体重・血圧・体温・脈拍等測定・胸部症状の有無・尿量測定		・24時間点滴を続けます	・15〜60分毎に体温・血圧・脈拍・尿量などを測定します・心電図モニター・麻酔の覚醒状態、胸痛、出血の有無、痛み・疲れなどを確認します	・2時間毎に体温・血圧・脈拍・尿量などを測定します・心電図モニター・胸痛・痛み止め・眠剤・下剤・出血の有無、痛み・疲れなどを確認します	・頻脈・体温・血圧・脈拍・調整などを運動リハビリなど行えば・不整脈の出現がなければ、心電図モニターをはずします・体重・尿量測定	・体重測定は退院時まで続けます
心臓リハビリテーション	・許可された範囲内で散歩を1日に2〜3回行ってください・手術後の心臓リハビリについて説明を受け、許可された範囲内で実際に行ってみます			・心臓リハビリテーションを開始します・ベッドの頭側を少し上げてみますリハビリテーション表参照	・心臓リハビリを開始します・足の曲げ伸ばしから始まります・徐々に進みます	・徐々に歩行距離を増やします・毎日2〜3回心臓リハビリテーションを行います・自転車こぎ運動の処方が出る方もいます※心臓リハビリテーションファイル参照	
安静度	・通常病棟内は自由です・病状に応じた心臓リハビリや許可が出ます			・状態が安定したらベッドの頭側を少し上げられます	・ベッドで起き上がり、その後、立って歩くことに進みます	・徐々に室内歩行、病棟内歩行、院内歩行と拡大・自転車こぎ運動の処方が出る方もいます	
食事	・塩分7グラム 1800キロカロリー・病状に応じたカロリー・水分制限があります	・禁飲食・少量の水分なら可	・禁飲食・呼吸器をはずし6時間後に水分可能となります	・昼から流動食開始となり、徐々に粥食、常食まで可能（減塩食では食がない場合、常食でも可能）	・減塩食となり、米飯食も可能	・減塩食でいきます・栄養相談があります
清潔	・病状により入浴・シャワー浴・身体を拭くなどの方法で対応します		・身体を拭きます		・可能ならば半身シャワー浴もできます・創部の問題がなければシャワー浴ができます	・入浴できます	
排泄	・トイレに行けます・尿量測定や蓄尿をします・手術2日目から下剤を飲みます		・尿管が入っています	・ベッドの上で済ませます・徐々にポータブルトイレ	・ベッドの上で済ませます・徐々にポータブルトイレ・病室トイレが使えるようになります		
患者様ご家族への説明その他	・入院生活について、術前練習について、また術後・希望により ICU 見学ができます・「心臓手術を受ける方へ」オリエンテーションファイル参照・「心臓手術前後の経過表」日課表が説明があります・更生医療の手続きについて説明があります・麻酔医・主治医・ICU看護師の術前訪問があります		・医師から手術前説明があります	・手術後、ICUで結果とその後の治療方針の説明があります・心臓リハビリについて説明があります	・ベッドの上で済ませます・徐々にボーダブルトイレの説明があります	・服薬指導・栄養相談・退院指導があります・外来予約日で、初回外来受診日を予約しておきます	

112　第4章　循環器疾患治療の実際

と思われるのが，手術創の状態と管理である．

下肢の静脈を採取した後によくみられるのが，足関節から前脛骨付近の浮腫である．下肢筋肉を運動させることにより静脈還流を増加させるが，長時間の起立による還流傷害との兼ね合いがあり，実際にどれだけリハビリテーションを行うべきか難しい判断を迫られる．著しい浮腫の場合には，リハビリテーションを遅らせざるを得ない．感染や炎症がみられる時も同じである．下肢の浮腫は，通常2～3カ月で回復することが多い．これを避けるためと美容上から小切開による静脈採取も試みられている．

また，内胸動脈の採取による影響は，ほとんどない．両側採取により糖尿病患者で胸骨治癒が遅れるといわれたこともあるが，脂肪や静脈を付けずに動脈のみを採取するskeletonized harvestが普及してからは，創治癒に影響は及ぼさないと思われる．

胃大網動脈の採取は，正中創をそのまま少し下方に延長して行われ，横隔膜を貫通させて心嚢内に導く．術後の経口摂取にはほとんど影響せず，通常に翌日から摂取可能となりリハビリテーションが進められる．

橈骨動脈を使用した後の創は，skeletonizationを含むていねいなグラフト採取を行い，神経麻痺などの合併症がみられなければ，通常のリハビリテーションには支障ないと思われる．

胸骨に関しては，一般的には術後2カ月は強い外力を避けるべきだと思われる．すなわち肩から肘にかけての強い運動，上肢に負荷をかけるような作業などである．具体的には，鎚を使った上肢リハビリや自動車の運転などがそれにあたる．ことに若年で回復の早い患者は胸骨ワイヤーが切れることが多く，逆に老人のもろい骨はワイヤーによって切断され，いずれも骨の癒合を遅延させ，はなはだしい時には縦隔炎や胸骨の動揺（偽関節）を合併することもあるので注意が必要である．

III．病態評価

1．術後造影（図4）

術後の冠動脈とバイパス造影は，必須ではない．一定期間を経て狭心症の再発やグラフトの劣化が考えられる時期に施行する．しかし，グラフトの流量に不安がある時，冠動脈との競合が懸念される時には，早期に造影を行う必要が出てくる．また，吻合部を確認する必要があれば随時行う．その際に左室造影も合わせて行うと，心機能評価が可能である．そして，術前との比較で壁運動の改善がみられれば，効果的な手術といえる．

また，必要があればPCI（経皮的冠動脈インターベンション）を行い，外科内科のハイブリッド治療によって効果的な虚血解除が得られることもある．

2．シンチグラフィー

この検査も術後必須ではないが，狭心症があれば造影検査よりも簡便に施行できる．また，核種も従来のタリウムによる心筋血流シンチグラフィーのみならず，^{123}I-MIBGでは交感神経のイメージングを，^{123}I-BMIPPでは脂肪酸代謝をみることができる．

さらにQGSソフトを用いることで，壁運動観察と心機能計測が可能となる．ときに必要に応じてこれらの検査の際に運動負荷試験も併用され，術後の正確な心機能評価が可能となる．

3．その他の画像診断

1）心エコー

心臓エコー検査は，最も低侵襲で簡便な評価法である．心エコーにより，心機能や壁運動，弁の逆流の有無，術直後では心嚢液貯留などが評価される．心エコーには体表からのものと経食道があるが，一般的には体表で済まされることが多い．

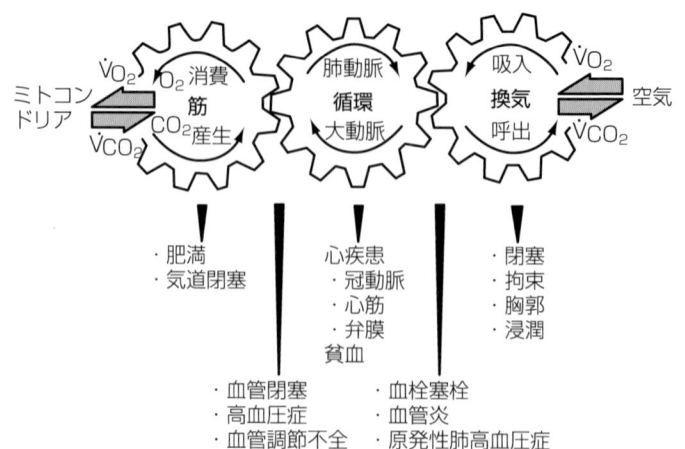

図 6 種々の病的状態において，代謝系―心血管系―換気系の連関が傷害される部位（文献 4 より引用）

2）CT

心臓そのものよりも周囲組織や臓器の診断に用いられる．最も多いのが，胸骨や縦隔などへの液体貯留，炎症，変形，圧迫，骨癒合不全などの術後合併症に対する検索である．これらの際には，造影なしの単純検査でほぼ十分な情報が得られる．また最近のヘリカル CT では，術後バイパスを含めた詳細な画像を得ることができ，造影の困難な症例では有用と思われる．

3）MRI

検査に長時間を要するのと体内残留金属への影響から用いられることは少ない．しかし造影の困難な場合には，心血管系の検査には有用である．

4．CPX，リハビリテーション

心肺運動負荷テスト（CPX：cardiopulmonary exercise）は，エルゴメーターを用いながら，呼吸・循環動態をモニターし，呼気ガス分析を行って解析する方法である．これによって運動限界が測定でき，リハビリテーションの目標となる．また，運動能力の評価のみならず，呼吸循環器系の病態生理を予想することも可能である．

Wasserman はその著書の中でこう述べている[4]．「運動能力と障害度を他覚的に評価をすることで，総合的心肺運動負荷テストは身体障害の評価をするうえで，不可欠ではないにしても非常に有用である」．さらに「効果的な薬物療法やリハビリテーションは運動能力や，筋細胞と肺を結ぶガス交換の効率改善をみることによって最もよく評価される」．すなわち，術後のリハビリテーションは筋肉を運動させることによって，循環と呼吸の連関をスムーズに組み合わせる効果を誘発することになる（図6）．なおこれらの詳細については成書に譲る．

文 献

1) 谷口興一（編）：カレント内科 5　虚血性心疾患．金原出版，1996，p 220
2) Lev-Ran O, Paz Y, Dmitri Pevni D：Bilateral internal thoracic artery grafting：midterm results of composite versus *in situ* crossover graft. *Ann Thorac Surg* **74**：704-710, 2002
3) Doty DB：Cardiac Surgery Operative Technique. Mosby, Missouri, 1997, p 298
4) 谷口興一（監訳）：運動負荷テストの原理とその評価法．南江堂，1999，p 61，91

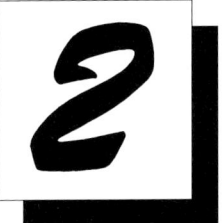

2 心臓外科手術—バイパス手術
2）術前指導・術後急性期の理学療法

高橋 哲也*

◆ Key Questions ◆
1. 心臓外科手術患者に対する術前指導のポイントは何か
2. 手術前に習得しておくべきことは何か
3. 心臓外科手術後には呼吸理学療法が必要か
4. 必要とするとどのような介入があるか
5. 手術後の呼吸理学療法を行う際に注意することは何か
6. 手術後，急性期の理学療法では何を注意して進めればよいのか
7. 胸骨正中切開創はどのように注意すればよいのか

I．はじめに

本邦における心臓外科手術件数は，2000年には年間48,169件となり[1]，その数は年々増加の一途をたどっている．近年，手術の低侵襲化が進み，人工心肺を使用しない冠動脈バイパス術（OPCAB：off pump coronary artery bypass）などが多く行われるようになってきている．しかし，心臓外科手術のほとんどが，胸骨正中切開術で行われるために，胸郭を含めた全身への侵襲は少ないとはいえず，手術後の理学療法を含むリハビリテーションの重要性はますます増加してきているといえる．

心臓外科手術後の理学療法の目的は，生命予後の延長とquality of life（QOL）の改善という心臓外科手術の最も重要な目的の達成を手術後早期から積極的にサポートすることといえる．具体的には，①手術後呼吸器合併症の予防，②心筋や筋骨格系機能の維持改善，③創の保護，④心疾患に基づく症状の改善，⑤運動耐容能の改善，⑥冠動脈疾患の二次予防や心事故発生の予防，⑦精神心理面の安定化，⑧QOLの改善，⑨予後の改善，などがあげられる[2]．

II．術前指導

心臓外科手術（バイパス手術）患者に対する理学療法は，（保険請求こそできないが）手術前から始まっているといっても過言ではない．手術後のリハビリテーションの進行は，手術前にいかに患者とコミュニケーションをとり，リハビリテーションの重要性を認識してもらうかにかかっている．また，理学療法士というリハビリテーション専門職種が手術前から退院まで，さらには外来にわたって系統的にリハビリテーションにかかわることを説明し，手術後の回復の不安に対して安心してもらうことも重要である．現在，実際の臨床現場では，手術前の各種医学的評価も外来で行うことが多くなり，術前指導の時間が短くなってきているために，術前指導は効率的にわかりやすく行うことが必要である．

1．術前オリエンテーション

術前指導のポイントは，手術前から手術後のリハビリテーションについて意識できるようになることが最も重要である．手術前は，主治医（執刀医）・心臓外科医・麻酔科医・手術室看護師・集中治療室看護師・病棟看護師・リハビリ

---

* Tetsuya TAKAHASHI/兵庫医療大学リハビリテーション学部

表1 術前オリエンテーションのポイント（リハビリテーションスタッフとして）

1. 自己紹介
2. 手術後の一般的なリハビリテーションの進行を説明する（呼吸理学療法を含む）
   - 麻酔から目を覚ました時に呼吸管理をされていること
   - 点滴・心嚢ドレーン・バルーンカテーテル・ペーシングワイヤー・心電図モニターなど，さまざまなものにつながれていること
   - 手術後3日目まではICUにいて集中治療を受けること，場合によってはICU期間が短くなる可能性があること
   - 呼吸理学療法の必要性について
   - 手術後心嚢ドレーン抜去後（およそ2日目）には立つことができること
   - 手術後およそ3日目には歩行ができるようになること
   - （順調ならば）1週間ほどで病棟内歩行自立，階段昇降もできるようになること
3. 自分の顔をみたらリハビリテーションをする（リハビリテーションができるぐらい回復してきている）と思ってもらうことを伝える
4. リハビリテーションの進行についてはその都度，回復状況を評価して判断することを説明し，またその都度，今日は何をするか必ず伝えることを説明する

テーション関連職員など，数多くの医療職種が患者の前に登場し，それぞれの説明をすることになるが，心臓手術という特殊な手術を行う前の患者の多くは緊張し，ナーバスになっていることが多い．その患者に対して，あまり多くの事柄を短期間に立て続けに指導しても，患者はそれらを覚える余裕もなく，ただ混乱するばかりである．したがって，手術前に患者を訪問して指導する内容は必要最小限にとどめることが実際的である．

当院では，表1に示すように手術前オリエンテーションは要点のみ行うようにしている．

2．手術前に習得しておくべき内容

1）起き上がり方

手術前には何気なく行っていたことも，手術後の新しい環境下では，なかなかうまくできない日常生活活動も多い．その中の一つに「臥位からの起き上がり動作」がある．臥位からの起き上がりに不自由を感じると，手術後の離床がなかなか進まず，特に理学療法の時間以外にはベッド上で臥床しているという結果となり，その結果，廃用症候群を進行させることとなる．そのため起き上がる動作はきわめて重要で，手術前からよくイメージできるようにしておくことが重要である（図1）．

2）呼吸理学療法

心臓外科手術では，胸骨正中切開術などにより胸郭を手術によって操作するために，手術後は手術創部の痛みや，手術侵襲による呼吸筋の運動能や胸郭可動性の低下により深呼吸ができなくなったり，効果的な咳嗽ができなくなるなど呼吸機能が低下し[3～5]，各種呼吸器合併症を招来する可能性がある．そのため手術前から，手術後発生しうる呼吸器合併症についての理解を深め，手術後の呼吸理学療法の必要性について理解を深める必要がある．

手術前の呼吸理学療法として，深呼吸・咳嗽練習・インセンティブスパイロメータの使用などがあげられるが，それらすべての要素を包含するアクティブサイクル呼吸法（ACBT：active cycle of breathing techniques）[6～8]が，咳嗽による疲労を最小限に抑え，創を保護しながら効率的に行える呼吸理学療法手技として有用である（表2，図2）．

アクティブサイクル呼吸法は，過剰な気道内分泌物を動かしたり取り除いたりするために用いられ，呼吸コントロール（BC：breathing control），胸郭拡張（TEE：thoracic expansion exercises），努力性呼気（FET：forced expiration technique)のサイクルから構成される気道クリアランス法の一つである．

具体的な説明としては，心臓外科手術後は胸郭内にドレーンが挿入されているので，ドレーン挿入部の位置を説明し，多くの場合，ドレーン挿入部の痛みのために（いわゆる）腹式呼吸や下部胸式呼吸は，上部胸式呼吸よりも行いづらいことを説明する．また，そのような状況下で仰臥位を強いられるために，背側の沈下性無気肺を招来する可能性があるため，可能な限り腹式呼吸や下部胸式呼吸が推奨されることを説明する．まずは安静にして気道閉塞が生じないように静かにリラックスして呼吸する呼吸コントロール（調整）の概念を覚えさせることが重要である（図3）．

さらに，深呼吸を行う際には，理学療法士や看護師が強調したい胸郭の場所に手を当てて，呼吸を介助することを説明し，実際にどのように介助するかを実践して，慣れてもらうことが必要である．また，手を胸郭の動きを強調したいところに当てることで，感覚的な刺激で吸気を強調することができる（図4）．

呼吸器疾患を合併し横隔膜が平坦化した患者で元来，腹式呼吸や下部胸式呼吸を主に行っていないような人に対しては，一定の呼吸パターンを強いることなく，自然と大きく深呼吸をすることのほうが重要である．呼吸器疾患を合併していない患者であっても，個人には呼吸の癖があり，必ずしも腹式呼吸を常に行っているとは限らない．手術後に患者自身の優位呼吸パターンと異なる呼吸を強いることのないように，手術前から患者個人の優位呼吸パターンを評価しておくことは重要なことである．

FETに関しては，理学療法士や看護師は創部を介助し呼気を助ける（図5）．この際に，無理に胸郭を内側に押すのではなく，むしろ胸腔内圧上昇に伴う胸郭の動揺を少なくするために咳嗽に合わせて胸郭や腹部を抑えるほうがよい．また，患者自身にも腕組みするように胸郭を前

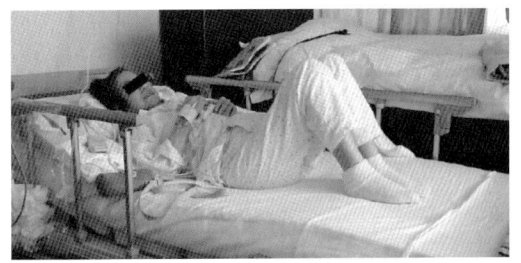

①膝を立てて，正中切開創部分の胸郭を保護するために胸をしっかり押える

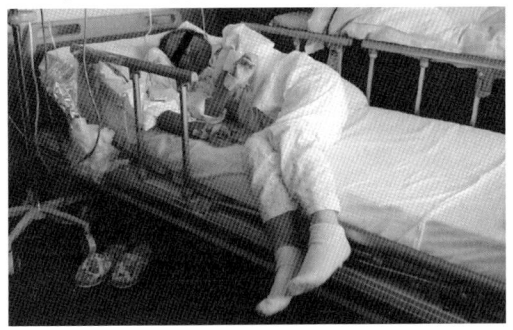

②身体をねじらないようにして横向きになり，膝から下をベッドから下ろす．この時，ベッド柵は握らないようにする

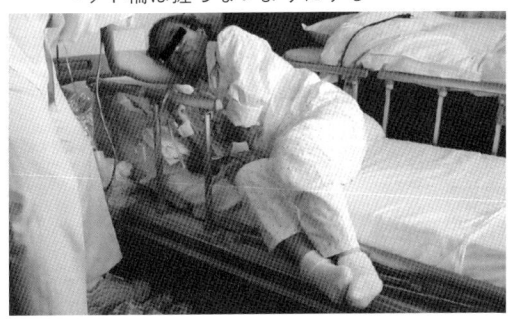

③肘を突っ張るようにして起き上がる．この時，柵を引っ張ると大胸筋が強く働き胸骨への負担となる．また，体はできるだけねじらないようにする．必要に応じて介助する

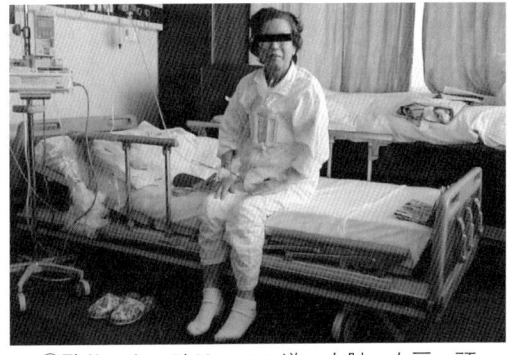

④臥位になる時は，この逆．右肘→右肩→頭の右→背中の順で臥位になる

図1　起き上がり動作

表 2 アクティブサイクル呼吸法

	定義や目的	方　法
呼吸コントロール（BC）	・呼吸コントロールは，安静にして気道閉塞が生じないように静かにリラックスして呼吸すること ・サイクルの途中の休息と気道閉塞増加の防止が目的	・肩や胸郭上部をリラックスさせ，また下部胸郭を使うが呼吸パターンを特に意識しない ・無理に下部胸郭呼吸を行わない
胸郭拡張（TEE）	・胸郭拡張はいわゆる深呼吸のこと 注意：一度に多くの深呼吸を連続して繰り返すと，過呼吸の影響を生じ，患者を疲れさせてしまうことになる	・ゆっくりとした吸気の後，3秒間呼吸を保持する．その後，自然にリラックスした呼気を行う ・吸気は鼻から，呼気は口からを基本とする ・強調したい胸郭の場所に手を当てて，呼吸を介助する（用手的呼吸介助法）．これにより感覚的な刺激で吸気を強調することができる ・多くの場合，ドレーン挿入部の痛みのために（いわゆる）腹式呼吸や下部胸式呼吸は，上部胸式呼吸よりも行いづらいことを説明する
努力性呼気（FET）	・1回もしくは2回の強制呼気（ハッフィングや咳嗽）と呼吸コントロールを合わせたもの 注意：ハッフィングは強制ではあるが乱暴にはやらない	・中程度の肺容量からのハッフィングは，より効率がよく効果的 ・中程度の肺容量からのハッフィングは，中程度の吸気を行い，口と声門を開け，胸郭と腹筋を使って空気を絞り出す ・分泌物がより上部気道に届いたら，高肺容量の位置からハッフィングや咳をして分泌物を除去する ・創部を介助し呼気を助ける（咳嗽介助） ・この際に，胸腔内圧上昇に伴う胸郭の動揺を少なくするために咳嗽に合わせて胸郭を抑える．また，患者自身にも腕組みするように指示する

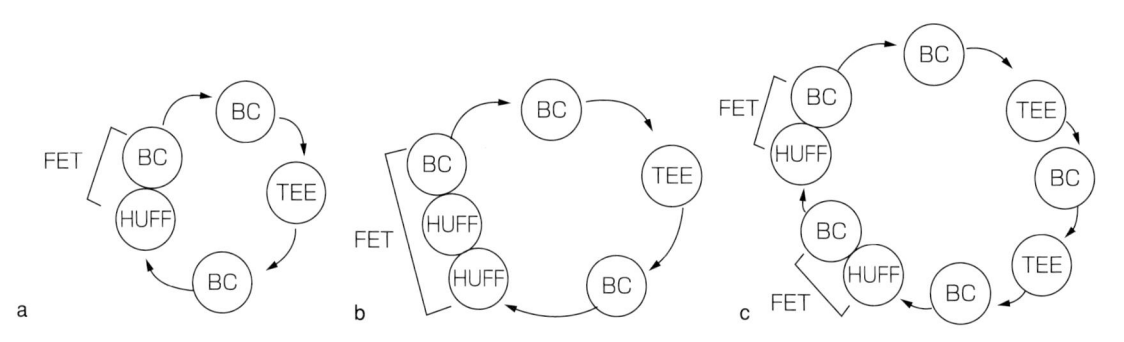

図 2　アクティブサイクル呼吸法
BC（呼吸コントロール），TEE（胸郭拡張），FET（努力性呼気），HUFF（ハッフィング）

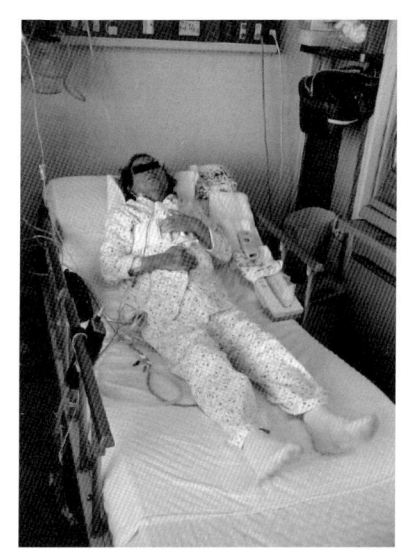

図3 呼吸コントロール

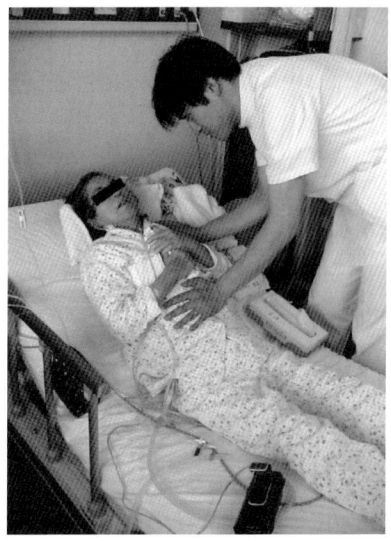

図4 用手的呼吸介助法

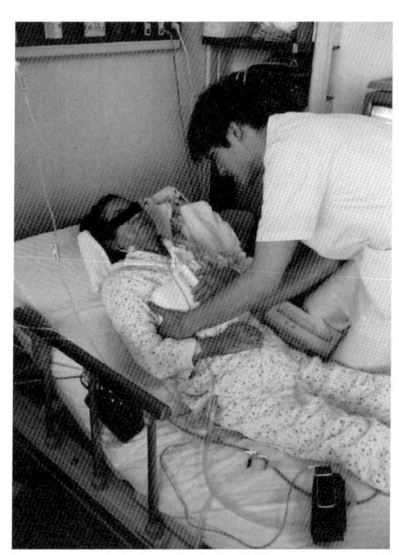

図5 咳嗽介助

から抑えるように指示し，創の保護と胸腔内容圧上昇に伴う創の動揺を防ぎ，効率的な咳嗽を促すことを習得する必要がある．ただし，不安定狭心症患者や大動脈弁狭窄症患者にはハッフィングや咳嗽練習で過度の怒責は行わないように注意する．しかし，これらの疾患があるからといって，呼吸コントロールや胸郭拡張（深呼吸）などの術前の吸気練習に関連する呼吸理学療法を否定するものではない．

そして，バストバンドや Heart Hugger (General Cardiac Technology, CA, USA) を適宜使用することも説明しておく．

III. 手術後の呼吸管理

胸骨正中切開術による心臓外科手術後は，正中切開創や胸腔または心嚢ドレーン挿入部の痛みや，手術侵襲による呼吸筋の運動能や胸郭可動性の低下により呼吸機能が低下する[3]．また，手術後は仰臥位を強いられることで機能的残気量が低下し[9]，人工呼吸器装着や麻酔などの影響からも呼吸機能が低下する[3]．実際に心臓外科手術後にどの程度，呼吸機能が低下するかを調べた Ali ら[4]の先行研究によると，上腹部外科手術・下腹部外科手術・開胸術など手術前後の肺活量の変化を経時的に測定し，特に開胸術後（A-C バイパス術2名，僧帽弁置換術3名，僧帽弁の交連切開術1名，内胸動脈心筋内移植手術［ヴァインバーグ法］1名）は肺活量が約40％低下し，その後1週間で手術前の約80％まで回復したと報告している．筆者らの研究では，手術後1日目の肺活量は手術前と比較して約47％に減少し，1週間目は約71％，2週間目は約80％

図6 心臓外科手術後の肺活量の低下と回復過程（n＝60）

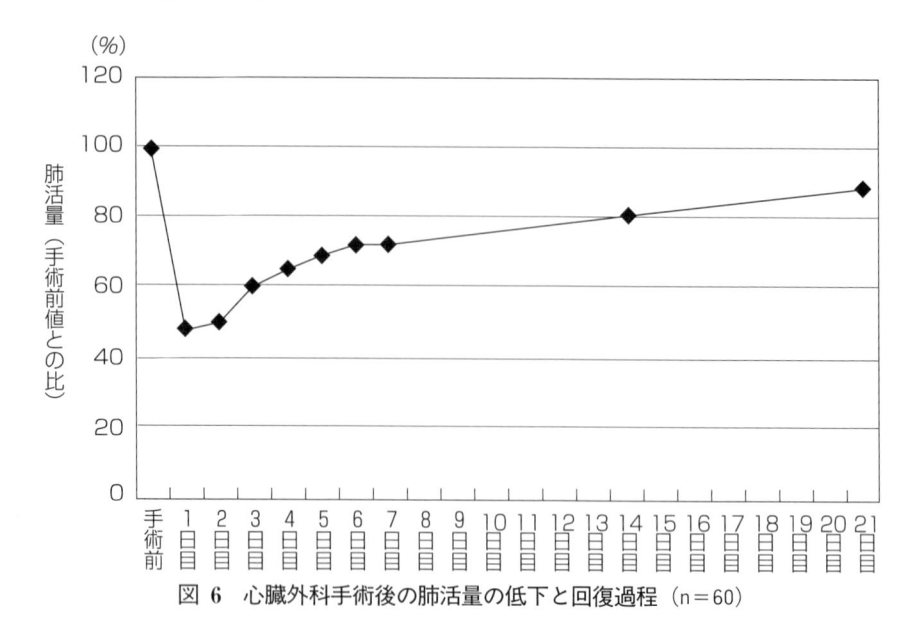

に減少していた[10]（図6）．しかし，心臓外科手術後の肺活量の低下と酸素化能の低下とは関連性はなかった．

心臓外科手術後の患者に対する呼吸理学療法について，理学療法士や看護師は呼吸理学療法の効果を過信し，特に酸素化の障害に対して呼吸理学療法を駆使してなんとかできないかと考えがちであるが，原因や病態に対する根本的な治療が最も基本であり，特に循環管理が十分になされていない症例に対しては，呼吸理学療法の効果には限界がある．

手術後の呼吸理学療法の目的は，①無気肺や肺炎などの手術後呼吸器合併症の予防と改善，②換気血流不均衡の是正と体位ドレナージ，手術後早期から自発的な深呼吸を促し，無気肺や肺の拡張不全を予防・改善する，③早期離床を促進し，気道内分泌物の移動や換気の促進を図る，ことがあげられる．

近年，手術の低侵襲化により手術後の呼吸管理時間が短縮されている．現在，待機手術で，かつ手術中に大きなトラブルがなく経過した症例の多くは，手術当日には人工呼吸器を抜管することができるために，集中治療室入室後の人工呼吸器が装着されている数時間の間には気管内吸引以外は特に行うことはない[11]．

人工呼吸器抜管後の呼吸理学療法は手術当日，人工呼吸器抜管後早期から行う．人工呼吸器抜管後には過剰な心負荷を避けるために，一時的に患者に休息を与えるが，人工呼吸器抜管2時間後には，循環動態が安定していれば，呼吸理学療法を開始することができる．循環動態安定の指標を表3に示した．肢位は基本的に端座位とするが，手術当日や手術後1日目は仰臥位や30度ギャッチアップ位で行う．また，呼吸理学療法を開始するにあたり，患者にこれから呼吸理学療法を行うことを説明し，その受け答えによって，意識レベルや本人のモチベーションを確認する．人工呼吸器抜管後の患者のほとんどが意識ははっきりしており，鎮痛薬の効果もあって自分で深呼吸や咳嗽をすることが可能である．闇雲に胸に手を当てて呼吸を介助する前に，患者自身がどの程度深呼吸が可能であるかを確認する．可能でないとしたら何が深呼吸の妨げとなっているのかを明確にする必要がある．そして，胸郭手術創の痛みが原因であれば，鎮痛薬を適時使用して，呼吸を妨げるような痛

表 3　循環動態安定の指標

- 急激な血圧の変動がないこと
- 収縮期血圧 90〜140 mmHg
- 心拍数 60〜90 拍
- 頻拍性の不整脈がないこと
- 中心静脈圧（CVP）は 10 cmH$_2$O 以下
- 尿量は 1 ml/kg/時以上
- 心係数（CI）は 2.2 l/分/m^{2}以上
- 四肢の状態は冷感・チアノーゼはなく，温かいこと
- 座位にしても低血圧症状が出ない

みを速やかに除去する必要がある．

十分に深呼吸が可能であっても，手術直後は理学療法士や看護師の用手的呼吸介助により，深呼吸はさらに確実なものとなる（図4）．用手的呼吸介助法は，上部胸郭には前方より親指が胸骨をまたぐように手を添え，添えた手掌部を意識するように吸気を強調する．吸気時にやや手の抵抗を感じながら吸気を意識させ，呼気は自然と行い，無理に押したりはしない．下部胸郭には側方より肋骨の走向に合わせて手掌を添え，添えた手掌部を意識するように促し吸気を強調する．吸気時にはやや手の抵抗を感じながら吸気を意識させることとし，断続的に体の内側に抵抗をかけて吸気を強調する．上部胸郭同様，呼気は自然と行わせ無理に押したりはしない．用手的呼吸介助法は呼吸音を確認しながら行うほうが確実である．

咳嗽介助は，無理に胸郭を内側に押すのではなく，むしろ胸腔内圧上昇に伴う胸郭の動揺を少なくするために咳嗽に合わせて胸郭を抑える（図5）．ちなみに Heart Hugger は集中治療室でも有効である．

実施中は，心拍数・心電図・動脈圧・酸素飽和度を常にチェックしながら行う．

ACBT を 2 サイクルして喀痰を認めない場合は終了とする．深呼吸は，最大吸気位で 3〜5 秒間保持する深呼吸を 1 時間おきに 10 回ずつ（1 日に 100 回程度）自主的に行うように指導する．夜間は患者の睡眠を妨げないことを原則とするが，覚醒していれば夜間でも呼吸理学療法は行うことが望ましい．呼吸理学療法が手術翌日の朝まで行われ，胸部 X 線で問題がないことが確認されれば，できるだけ患者自身で練習できるように指導する．この深呼吸と ACBT は離床プログラムが進み，自分自身で起き上がれるようになればそれ以降は行う必要はない．

近年，手術後の管理が進歩し，早期離床が定着したこともあり，一般的に心臓外科手術後は，人工呼吸器離脱後の呼吸器合併症の発症は少なく，その後のリハビリテーションを妨げるほどの合併症には発展しない[12,13]．われわれの検討では，冠動脈バイパス術（CABG：coronary artery bypass graft）後 105 例の対象のうち 6 例（5.7％）が無気肺を発症したが，手術当日，人工呼吸器抜管後から翌日までの間に積極的に肺の拡張と咳嗽を促す呼吸理学療法を行うことで，無気肺の発生を無に抑えることができた[14]．

CABG 後のインセンティブスパイロメータを用いた呼吸理学療法の効果に関しては，呼吸器合併症の予防に効果があったとする報告[15]があるが，一方では効果を疑問視する報告も多い[16〜22]．特に，Crowe ら[23]は閉塞性換気障害（1 秒量が予測値の 70％以下で 1 秒率が 80％未満）を示す CABG 患者 185 例を対象に，手術後の理学療法（肺拡張・気道クリアランス・離床）を行う群と，この理学療法に 1 時間ごとのインセンティブスパイロメータ練習を加えた群とにランダムに分けて，インセンティブスパイロメータの付加効果を検討している．その結果，無気肺や胸水，気胸，肺水腫などの合併症の発生率，入院期間，感染率，酸素飽和度に両群間で差を認めなかったと報告し，閉塞性換気障害をもつ CABG 患者に対するインセンティブスパイロメータの付加効果を否定している．また，最近のわれわれの検討においても，手術後の肺活量の回復や呼吸器合併症発症にはインセンティブスパイロメータの効果は認められていない[10]．

手術後のリハビリテーションの進行を妨げる

ような合併症には，多い順に心房細動・粗動などの不整脈，手術後の心不全の遷延，高齢・整形外科的疾患によるもの，手術前からの脳血管障害による運動障害をもっていたり，手術後一過性脳虚血発作によるもの，正中切開創の痛み，腎機能障害，モチベーションの低下，高度の貧血，肝機能障害などとなる[13]．前述したように，一般的に心臓外科手術後は人工呼吸器離脱後の呼吸器合併症の発症は少ない．

呼吸器合併症の中でも一般的に多いのは無気肺であり，当院の成績では5.7%の発生率である．他の外国の文献[16~22]をみても，10%前後である．無気肺の回避策として重要なのは，人工呼吸器装着中には体位変換や体位管理（ポジショニング）が重要である．人工呼吸器装着患者であっても，可及的にベッドアップすることで誤嚥性肺炎を予防したり，気道内分泌物の移動と肺内換気血流比を改善し，さらには早期離床への第一歩となる[24]．

また手術当日，人工呼吸器抜管後から翌日までの間に積極的に肺の拡張と咳嗽を促す呼吸理学療法を行うこと[14]，さらにはモビライゼーション（体を動かすこと）により組織の酸素需要が増加し，換気量が増大する．その結果，肺胞換気量は増加し換気血流不均衡が改善する．また，分泌物の移動が促進され気道クリアランスにも有効である[25]．

IV. 手術後急性期の理学療法

当院では表4に示すような「心臓外科手術後の心臓リハビリテーション実施計画書」に基づいて，手術後のリハビリテーションが進められる．

1．開始時評価表

まず，心臓外科手術後リハビリテーション開始時評価表（表5）に沿って，患者のプロフィールや手術前の心機能評価の結果，手術の状況などを評価し，患者に対する基本的な情報を集める．開始時評価表の内容は，看護部門やほかのコメディカル分野の評価と重複することも多く，症例数の多い病院ではかなりの労力を無駄にしていることとなる．したがって，できるだけ評価内容の情報の共有化を進めることが望ましい．

2．チェックリスト

手術後急性期の理学療法を開始する場合，患者に対して理学療法を開始していいかどうかの判断が必要となる．当院では「心臓外科手術後のリハビリテーションチェックリスト（表6）」を作成し，患者の状況把握に努めている．

1）循環動態

Swan-Ganzカテーテルが挿入されている場合は，循環動態がより簡単に把握できるが，挿入されていない場合，循環動態は血圧の安定性・カテコールアミン量・利尿状態・心拍数・末梢の四肢の温かさなどで推定する．手術後は体位変換だけでも血圧が下がる時があり，そのような不安定な状況では理学療法の適応にはならない．したがって，前日からの血圧の変動を観察し，変動があった場合は原因を探索する．血圧が低すぎると主要臓器の血流が保てないために，一定以上の血圧を保つことが重要である．最も保護したい臓器は脳と腎臓で，心タンポナーデ・失血・volume不足・不整脈などでも血圧の低下が認められる．逆にあまり血圧が高いのも心負荷の観点から好ましくない．弁形成術後は収縮期血圧を140 mmHg以下に保ち，手術部への直接的ストレスを減少させなければならない．適切な血圧は施設によって異なるので，心臓外科医と相談して決める．

カテコールアミンの投与量も循環動態を知るうえで重要な情報を提供する．塩酸ドパミン（DOA）は，β受容体作動薬として直接作用し，心収縮性と心拍数を増加させる．また，交感神経終末よりノルエピネフリン（ノルアドレナリ

表 4 心臓外科手術後の心臓リハビリテーション実施計画書

医師は心臓リハビリテーション開始許可日を入れ、サインをする。指示を受けた看護師・リハビリテーション担当は、確認のサインをする。実施者は問題なければ日付とサイン（印）を記入し、次に進む。再度確認の必要がある場合はサインしない

術式 CABG □OPCAB
AVR MVR MVP PV-cryo
その他（　　　　　　）

場所	心臓リハビリ開始	ICU	→→→→→→→	指示医 年 月 日 →→→→→→→	指示受け RN 病棟 →→⇒⇒⇒⇒⇒⇒	心臓リハビリ PT 病院全体、	心臓リハビリ RN リハビリパーク
月日							
病日	0	1	2		3-4-5-6	7	14 日目以降
負荷試験	抜管	上下肢自動運動 受動座位	バランステスト（ / ）（ ） □片足立ち □踏み台昇降 散歩（ / ）（ ）	起立（ / ）（ ） 30 m 歩行 100 m 歩行 200 m 歩行 階段 1 階分		心肺運動負荷試験 （ / ）	退院準備 外来心臓リハビリ体験 　　月　　日から
ADL		□受動座位	□自動座位 □ポータブル	□室内自由（ / ）（ ） □病棟自由（ / ）（ ）		□院内自由（ / ）（ ） □階段自由（ / ）（ ）	
運動療法		□上下肢 自動運動 □呼吸 理学療法	□端座位 □起立、足踏み □歩行 □踏み台昇降	30 m 　月　日〜 100 m 　月　日〜 200 m 　月　日〜 運動療法自己管理許可 自己管理になった方の病棟での自主トレ 1 日 100 m ずつ歩行距離を延長する。500 m まで到達したら 15 分から 5 分間ずつ歩行時間を延長し、30 分まで延ばす	廊下歩行は 1 日 2〜3 回 （ / ）（ ）	□心臓リハビリフィットネスルームへ　　月　　日から 病棟でリハビリを継続 入院前の ADL を参考に目標歩行距離を決める 歩行　　　m（ / ）歩行補助具　有・無 歩行　　　m（ / ）歩行補助具　有・無 歩行　　　m（ / ）歩行補助具　有・無 □理学療法室へ　　月　　日から	
病棟看護	水分	心臓病食開始 全身清拭 陰部洗浄	バルーン抜去 体重測定	10 日目まで尿量測定 介助洗髪			ペーシングワイヤー 10 日目抜去　退院まで体重測定 シャワー浴（ / ）（ ） 入浴（ / ）（ ）　退院指導（ / ）（ ）
各種指導				離床指導（ / ）（ ）理学療法士			栄養指導（ / ）（ ）栄養士 服薬指導（ / ）（ ）薬剤士 生活指導（ / ）（ ）心臓リハビリ看護師

運動処方　watts ① 　　km/時　％　② 　　km/時　％　③ 　　km/時　％　④ 　　km/時　％

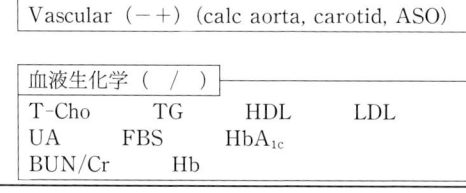

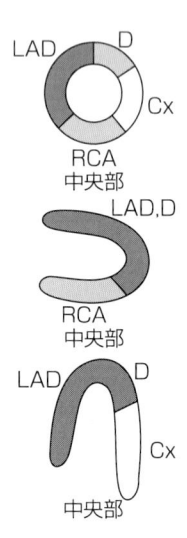

表 5 心臓外科手術後リハビリテーション開始時評価表

ID：　　　　　　氏名：　　　　　　男・女　生年月日 M.T.S.H ． ．　年齢　　歳
診断名：
術式：CABG　AVR　MVR　その他（　　　　　　　　　　　　）生体弁・機械弁
手術日：　　　　　緊急・準緊急・待機　　リハビリ開始日：
CAG（　．　．　）

AHAによる冠動脈造影の報告書様式

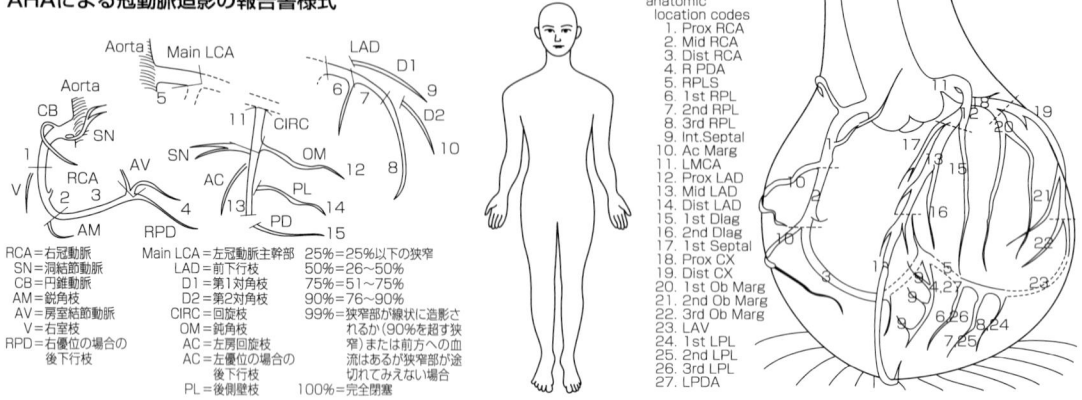

RCA＝右冠動脈　　Main LCA＝左冠動脈主幹部　25%＝25%以下の狭窄
SN＝洞結節動脈　　LAD＝前下行枝　　　　　　50%＝26～50%
CB＝円錐動脈　　　D1＝第1対角枝　　　　　　75%＝51～75%
AM＝鋭角枝　　　　D2＝第2対角枝　　　　　　90%＝76～90%
AV＝房室結節動脈　CIRC＝回旋枝　　　　　　　99%＝狭窄部が線状に造影されるか（90%を超す狭窄）または前方への血流はあるが狭窄部が途切れてみえない場合
V＝右室枝　　　　　OM＝鈍角枝
RPD＝右優位の場合の後下行枝　AC＝左優位の場合の後下行枝
　　　　　　　　　　PL＝後側壁枝　　　　　　100%＝完全閉塞

anatomic location codes
1. Prox RCA
2. Mid RCA
3. Dist RCA
4. R PDA
5. RPLS
6. 1st RPL
7. 2nd RPL
8. 3rd RPL
9. Int.Septal
10. Ac Marg
11. LMCA
12. Prox LAD
13. Mid LAD
14. Dist LAD
15. 1st Diag
16. 2nd Diag
17. 1st Septal
18. Prox CX
19. Dist CX
20. 1st Ob Marg
21. 2nd Ob Marg
22. 3rd Ob Marg
23. LAV
24. 1st LPL
25. 2nd LPL
26. 3rd LPL
27. LPDA

O-VD, SVD, DVD, TVD
UCG（　．　．　）EF：　　　%（echo, LVG, QGS）
RV-RA 圧較差　　Ao-LV 圧較差　　（50-60 mmHg 以上）
AVA　（AS, 0.70 cm^2 以下）MVA　（MS, 1.5 cm^2 以下）
LVDd　（70 mm 以上）LVEDV　LVESV　SV
LVDs　（50 mm 以下）LAD　（40 mm 以上で af）
LV contraction：normal, impaired (slight, mild, severe)
バイパス本数：　　　　　SQ
使用血管：SVG, LITA, RITA, GEA, RA
（　　　　　　　　　　　　　）
体外循環時間：　　　大動脈遮断時間：
出血量：　　　　ドレナージ量：
麻酔時間：　　　抜管までの時間：
呼吸機能検査：FEV_1　FVC　FEV_1%
　　　%pred FEV_1 (FEV_1/VCp)　DLCO
術前血液ガス：pH　$PaCO_2$　PaO_2
　　　　　　　　HCO_3^-　BE　SaO_2
運動歴/病前活動性（　　　　　　　　　　　）
職業（　　　　　　　　　　　　　　　）
身長　　　体重　　　　BMI
住所：
現病歴：

Doppler measurement
MR（−, trace, I, II, III, IV）
AR（−, trace, I, II, III, IV）
TR（−, trace, I, II, III, IV）
RR（−, trace, I, II, III, IV）
ASD（＋−）　VSD（＋−）

既往歴
AP（−＋）effort, unstable, worsening.
CCS（　）
MI（−＋）acute（　）old（　）
CHF（−＋）NYHA（I, II, III, IV）
arrhythmia（−＋）
HT（−＋）
DM（−＋）(diet, oral, insulin)
Obesity（−＋）
HL（−＋ 2＋）(familial, xanthoma)
Smoking（−＋）（　　pack・year）
FH（−＋）
HU（−＋）
Liver（−＋）
CVA（−＋）(bleeding, infarction, TIA)
Renal（−＋）
Vascular（−＋）(calc aorta, carotid, ASO)

血液生化学（　/　）
T-Cho　　TG　　　HDL　　　LDL
UA　　　FBS　　　HbA_{1c}
BUN/Cr　　Hb

表 6　心臓外科手術後のリハビリテーションチェックリスト

氏名：　　　　　　　年齢　　歳　術式：CABG　AVR　MVR　その他（　　　　　　　）

	手術前	手術当日 (/)	1日目 (/)	2日目 (/)	3日目 (/)	4日目 (/)	5日目 (/)
意識状態							
血圧安定性							
カテコールアミン量							
酸素投与量							
PaO₂							
SaO₂							
CVP							
ドレーン排液量							
利尿状態/尿量							
利尿剤の使用							
総バランス							
胸部X線							
呼吸器合併症							
不整脈							
抗不整脈薬							
ペーシング							
安静時心拍数							
四肢の温かさ							
脈拍の触知							
四肢の浮腫							
上肢の動き							
下肢の動き							
胸骨正中切開創							
下肢切開創							
痛み止めの使用							
深呼吸							
痰							
咳							
呼吸回数							
WBC							
Hb							
Hct							
CPK/CK-MB							
GOT/GPT							
Na							
K							
Cl							
BUN/Cr							
CRP							
FBS							
体温							
体重							
睡眠状況							
食欲							
ADL							
その他							
PTサイン							

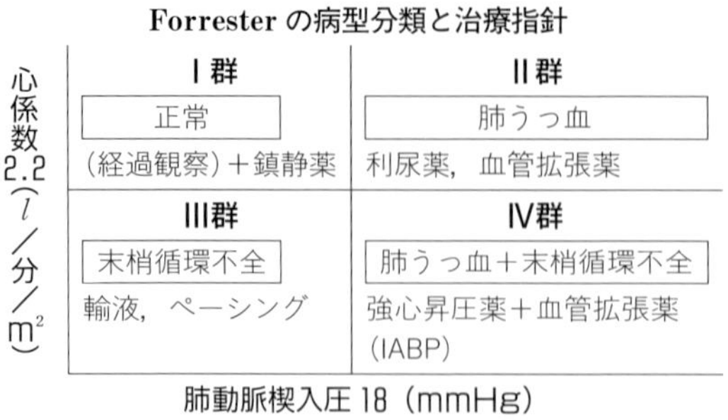

図7 Forresterの分類

Forresterの病型分類と治療指針

心係数 2.2 (l/分/m²)	I群 正常 (経過観察)+鎮静薬	II群 肺うっ血 利尿薬,血管拡張薬
	III群 末梢循環不全 輸液,ペーシング	IV群 肺うっ血+末梢循環不全 強心昇圧薬+血管拡張薬 (IABP)

肺動脈楔入圧 18 (mmHg)

ン)を遊離し,左室拡張期圧や血圧上昇,腎血流量の増加作用などがある.

DOAは使用量によって作用が異なるといわれている.DOAが0.5〜2.0γ($γ=μg/kg/分$)では,腎や冠血流量を増加させるといわれており,当院では原則的にDOA 2γ以下で起立や歩行が可能としている.また,2〜5γでは心筋収縮性増加作用・心拍数増加作用があるといわれ,ベッド上〜端座位の範囲でADLを拡大する.さらに5〜10γ以上では,末梢細動脈,腎や冠動脈の収縮,血圧上昇を目的に投与されているので,理学療法はベッド上関節運動程度に抑えている.

塩酸ドブタミン(DOB)は,β受容体を直接刺激し心筋収縮力を増強する作用をもつ.その作用はDOAの4倍で,なおかつDOAと異なりノルエピネフリンの遊離作用がないため,心拍数増加が少なく,不整脈の誘発も少ないといわれている.当院では,DOB投与中は心筋収縮性の低下を考慮し,積極的な運動負荷は適さないと判断している.

また,ノルエピネフリンが投与されている場合は,理学療法は行わないようにしている.ノルエピネフリンは$α・β$アドレナリン作動薬で,強い$α$作用をもち,末梢血管収縮や腎・心・脳など主要臓器の血流量の低下をもたらす.なお,ノルエピネフリンはDOA・DOBの高容量使用でも昇圧できない場合に血圧維持を目的に使用される.

コメディカルスタッフは投薬内容をForresterの分類にあてはめ,循環動態をある程度推定できる.例えば,DOAとミリスロールなどの血管拡張薬が同時に投与されている場合は,Forresterの分類でIV,一方,利尿剤のみが投与されている場合はForresterの分類IIと判断することができる(図7).

手術後は経皮的酸素飽和度(SpO_2)を95%以上保つことを目標に,酸素投与量が減量されるので,酸素投与量と酸素投与の形態(マスクか,カヌラか)によって酸素化のよしあしを判断することができる.また,中心静脈圧(CVP:central venous pressure)は血管の収縮拡張の影響が少なく,循環血液量を推定するのに適しているといわれ,右心不全の程度も判断できるとされる.CVPの正常値は5〜12 mmHgだが,当院では手術後は体水分を引き気味にして(利尿を進めて)低めに管理することが一般的であるために,10 mmHg程度でもやや高いとの印象をもつ.

心臓外科手術後は,低心拍出量症候群や腎不全により体液バランスが過剰になりやすい.ICU期は十分な尿量の維持(>1 ml/kg/時)が大切であり,尿量が一定量(1 ml/kg/時)以上出なければ利尿剤を投与し,尿量を維持することが重要となる.尿量は総量と推移が大切であり,また利尿剤の種類にも注意を払うことが重要である.結果的に,総バランスを積極的にマイナスバランスに保ち,全身のむくみや肺うっ血を改善させて,酸素化能を維持することとなる.仰臥位では,背中側の肺で静水圧の増加があるため,血管内から漏出する組織液が多くなり,間質性浮腫をもたらす.その結果,背側肺の肺組織重量が増し,換気量の減少とともに容易に気道閉塞が生じる.また,拡張した心臓が背側肺領域を圧迫し,背側無気肺が生じやすくなる.加えて肺水腫でも,心拡大・肺重量の増加・気道浮腫・分泌物増加により無気肺が生じやすい.

ドレーン排液量は,4 ml/kg/時以上が2時間

表7 手術後の理学療法進行マニュアル

	目 的	方法や実際
手術当日	運動機能評価，換気の促進と気道の清浄化，関節可動域の維持，末梢循環促進	1. 抜管後から1時間おきに積極的深呼吸を開始する 2. 訓練の方法は吸気を強調した深呼吸 3. 呼吸練習前に肩甲帯をリラックスさせておく 4. 吸気は鼻から，呼気は口すぼめで陽圧をかける 5. 夜間は患者の睡眠を妨げない（覚醒していれば夜間でも行う） 6. 以下の場合，練習は中止し，対象から除外する 　・手術後，重篤な合併症（重篤な不整脈・出血傾向・血圧低下など）を発症した場合 　・神経学的症状（片麻痺・意識障害など）の発現
手術後1日目	運動機能評価，換気の促進と気道の清浄化，関節可動域の維持，末梢循環促進	1. 医師・看護師より情報収集（血行動態や心血管系の安定性，全身状態など） 2. 上下肢の他動運動．運動麻痺や異常感覚をチェック．下肢は主に末梢循環の改善，上肢は末梢循環の改善と換気の促進の効果も期待できる 3. 自発的最大吸気練習（いわゆる深呼吸）を行い，換気の促進を図る 4. 気道内分泌物の除去を目的に，最大吸気の後，創部を保護しながら咳を行う．同調して創部を押さえることを忘れずに．咳が困難な場合には，水分補給を行った後，通常吸気位からハッフィングを行い，痰の喀出を図る．左胸部のvibrationやshaking, clappingは創部への侵襲や不整脈出現の可能性があるため行わない．深呼吸とハッフィング（咳）を2回繰り返して気道内分泌物がないと判断されたら，必要以上に繰り返すことはない
手術後2日目	ADLの再獲得＋第1病日の目的	1. 1日目の1〜4を行う（肺がきれいで痰も少ない場合は，特に行う必要はない） 2. 心嚢ドレーンが抜去されていることを確認した後，端座位・立位へ 3. 端座位へは，胸骨術部への過度外力を避けるために体幹の回旋は極力避けること 4. 端座位になった後は，起立性低血圧がないことを確認する．万が一，低血圧症状がみられた場合は，足関節の底背屈を行い，筋ポンプ作用による静脈環流促進を促す（それでも症状が治まらない場合は介助で臥位へ） 5. 監視下にて立位へ．低血圧症状に注意する．血圧・心拍数・心電図を観察．体重測定．立位のまま静止しているよりは足踏みをして，立位バランス・下肢の支持性を確かめる 6. 1日目の評価に加え，体重・重力負荷による血行動態・低血圧症状・心電図変化・下肢支持性・立位バランスを評価する
手術後3日目	2日目に準ずる	2日目の1〜6を行う．可能ならばICU内を歩行する 2日目に準じ，歩行中の心血管反応・バランス反応を評価
手術後4日目	ADLの再獲得 （30m歩行）	1. 安静状態で心拍数・血圧を測定．安静時モニター心電図を評価 2. 運動靴に履き替えてもらい，監視下で自力歩行を開始する 3. 歩行中は，歩行のバランス・下肢の支持性・歩容を観察 4. 30m歩行後，心拍数・血圧を測定．モニター心電図を評価 5. 胸部疲労感・末梢（下肢）疲労感を，RPEスケールを用いて評価 6. 問題がない場合：起立・室内トイレが看護師付き添いのもと許可される 　問題がある場合：後日，同じステージをもう一度確認する

表 7 つづき

	目　的	方法や実際
手術後 4 日目	ADL の再獲得 (30 m 歩行)	7．午後は看護師と 1〜5 を繰り返す
手術後 5〜6 日目	ADL の再獲得 (100〜200 m 歩行)	1．4 日目に準ずる 2．歩行距離は 100 m から 200 m に増加 3．問題がない場合：室内トイレ自立・室内自由が許可される 　　問題がある場合：後日，同じステージをもう一度確認する 4．午後は看護師と行う
手術後 7 日目	階段昇降能力の評価 pacing wires 抜去後の運動療法	1．安静状態で心拍数・血圧を測定．安静時モニター心電図を評価 2．運動靴に履き替えてもらう 3．階段は 1 階分を昇る．スピードは任意だが早過ぎないように指導する 4．昇段後，心拍数・血圧を測定．モニター心電図を評価 5．胸部疲労感・末梢（下肢）疲労感を，RPE スケールを用いて評価 6．呼吸を整えてから降段する 7．午後は看護師と 200 m 歩行に階段昇降を取り入れて練習する 　　問題なく抜去できた場合：運動療法は最低でも 30 分は行わないこと．この間，患者はベッド上で安静をとることが原則である 　　組織と一緒に抜去された場合：運動療法は最低でも 1 時間は行わないこと．心タンポナーデを危惧し，すべてのバイタルサインを注意深く観察する
手術後 8 日目以降	回復期の運動療法の項を参照	
手術後 2 週間以降	退院指導	

以上持続する場合は再開胸の目安とされている．ドレーンを抜くかどうかは 1 日量で判断せずに，時間的経過をみて判断されている．通常，1 日量は 150〜200 ml 以下である．

胸部 X 線や血液ガスの結果，患者の呼吸状況をよく判断し，無気肺や肺炎，気胸，皮下気腫などの呼吸器合併症の確認，胸水，肺うっ血の有無なども観察する．

当院のデータでも，不整脈は心臓リハビリテーションの遅延する最も代表的な理由となっている．不整脈がこれまで問題視されるのは，重篤な不整脈が発生し，ときには死に至ることがあること，また循環動態に影響を与え，主要臓器への血流量が減少することを避けるためである．したがって万が一，手術後に不整脈を発症し治療中であった場合は，理学療法の進行は遅らせるべきであろう．

表 7 に手術後の理学療法進行マニュアルおよび，図 8 に当院の理学療法進行のフローチャートを示した．リハビリテーション進行上のリスクマネジメント基準として，「積極的な理学療法を行わない場合」「理学療法を一時中止する（症状が治まれば再開する）場合」「注意が必要な場合（理学療法を制限するものではない）」の 3 つに分け，判断に迷う場合はその都度，医師と情報交換を行うこととしている．さらに，手術前からの状態や経時的変化を参考にして判断することも必要である．

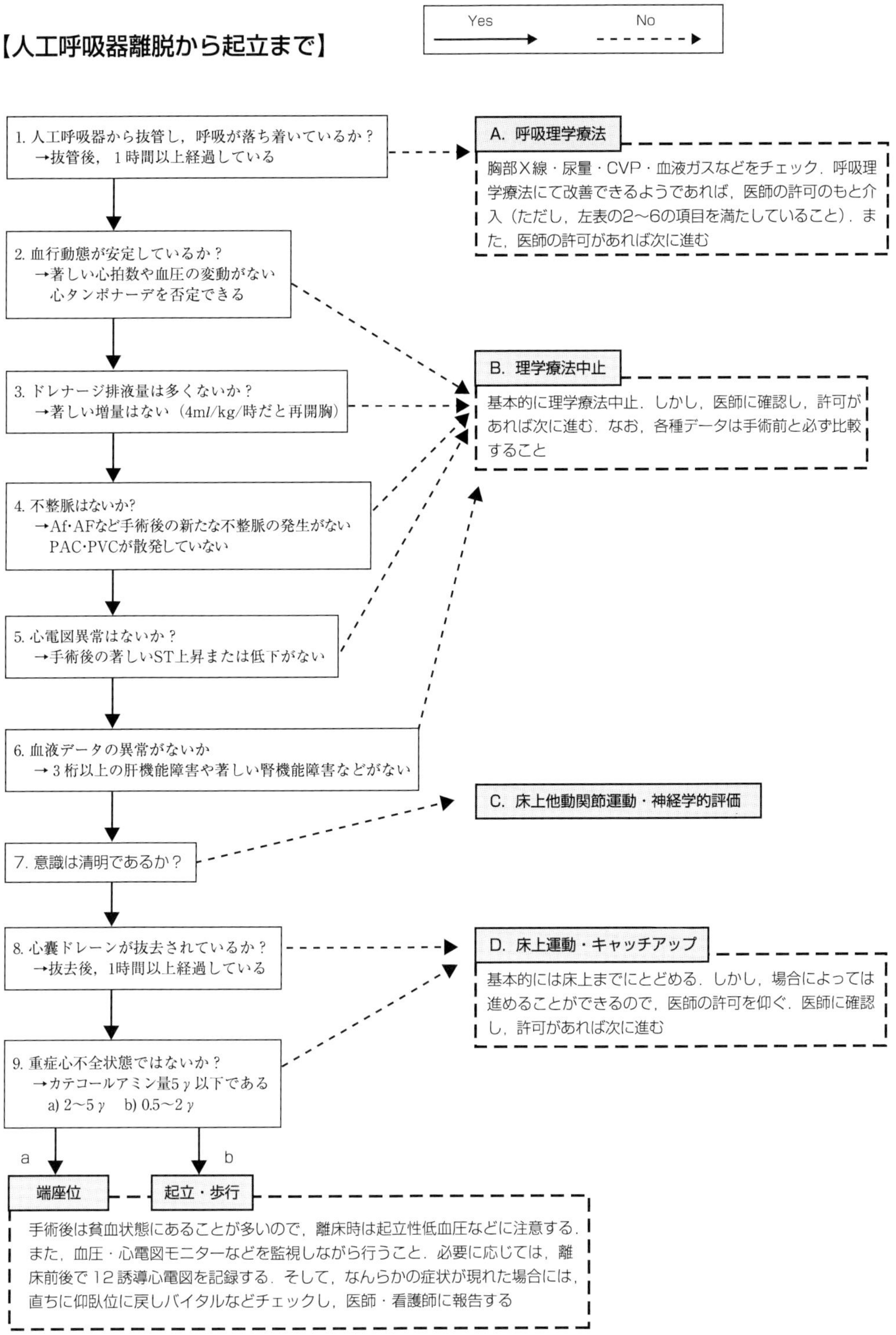

【人工呼吸器離脱から起立まで】

Yes ──→   No ----▶

1. 人工呼吸器から抜管し,呼吸が落ち着いているか?
   → 抜管後,1時間以上経過している

   A. 呼吸理学療法
   胸部X線・尿量・CVP・血液ガスなどをチェック.呼吸理学療法にて改善できるようであれば,医師の許可のもと介入(ただし,左表の2〜6の項目を満たしていること).また,医師の許可があれば次に進む

2. 血行動態が安定しているか?
   → 著しい心拍数や血圧の変動がない
      心タンポナーデを否定できる

   B. 理学療法中止
   基本的に理学療法中止.しかし,医師に確認し,許可があれば次に進む.なお,各種データは手術前と必ず比較すること

3. ドレナージ排液量は多くないか?
   → 著しい増量はない(4ml/kg/時だと再開胸)

4. 不整脈はないか?
   → Af・AFなど手術後の新たな不整脈の発生がない
      PAC・PVCが散発していない

5. 心電図異常はないか?
   → 手術後の著しいST上昇または低下がない

6. 血液データの異常がないか
   → 3桁以上の肝機能障害や著しい腎機能障害などがない

   C. 床上他動関節運動・神経学的評価

7. 意識は清明であるか?

8. 心嚢ドレーンが抜去されているか?
   → 抜去後,1時間以上経過している

   D. 床上運動・キャッチアップ
   基本的には床上までにとどめる.しかし,場合によっては進めることができるので,医師の許可を仰ぐ.医師に確認し,許可があれば次に進む

9. 重症心不全状態ではないか?
   → カテコールアミン量5γ以下である
      a) 2〜5γ b) 0.5〜2γ

a) **端座位**   b) **起立・歩行**

手術後は貧血状態にあることが多いので,離床時は起立性低血圧などに注意する.また,血圧・心電図モニターなどを監視しながら行うこと.必要に応じては,離床前後で12誘導心電図を記録する.そして,なんらかの症状が現れた場合には,直ちに仰臥位に戻しバイタルなどチェックし,医師・看護師に報告する

図 8 理学療法進行のフローチャート

130　第4章　循環器疾患治療の実際

【離床から病棟内歩行自立まで】

凡例：Yes →（実線）　No ---→（破線）

1. 理学療法中止基準にあてはまるものはないか？
   → 血行動態，不整脈の有無と種類，心電図異常，重度肝機能障害，重度腎機能障害，重度心不全

   → **A. 理学療法中止**
   基本的に理学療法中止．そして，医師に確認し，許可があれば次に進む．なお，各種データは手術前と必ず比較すること

2. カテコールアミン量 2γ 以下であるか？

   → **B. 床上運動，端座位**
   基本的には端座位まで．場合によっては起立・足踏みまで進めることができるので，医師に確認．許可があれば次に進む

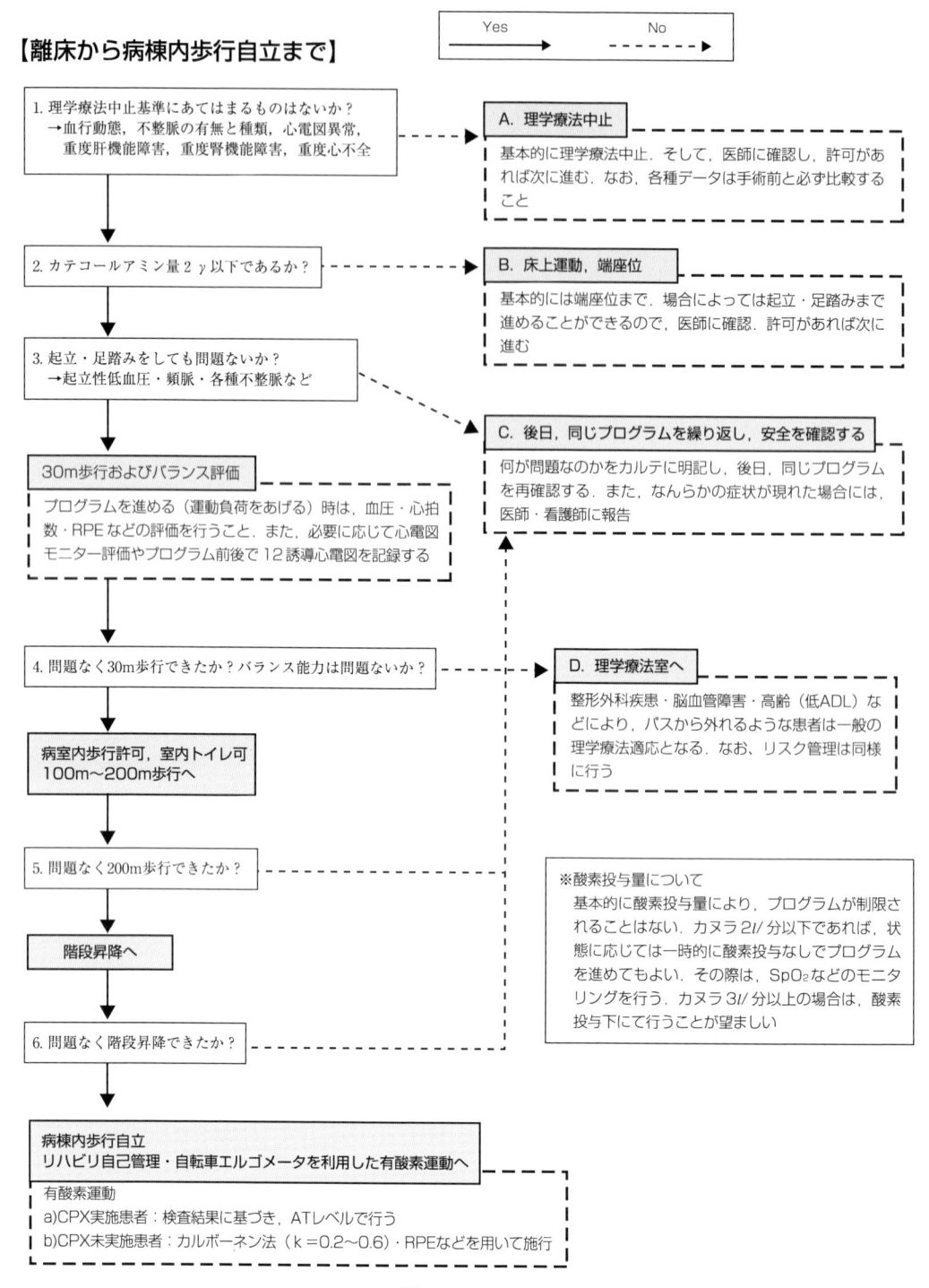

3. 起立・足踏みをしても問題ないか？
   → 起立性低血圧・頻脈・各種不整脈など

   → **C. 後日，同じプログラムを繰り返し，安全を確認する**
   何が問題なのかをカルテに明記し，後日，同じプログラムを再確認する．また，なんらかの症状が現れた場合には，医師・看護師に報告

   30m歩行およびバランス評価
   プログラムを進める（運動負荷をあげる）時は，血圧・心拍数・RPEなどの評価を行うこと．また，必要に応じて心電図モニター評価やプログラム前後で12誘導心電図を記録する

4. 問題なく30m歩行できたか？バランス能力は問題ないか？

   → **D. 理学療法室へ**
   整形外科疾患・脳血管障害・高齢（低ADL）などにより，パスから外れるような患者は一般の理学療法適応となる．なお，リスク管理は同様に行う

   病室内歩行許可，室内トイレ可 100m～200m歩行へ

5. 問題なく200m歩行できたか？

   階段昇降へ

   ※酸素投与量について
   基本的に酸素投与量により，プログラムが制限されることはない．カヌラ 2l/分以下であれば，状態に応じては一時的に酸素投与なしでプログラムを進めてもよい．その際は，SpO_2などのモニタリングを行う．カヌラ 3l/分以上の場合は，酸素投与下にて行うことが望ましい

6. 問題なく階段昇降できたか？

   病棟内歩行自立
   リハビリ自己管理・自転車エルゴメータを利用した有酸素運動へ
   有酸素運動
   a) CPX実施患者：検査結果に基づき，ATレベルで行う
   b) CPX未実施患者：カルボーネン法（k=0.2～0.6）・RPEなどを用いて施行

図8　つづき

V. 胸骨正中切開創の保護

胸骨正中切開術を行った場合，創の感染や胸骨の離開に注意が必要である．筆者が経験した手術後胸骨離開患者は，胸郭の大きな男性に多く，手術後に咳が続いたり，動作時に胸骨の動揺性や痛み，音（グラ・ゴツ・キシ・ガタなどと表現される）が生じているにもかかわらず乱暴に起き上がり動作をしたり，糖尿病を合併する患者が多かった．上記のような患者には，早期から積極的な創保護対策が必要である．退院後も手術後2カ月から3カ月は，上肢の運動や体幹を過度にねじる運動は禁止する．また，大胸筋を強く収縮させるような運動や重いもの（5kg以上）を持ち上げることも避けるように指導する．運転も後進の際の体幹回旋や事故の際のシートベルトやハンドル，エアバックとの衝突による創への影響を考えると同様の期間は禁止する．

文献

1) Yada I, Wada H, Shinoda M, et al：Committee of Science, Japanese Association for Thoracic Surgery. Thoracic and cardiovascular surgery in Japan during 2001：annual report by the Japanese Association for Thoracic Surgery. *Jpn J Thorac Cardiovasc Surg* **51**：699-716, 2003
2) 高橋哲也，山田純生：心臓外科手術後の理学療法．MB Medical Rehabilitation **19**：27-34, 2002
3) 丸川征四郎，山内順子：手術侵襲が呼吸器にもたらす影響．臨床リハ **4**：118-122, 1995
4) Ali J, Weisel RD, Layug AB, et al：Consequences of postoperative alterations in respiratory mechanics. *Am J Surg* **128**：376-382, 1974
5) Jenkins SC, Soutar SA, Forsyth A, et al：Lung function after coronary artery surgery using the internal mammary artery and the saphenous vein. *Thorax* **44**：209-211, 1989
6) Webber BA：8 Physiotherapy techniques. In Pryor JA, Webber BA, eds：Physiotherapy for Respiratory and Cardiac Problems. Second ed. Churchill Livingstone, Edinburgh, UK, 1998, pp 137-209
7) Cecins NM, Jenkins SC, Pengelley J, et al：The active cycle of breathing techniques—to tip or not to tip? *Respir Med* **93**：660-665, 1999
8) 高橋哲也, Sue Jenkins, 安達 仁，他：呼吸器系・循環器系障害に対する最近の理学療法．理学療法 **16**：284-292, 1999
9) 鰤岡直人，佐々木孝夫：臥床はなぜ呼吸に悪いのか．呼と循 **46**：253-259, 1998
10) 高橋哲也，奈良 勲，有薗信一，他：心臓外科手術後の呼吸機能の回復について—経時的変化とインセンティブスパイロメータの効果．理学療法学 **30**：335-342, 2003
11) Patman S, Sanderson D, Blackmore M：Physiotherapy following cardiac surgery：is it necessary during the intubation period? *Aust J Physiother* **47**：7-16, 2001
12) 高橋哲也，熊丸めぐみ，安達 仁，他：心臓外科手術後のリハビリテーション遅延例の疾患別検討．理学療法群馬 **13**：52-54, 2002
13) 熊丸めぐみ，高橋哲也，安達 仁，他：心臓外科手術後のリハビリテーション遅延例の検討．心臓リハビリテーション **7**：109-112, 2002
14) 高橋哲也, Sue Jenkins, 安達 仁，他：冠動脈バイパス術後に呼吸理学療法は必要か？—早期呼吸理学療法導入の効果．理学療法学 **28**：31-37, 2001
15) Raw JL, Thomas L：The effect of method of administering incentive spirometry on postoperative pulmonary complications in coronary artery bypass patients. *Respir Care* **88**：771-778, 1988
16) Stock MC, Downs JB, Cooper RB, et al：Comparison of continuous positive airway pressure, incentive spirometry, and conservative therapy after cardiac operations. *Crit Care Med* **12**：969-972, 1984
17) Stiller K, Montarello J, Wallace M, et al：Are breathing and coughing exercise necessary after coronary artery surgery? *Physiotherapy Theory and Practice* **10**：143-152, 1994
18) Stiller K, Montarello J, Wallace M, et al：Efficacy of breathing and coughing exercises in the prevention of pulmonary complications after coronary artery surgery. *Chest* **105**：741-747, 1994
19) Jenkins SC, Soutar SA, Loukota JM, et al：Physiotherapy after coronary artery surgery：are breathing exercises necessary? *Thorax* **44**：634-639, 1989
20) Gale GD, Sanders DE：Incentive spirometry：Its value after cardiac surgery. *Can Anaesth Soc J* **27**：475-480, 1980

21) Dull JL, Dull WL：Are maximal inspiratory breathing exercise or incentive spirometry better than early mobilization after cardiopulmonary bypass? *Phys Ther* **63**：655-659, 1983
22) Oikkonen M, Karjalainen K, Kahara V, et al：Comparison of incentive spirometry and intermittent positive pressure breathing after coronary artery bypass graft. *Chest* **99**：60-65, 1991
23) Crowe JM, Bradley CA：The effectiveness of incentive spirometry with physical therapy for high-risk patients after coronary artery bypass surgery. *Phys Ther* **77**：260-268, 1997
24) 高橋哲也, 丸川征四郎：体位管理の新しい潮流. 看護技術 **48**：17-21, 2002
25) 高橋哲也：早期理学療法―呼吸循環器系のリスクと効果. 理学療法学 **29**：309-313, 2002

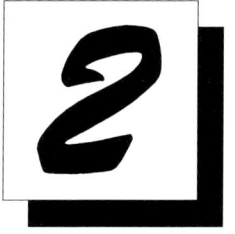

2 心臓外科手術—バイパス術
3）術後回復期の運動療法

渡辺　敏*

> ◆ Key Questions ◆
> 1．運動処方はどうしたらいいのだろうか
> 2．運動継続の工夫はあるのだろうか
> 3．運動療法の効果はあるのだろうか

I．運動療法の目的

　心臓外科手術（バイパス手術）回復期の運動療法は，手術に至る経緯の中で心筋梗塞を発症しているか否かで，回復初期の運動療法の目的が異なる場合が考えられる．急性心筋梗塞の急性期治療としてバイパス手術が選択された場合は，梗塞病変の瘢痕化が優先され心筋梗塞に準じた治療方針をとる．陳旧性心筋梗塞の再灌流療法として選択された場合は，狭心症の出現閾値は改善されるが心筋梗塞での運動耐容能の下位は一つの制限因子となる．また，狭心症の治療として選択された場合は，心筋には機能障害がなく明らかな機能改善を示すが，症例は，運動が狭心症を誘発することを体験しており，不安の解消や運動に対する抵抗感の改善なども重要になる．このような状況をふまえてもバイパス手術後の回復期運動療法の目的は，身体機能改善・精神機能改善・QOL（quality of life）向上や二次予防などにあると考えられる[1]．身体機能改善は，血行再建による虚血閾値改善に伴う心肺運動機能改善や心筋収縮力の改善，一回拍出量増加による末梢代謝機能改善や筋力増加などの因子が含まれる．精神機能改善は，痛みからの解放と身体活動に対する不安の除去を意味し，生産的な社会生活へ復帰することで社会適応を改善する．また，胸骨正中切開創の管理や運動内容の指導といった面も，バイパス手術後回復期運動療法の教育的目的の特徴と思われる．QOL向上や二次予防は，心筋梗塞と同等に再発予防や生活習慣の改善といった目的を有している．そして何よりグラフト開存率への寄与と生命予後の改善は，バイパス手術後の運動療法の大きな目的の一つである．

II．運動療法開始時の病態把握

　運動療法に際しては，表1に示すような評価用紙を利用している．以下に評価用紙を参照しながら病態把握について述べる．術後経過の項目にある冠動脈造影所見と再建結果は心筋血液供給の把握（狭心症の予測）に有用であり，75％以上の残存狭窄は日常生活での虚血症状に注意し，50％以上の狭窄は二次予防に視点を向ける．左心室造影による心臓ポンプ機能は運動耐容能を予測でき，広範囲の心筋梗塞既往例や左室駆出率（LVEF：left ventricular ejection fraction）30％以下は急性期の運動負荷試験の実施

---
* Satoshi Watanabe／聖マリアンナ医科大学病院リハビリテーション部

表1 CABGリハビリテーション評価表

Ope. Dr.　　　　PB

発症日	【術後経過】　Off・On　pump　　輸血：＋・－
手術日	pump-t：　　　　Ao clu-t：
【患者プロフィール】	LITA →　　　, RITA →　　　, RA →
氏名：	GEA →　　　, SVG →
ID：	CAG：（　　／　　）
年齢・性別：	
職業：	LVG：　　　　　　　EF：　　％
家族：　　　　　　家族歴：	【術後合併症】
住所：	AP：＋・－
TEL：	Arrhythmia：＋・－　　af・SVPC・PVC・VT
【病前 stage】Pc/C・Pr・A・M-（　）	Infecion：＋・－　　fever up・WBC・CRP
	LOS：＋・－　　CO・SVO$_2$・PAS・CVP
【入院前ADL】	Hemorrhage：＋・－　　Hb
NYHA分類：Ⅰ・Ⅱ・Ⅲ・Ⅳ　期間：　　カ月間	Peri-op MI：＋・－　　CK-MB
20分連続歩行：可・否	【ROM】　　　　　　【MMT】
階段昇降2階分：可・否，手すりの使用：要・不要	肩関節：屈曲/外転　　三角筋/四頭筋
	Rt　　　　/　　　　Rt　　　　/
【既往歴】	Lt　　　　/　　　　Lt　　　　/
Smoking：＋・－　　本/日　　　年間	不眠：＋・－　　　　下腿浮腫：＋・－
：禁煙歴：＋・－　禁煙期間：　　　年間	【Labo】　/　　　/　　　/　　　/
alcohol：＋・－　種類：　　量：　/日	CTR
MI　　　　：＋・－	Cr
AP　　　　：＋・－　→ type	BUN
CHF　　　：＋・－　　/　　/　　/　　/	Hb
HT　　　　：＋・－　T-cho	In/out
HL　　　　：＋・－　TG	BW
HDL	CRP
LDL	【処方薬剤】
Obesity　　：＋・－　BMI	DOA
cm　　kg	DOB
DM　　　　：＋・－　FPG	ジゴキシン
Orthopedics：＋・－　HbA$_{1c}$	
CVA　　　　：＋・－	
【臥床期間】	心筋虚血【　　】
Gatch up（　　）病日	ポンプ【　　】
Dangling（　　）病日	不整脈【　　】

を見送り，心不全症状の出現に注意して1.5～2.0m/時程度の処方強度を持続する工夫が必要である．手術時の胸郭切開法はさまざまな方法が実施されているが，離床方法はベッドアップした後，胸郭を両手で保持しながら，下腿を下垂する力を利用して端座位をとるようにする．また，胸骨正中切開例については，肩以上の上肢挙上動作は両手動作とするように指導する．術後のヘモグロビン量は，頻脈性不整脈や心不全誘発の指標として，7.0g/dl以下の場合は注意が必要である．胸骨正中切開例や胸水貯留例では，肺活量[2)]や1秒率または経皮的酸素飽和度などの呼吸機能評価も運動耐容能を規定する因子であり，経皮的酸素飽和度が94％以下または安静時からの4％以上の低下は注意が必要である．腎機能は，クレアチニン5.0mg/dl以上は積極的な運動療法は実施せず腎機能改善を優先する．また，血清尿素窒素60mg/dl以上

は透析などの適応検討例となり維持的な運動療法が望ましい．特に，腎機能は単発的な数値よりも経過による変化を的確に捉えることが重要である．心機能重症例は，脳性ナトリウム利尿ペプチド（BNP：brain natriuretic peptide）を参考に200 pg/ml以上は心不全の発症や増悪を常に注意するが，BNPと心不全症状の陽性的中率は10～20％とする文献[3]もあるのでその判断は慎重にする．その他，運動耐容能を改善させる末梢因子として下肢筋力の評価も重要であり[4]，アイソトニックやアイソメトリックの各種測定機器の安全性と有効性が報告されている．最終的にはこれらの総合評価として心肺運動負荷試験を定期的に実施し，運動処方の指標としたり経時的な評価や効果判定の実施が望まれる．

一方で身体活動に対するセルフエフィカシー（自己効力感）[5]や不安とうつの評価であるHAD（hospital anxiety and depression）[6]や，健康関連QOLの評価であるSF-36[7]のような評価も運動療法に重要なヒントを提供してくれる．また，喫煙・糖尿病・肥満（BMI≧25）・高脂血症（LDLコレステロール≧100）といった冠危険因子の把握は，二次予防に向けた目標設定を禁煙や減量などと明確にする意味でも重要な情報になる．バイパス手術後の回復期投薬内容としては，ジギタリス製剤の使用の有無，抗不整脈剤の使用の有無などは基本調律や心拍反応および不整脈の抑制効果などに影響を与え，βブロッカーの使用は運動療法中の心血管反応を抑制するので注意したい．これは病態を管理するうえで重要であり必ずチェックする．また，職業や家族構成および運動習慣と通勤手段や生活環境などの情報は，回復期運動療法の実施方法の検討や，復職やライフスタイル変容に対してのアドバイスに重要な要素であり直接聴取する．

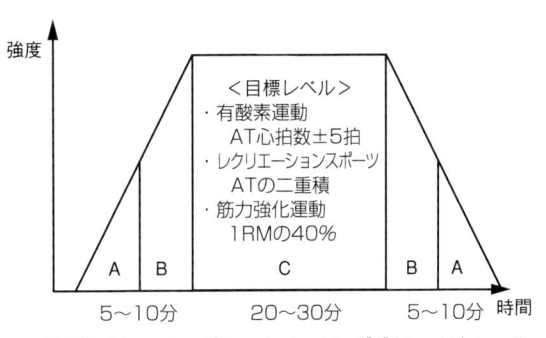

A：筋骨格系ウォーミングアップ・クーリングダウン：ストレッチ
B：心血管系ウォーミングアップ・クーリングダウン：低強度運動
C：主運動：有酸素運動・レクリエーションスポーツ・筋力強化運動

図1　運動療法コンポーネント

III. 運動療法の実際

各施設で術後プログラムとして，運動様式や運動強度を規定して運動療法を展開している急性期と違い，画一的なプログラムをもたない回復期運動療法は，運動処方の原則に沿って1．運動様式，2．強度，3．時間，4．頻度を満たすものが望ましく，5．運動継続の工夫も重要である．また，運動処方の原則と職業復帰などの時間的制約をいかに調節できるかも重要な要素であり，医療者側の一方的な処方では回復期運動療法は成り立たない．

1．運動様式

運動様式としては，運動のコンポーネント（図1）を配慮して構成し，ウォーミングアップやクーリングダウンには，下肢ストレッチ（図2）や胸郭モビライゼーション（図3）などの心負荷の少ない運動を選ぶとよい．主運動の運動様式は有酸素運動として，トレッドミル歩行やエルゴメーター駆動やレクリエーションスポーツなどを選択する．ここでスポーツの種類を選択する場合，胸骨正中切開創の管理として，手術後1カ月以内はバドミントンなどの片手挙上動作を含む種目は禁止する．そして手術後1カ月以降，経過をみながら徐々に導入を検討してもよいが，ゲームの開始は手術後3カ月の運動負荷

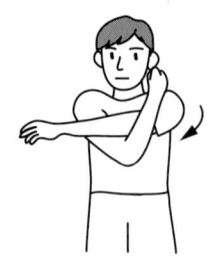

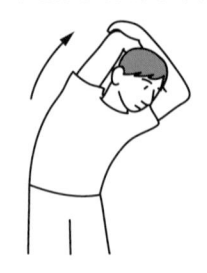

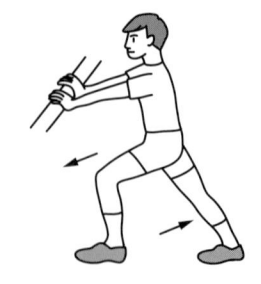

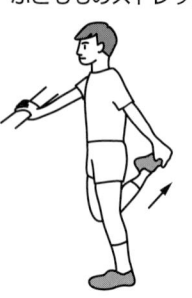

うでのストレッチ　　わきばらのストレッチ　　ふくらはぎのストレッチ　　ふとももストレッチ

20〜30秒止めましょう
左右8回

20〜30秒止めましょう
左右8回

図2　ストレッチ

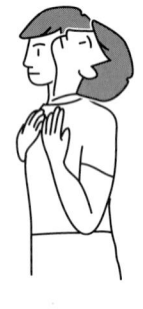

1　胸の前の骨を手で下に引き下げ，あごを天井に近づけるようにして首の前の筋を伸ばしてください
1回につき20秒×3回

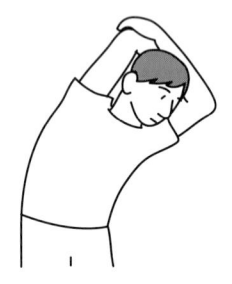

2　片方の肘を引っ張りながら上体を横に倒した後，少し前におじぎをする

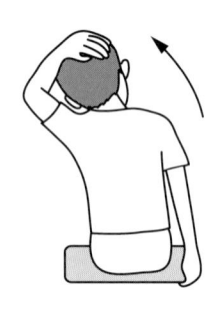

3　傾けるほうの肩をみるように手で頭を傾けて固定する．反対の手は椅子の端を持ち，上体を頭と反対側に倒してください
1回につき20秒×左右各3回

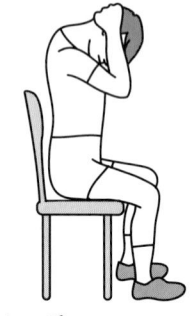

4　頭の後ろを手で持って，前に倒す．首のつけ根の背骨を天井に近づけるようにして背すじを伸ばしてください

図3　胸郭のストレッチ

試験結果を含めて検討する．また，下肢筋力強化運動（図4）の運動耐容能増加に対する効果と安全性は多数報告[8]があり，ぜひ構成要素に入れておきたい．

2．強　度

強度は心肺運動負荷試験より実測した嫌気性代謝閾値（AT：anaerobic threshold）を処方強度とすることが望ましい．実際にはAT心拍数±5拍を目標心拍数として処方するが，βブロッカー服用の場合は（AT心拍数−10）±5拍を処方強度としている．ちなみに，バイパス手術後の症例の中にはAT心拍数が120拍を超えている場合があり，心筋障害や残存狭窄のある例などは処方上限心拍数を120拍とする．また，レクリエーションスポーツなど運動様式の異なる運動を処方する場合は，AT心拍数とAT時の収縮期血圧で算出した二重積を上限二重積とする．個別筋に対する筋力強化の負荷強度としては，1回反復できる最大筋力（1RM：

- 筋力強化運動は8秒かけて上げ，6秒かけてゆっくり下ろしましょう
- 1セットごとに10～20秒休憩をとりましょう

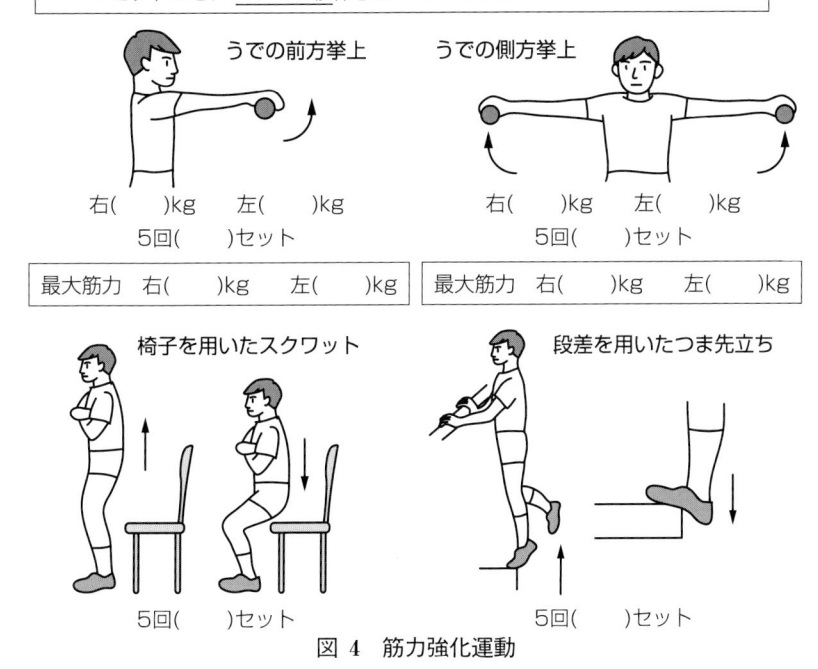

うでの前方挙上　　うでの側方挙上
右(　)kg　左(　)kg　　右(　)kg　左(　)kg
5回(　)セット　　　　5回(　)セット
最大筋力 右(　)kg 左(　)kg　　最大筋力 右(　)kg 左(　)kg

椅子を用いたスクワット　　段差を用いたつま先立ち
5回(　)セット　　　　5回(　)セット

図4　筋力強化運動

1 repetition maximum）の40％強度で実施し，高血圧など血圧反応の過剰な症例は休止期を長くする工夫をする．さらに胸骨正中切開創に対する上肢の負荷強度設定は，手術後1カ月以内では無負荷とし，手術後1カ月以降1RMの40％強度を上限に切開創の動揺性がないことを確認して処方している．これら処方強度について予測最大心拍数やカルボーネン法（目標心拍数）での処方は，負荷強度が適切でない場合も報告されており，最近では回復期運動療法の処方強度が低値になってきた点[9]に注目する必要がある．

3．時　　間

1回の運動時間は，ウォーミングアップとして5～10分，主運動として有酸素運動や筋力強化運動を20～30分，クーリングダウンを5～10分行い，全体を合計30～50分で構成する．低心機能例や高血圧合併例は，運動中に適宜休憩を入れ，持続運動による心拍反応や血圧反応の加重現象[10]に注意する．また，50分の運動中は発汗による脱水に注意し水分補給も重要である．

4．頻　　度

頻度については，運動療法の目的が身体機能改善であるか，精神機能改善あるいは二次予防であるかによって判断する．前者であれば3回/週の通院を基本に相談し，術後5カ月までは通院運動療法を維持する．つまり厳重な監視のもとに運動のみならず，日常生活の食事や睡眠または趣味活動など，病態の改善に最良の環境で運動療法が実施できるように考慮する．後者は，運動の習慣化が大きな目標になり通院監視型運動療法よりも，むしろ在宅運動療法で効果を目指したほうがよい．高頻度例で1～3回/週の通院，低頻度例で1回/月の診察時や術後1, 3, 6カ月の心肺運動負荷試験時の指導となる．いずれの場合も回復期運動療法の効果出現時期は，術後3カ月では不十分であり[11]，術後5カ月のフォローアップを基本に考えている．

5. 運動継続

運動継続や生活習慣の改善はグラフト開存率に寄与しており，各個人の生活背景などの個人因子を十分配慮した手段が必要になる．そして，運動が職業復帰を妨げないように最大限の配慮が必要で，通勤時間内の一駅歩行や帰宅後の在宅運動療法の手段を検討する．この在宅運動療法での強度の調節には，パルスウオッチ[12]の活用が効果的であるが，減量や高脂血症対策などが目標であれば万歩計を利用して1万歩/日や1 kg/月の減量といった方法で指導する．運動の継続には，行動記録表（表2）を活用して記録を残すことで達成感や実感を得ることができ，なにより1カ月間の空白を埋めアドバイスを与える有効な資料にもなる．最近では，渡した記録表を自分のパソコンに入力しグラフ化して持参される方も増え，われわれの指導も一層楽しみになっている．

IV. 運動療法中止基準

回復期運動療法を実施するうえで，日々の体調や健康状態で運動療法を中止したり運動強度を減少させる必要があり，一定の基準を明確にしておく必要がある．表3に運動療法を中止する場合と運動強度を調節する場合についてまとめたので参照していただきたい．まず一般的な注意として，①体調が優れない時や風邪や発熱といった感染症症状のある時は無理せず数日休止する．②過労・徹夜・睡眠不足など，生活リズムの崩れた時は，通常よりも10拍以上の心拍数の上昇があれば休止する．③食後2時間以内は消化器官に血流がシフトしており，運動筋の血流不足を助長するので運動は控える．④在宅で運動する場合，高温多湿や低温乾燥の極端な時は，通常と異なる心血管反応を示すことが考えられるので，できるだけ避ける．⑤食事が摂れなかった場合はエネルギー不足が考えられ，薬を飲み忘れた時は未治療と同じ意味であり運動は中止する．

次に身体状況のチェックとして，①突発的な心拍数140拍以上の頻脈および頻脈性不整脈は中止し，120拍以上の頻脈および頻脈性不整脈は運動強度を下げて実施する．②血圧は安静時収縮期血圧が200 mmHg以上で中止し，180 mmHg以上は運動様式や運動強度を下げて実施する．運動中の収縮期血圧20 mmHg以上の低下は運動を中断し，必要に応じて下肢挙上や臥位をとる．③運動誘発性の心電図ST部分の低下は運動を中止し，回復過程を注意深く観察し，日常生活での狭心症の有無を注意深く聴取する．④不整脈は，RonT型や心室頻拍（VT：ventricular tachycardia）および運動で増加するブロックは運動を中止する．その他，非持続性心室頻拍（NSVT：non sustained ventricular tachycardia）や運動によって増加する心室性不整脈は，強度調節を含め運動誘発性であるかを確認する．⑤心不全兆候は，息切れ・むくみ・体重増加・尿量減少・安静時心拍数20拍以上の増加などに注意し，心胸郭比の拡大や胸水貯留またはBNPの上昇など，他覚所見が伴う場合はいったん休止する．以上の身体状況を認めた時は，必要に応じて診察や投薬の検討を行い，後日症状改善の有無を必ずチェックして運動継続の可否を判断する．その他，糖尿病合併例は低血糖や起立性低血圧（OH：orthostatic hypotension）に留意し，腎機能低下例は腎機能を経時的に観察する．

V. 運動療法の効果

1. 身体的効果

バイパス手術後の心機能は冠血流量の改善により，虚血閾値の改善と一回拍出量の改善などが中枢効果として認められる．また，末梢効果として骨格筋のミトコンドリア密度と酸化酵素活性増加なども報告されている．結果的に運動耐容能の増加，最高酸素摂取量の増加，日常労

表 2　身体活動記録表

身長（　　cm）No._____
病前（　　kg）
退院時（　　kg）　到達見込み（　　kg）

平成　　年　　月
お名前

	日（月）	日（火）	日（水）	日（木）	日（金）	日（土）	日（日）	平均
運動した時間（分）								
歩数（歩）								
総消費量（kcal）								
運動量（kcal）								
体重（kg）								
血圧，脈拍	/　,	/　,	/　,	/　,	/　,	/　,	/　,	

	日（月）	日（火）	日（水）	日（木）	日（金）	日（土）	日（日）	平均
運動した時間（分）								
歩数（歩）								
総消費量（kcal）								
運動量（kcal）								
体重（kg）								
血圧，脈拍	/　,	/　,	/　,	/　,	/　,	/　,	/　,	

	日（月）	日（火）	日（水）	日（木）	日（金）	日（土）	日（日）	平均
運動した時間（分）								
歩数（歩）								
総消費量（kcal）								
運動量（kcal）								
体重（kg）								
血圧，脈拍	/　,	/　,	/　,	/　,	/　,	/　,	/　,	

	日（月）	日（火）	日（水）	日（木）	日（金）	日（土）	日（日）	平均
運動した時間（分）								
歩数（歩）								
総消費量（kcal）								
運動量（kcal）								
体重（kg）								
血圧，脈拍	/　,	/　,	/　,	/　,	/　,	/　,	/　,	

表 3　運動の中止および調節基準

a）一般的項目
- 体調が優れないとき
- 風邪や発熱といった感染症症状のあるとき
- 過労・徹夜・睡眠不測など，生活リズムの崩れたとき
- 食後 2 時間以内
- 高温多湿や低温乾燥の極端なとき
- 食事がとれなかったり薬を飲み忘れたときは運動療法を控える

b）身体状況のチェック
- 突然出現した心拍数 140 拍以上の頻脈および頻脈性不整脈は中止，120 拍以上の頻脈および頻脈性不整脈は運動強度を下げて観察する
- 安静時収縮期血圧が 200 mmHg 以上で中止，180 mmHg 以上は運動様式や運動強度を下げる
- 運動中の 20 mmHg 以上の血圧低下は中止
- 運動誘発性の心電図 ST 部分の低下は中止し回復過程を観察する
- RonT 型や VT および運動で増加するブロックは運動を中止，その他 NSVT や運動によって増加する心室性不整脈は運動強度を下げる
- 息切れ・むくみ・体重増加・尿量減少・安静時心拍数 20 拍以上の増加は，心胸郭比拡大や胸水貯留または BNP の上昇など，他覚所見が伴う場合はいったん休止する
- その他，糖尿病合併例は血糖値を，腎機能低下例は腎機能をチェックする
　　以上の場合は，医師の診察後運動を再会し改善の有無を観察する

作の相対的運動強度の減少が認められ，症例が自覚的にも楽になったと感じることができる．しかし，術後早期は胸郭切開創の疼痛や呼吸機能低下なども残存し，一時的に身体機能は低下するが術後3カ月以降効果が顕在化する．また，冠循環に及ぼす効果としては血管内皮機能の改善が報告されており，特に動脈を利用した再建術では開存率の上昇が期待できる．さらに自律神経に対する効果として交感神経活性を抑制し，副交感神経活性を上げることが報告されており，安静時心拍数の低下や不整脈抑制効果も期待できる．

2．精神的効果

バイパス手術後の精神的機能の改善としては，不安やうつの改善，疲労感の改善，社会的適応の改善などが報告されている．身体機能改善に伴って起こる自信の回復が精神活動を改善し社会的適応を高めることが考えられ，術後の不安や胸骨正中切開創の疼痛などの訴えが経過の中で減少していくことが観察される．しかし，これらの変化も術後3カ月頃から明らかになっており，保険適応のある術後5カ月までは最低限でも継続フォローを実施したい．

3．QOL向上と二次予防効果

健康関連QOLの改善[13]，高血圧・高脂血症・禁煙・減量・糖尿病などの改善は，心筋梗塞と同様に運動療法の効果として認められ，生命予後改善にもつながるが運動の習慣化が必要である．術後入院期にある症例は，運動に対するモチベーションが上がり運動継続が可能であるように思えるが，術前からの運動経験の有無によっても継続率に差が生じることが報告されている[14]．また，就労年齢にある症例は在宅運動療法の形態をとることが多く，運動経験の有無が在宅運動療法の実施強度に影響することも検討されており，術後運動療法の寄与するところが大きい分野である．

以上のような効果が期待できる運動療法も，食事療法と禁煙が実施できてはじめて生命予後が改善する．しかし，運動の習慣化が獲得され毎日散歩を欠かさなかった症例が，3年後散歩中に急性心筋梗塞を発症した．術後半年，一年と経過するうちについつい1本2本とタバコの量が増えて再手術を受けたなどの症例も経験しており，改めてバランスの取れた対応が重要であることを痛感し，バイパス手術後回復期に携わる医療スタッフ全員の統一された方針に基づく取り組みが重要であることを強調しておきたい．

文献

1) 齋藤宗靖，谷口興一，神原啓文，他：心疾患における運動療法に関するガイドライン．*Circulation Journal* **66**：1177-1247, 2002
2) 高橋哲也，奈良 勲，有薗信一：心臓外科手術後の肺活量の回復について―経時的変化とインセンティブスパイロメーターの効果．理学療法学 **30**：335-342, 2003
3) 山本一博，真野敏昭，増山 理：拡張不全発症規定因子としての細胞外マトリックスのリモデリング．循環器専門医 **11**：273-279, 2003
4) 山崎裕司，山田純生，渡辺 敏：心筋梗塞患者に対する筋力増強運動の安全性の検討．診療と新薬 **31**：312-316, 1994
5) 岡浩一朗，山田純生，井澤和大：心臓リハビリテーション患者における身体活動セルフ・エフィカシー尺度の開発とその評価．心臓リハビリテーション **7**：172-177, 2002
6) A. S. Zigmond, R. P. Snaith（著），北村俊則（訳）：Hospital anxiety and depression（HAD尺度）．精神科診断学 **93**：884-892, 1996
7) Oldridge NB：Outcome assessment in cardiac rehabilitation. Health-related quality of life and economic evaluation. *J Cardiopul Rehabil* **17**：179-194, 1997
8) 山崎裕司，山田純生，渡辺 敏：心筋梗塞患者の下肢筋力―下肢筋力と歩行，運動耐容能の関連―．総合リハ **22**：41-44, 1994
9) Fletcher GF, Balady GJ, Amsterdam EA, et al：Exercise standards for testing and training：a statement for healthcare professionals from the American Heart Association. *Circulation* **104**：1694-1740, 2001
10) 鍋倉賢治，後藤真二，永井 純：一定強度の長時間運動中に起こる心周期分画の変動．体

力科学 **37**：263-272, 1998
11) 平野康之, 井澤和大, 山田純生：心臓外科手術後患者の健康関連 Quality of Life の測定. 理学療法学 **29**：42, 2002
12) 山田純生, 森尾裕志, 小林 亨：脈拍監視機能付き腕時計は, 在宅運動療法の強度厳守に有効か？ 心臓リハビリテーション **5**：127-130, 2000
13) 井澤和大, 山田純生, 岡浩一朗：心臓リハビリテーションの成果としての健康関連QOLの評価—SF-36 日本語版の応用. 心臓リハビリテーション **6**：24-28, 2001
14) 平澤有里, 渡辺 敏, 山田純生：心筋梗塞患者における二次予防に対する意識—病前運動習慣の有無による違い. 理学療法学 **31**：269, 2004

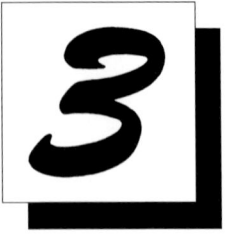

3 心不全
1）慢性心不全の病態生理

麻野井英次*

◆ Key Questions ◆

1．急性心不全とどこが違うか
2．何が心不全を増悪させるか
3．自覚症状の発生要因は何か
4．個別病態の解明はなぜ重要か

I．慢性心不全の定義と診断

慢性心不全は，心機能障害のために日常身体活動能が障害され，循環動態の異常，体液貯留および神経体液性因子の亢進を特徴とする，予後不良の症候群である．慢性心不全はこのような心臓以外の生体反応を伴っている点で単なる心機能障害と区別される．事実，慢性心不全では上記の異常だけでなく，体液貯留・血管収縮・呼吸様式の異常・運動筋の変化，あるいは睡眠様式の異常など多彩な病態を呈する．慢性心不全の診断は，臨床的には心機能障害の存在とこれに起因する身体活動の制限，および神経体液性因子の亢進により診断される．また，近年の高齢化社会の到来と基礎心疾患に対する治療効果の増大は，拡張期性心不全患者の増加を招いている．そして，これら心不全の存在診断によく用いられる Framingham heart study の基準[1]を表1に示す．また最近，脳性ナトリウム利尿ペプチド（BNP）が心不全の生化学的鑑別診断に応用されるようになった．心不全症候と紛らわしい病態において BNP が 100 pg/ml 以上あれば心不全の可能性が高く，50 pg/ml 以下

表1 Framingham heart study 心不全診断基準（文献1）より引用）

大症状	小症状
発作性夜間呼吸困難/起座呼吸	末梢浮腫
頸静脈怒張/静脈圧＞16 mmHg	夜間の咳
肺ラ音/肺うっ血	労作時息切れ
心拡大	胸水
肝頸静脈逆流	肺活量＜正常の2/3
循環時間＞25秒	肝腫大
治療による体重減少（＞4.5 kg/5日）	頻脈＞120/分

Framingham criteria：大2 または 大1＋小2

であればその可能性が低いと判断される．

II．慢性心不全の病態

1．急性心不全との違い

急性心不全では，体液が貯留し心室が拡大する十分な時間的余裕がない．このため，心拍出量を維持するための前負荷の動員は，血管収縮による中枢側への血液シフトに依存する．そして，静脈還流の増大に対し短時間では Frank-Starling 機序を十分動員できない（左室が拡張できない）ため高度の肺うっ血を招きやすい（表2）．血管収縮は，一方では心臓の駆出をさらに障害する悪循環を形成する．慢性という長い時

*Hidetsugu Asanoi/射水市民病院

表 2 急性心不全と慢性心不全の病態の違い

	急性心不全	慢性心不全
心収縮力低下	軽度―高度	中等度―高度
左室拡大	軽度	高度
（Frank-Starling動員）	（小さい）	（大きい）
充満圧の上昇	高度	軽度
肺うっ血（PaO$_2$低下）	高度（高度）	軽度―なし（軽度―なし）
発生機序	血液の分布変化	体液量の増大
血管収縮	中等度―高度	軽度
体液貯留	軽度	中等度―高度
交感神経活動の亢進	高度―中等度	中等度―軽度
亢進機序	血行動態の変化	自律神経反射のリセッティング

間は体液貯留と左室拡大による Frank-Starling 機序の動員を可能にする点に特徴がある．その結果，慢性心不全では左室拡大が高度であるが，肺うっ血はあっても比較的軽度であることが多い．ただ心室の拡大は壁張力の増大を招き，拡大が拡大を促進し心機能の破綻へと進行することになる．また，急性心不全では低心拍出状態による血圧低下が圧反射を，肺うっ血による低酸素血症が化学反射を刺激し交感神経を賦活する．これに対し，慢性心不全では血圧低下や低酸素血症がなくても交感神経が亢進している．おそらく循環動態とは，独立して反射系が交感神経亢進側にリセットされている可能性が高い．したがって慢性心不全では，交感神経活動の亢進が循環動態の維持に果たす役割は，急性の場合より小さいと考えられる．

2．心機能障害の背景

心不全早期には，交感神経系やレニン・アンギオテンシン系が賦活され，主に血管収縮により血圧が維持される．慢性期になると血圧維持に対する体液貯留の関与が大きくなり，血漿レニン活性も正常化する．そして，心機能障害がさらに進行し体液貯留だけでは血圧が十分維持できなくなると，血管収縮が再び血圧維持に荷担するようになる．また，かかる血圧代償は不全心に過剰な前負荷と後負荷をかける結果となる．

このように心不全は，心機能低下のために血管収縮や体液貯留などの助けを借りなければ心臓が正常血圧を維持できない病的状態とみなすことができる[2]．

1）過負荷状態と心室リモデリング

心室リモデリングとは，心室が負荷の増大に対して心筋の量，心室の大きさや形態を変えて進行性に拡大する過程を指す．心拡大は同時に心筋の構造を強化する適応過程を刺激し，心筋の肥大や間質の線維化による拡張不全の原因となる．したがって，心拡大は心不全への入り口であり，これを抑制することは心不全の予後の改善につながる．一般に，心尖部を巻き込んだ初回の広範囲前壁梗塞では心室のリモデリングが起こりやすい．すなわち，収縮機能の低下による駆出機能の障害を代償するために心室は拡大するが，この代償機転は心室張力の増大と後負荷の増大を招き進行性の心拡大から心不全へ移行する悪循環を形成する．心筋梗塞発症数時間の急性期には主に梗塞壊死部の伸展により心室は拡大する．ここで梗塞の範囲が大きいもの，心尖部を巻き込んだ前壁梗塞，初回貫壁性梗塞，冠動脈が完全閉塞し側副血行路を伴わないものでは，その後，心室リモデリングを起こしやすい[3]．そして，梗塞後数日から1週間経ると梗塞部の炎症と吸収はピークとなり，非梗塞部の代償性肥大が観察される．さらに数カ月を経ると梗塞部の線維化は完成し，主として非梗塞部の

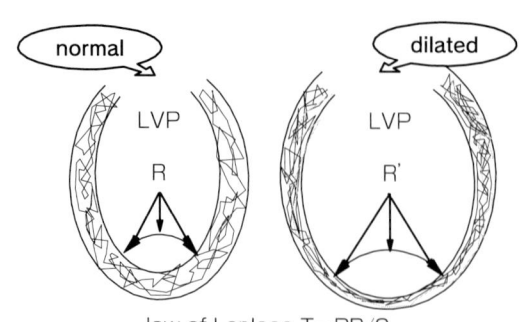

図1 心室の曲率半径（R, R'）と壁張力（T）
（文献3）より引用）

law of Laplace T=PR/2
wall stress(σ)=T/H=PR/2H

Laplaceの法則，P：左室圧，H：壁厚．正常では心尖部の曲率半径は小さいため，Laplaceの法則により壁張力は小さくてすみ壁厚は薄い．心尖部が梗塞に陥ると同部の曲率半径は増大し，その結果，壁張力が増大する．薄い心尖部の壁厚ではこの張力を支えることができず（後負荷不均衡）心尖部は拡大する

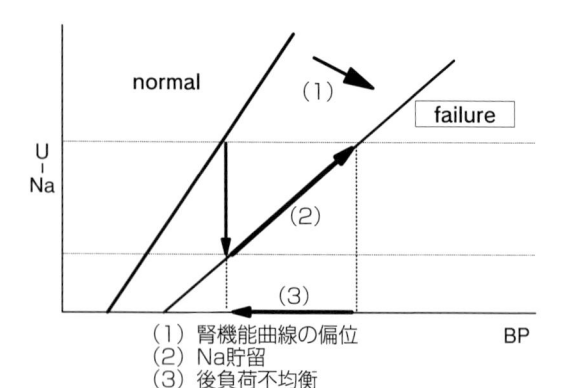

図2 腎臓による心不全の増悪機序（文献7）より引用）
（1）腎機能曲線の偏位
（2）Na貯留
（3）後負荷不均衡

1）交感神経活動やアンギオテンシンⅡの増大による圧利尿曲線の右下方偏位，2）体液貯留，3）後負荷不均衡により心不全は増悪する．U-Na：尿中Na排泄量，BP：血圧

伸展により進行性に心室は拡大する（図1）．心尖部を含む梗塞が拡大しやすい理由は，心尖部局所に後負荷不均衡が起こりやすいためと考えられる．図1に示すように正常では心尖部の曲率半径は小さいため，Laplaceの法則により壁張力は小さくてすみ壁厚は薄い．心尖部が梗塞に陥ると同部の曲率半径は増大し，その結果，壁張力が増大する．薄い心尖部の壁厚ではこの張力を支えることができず（後負荷不均衡）心尖部は拡大する．重要な点は，駆出機能の低下に伴い左室圧が低下すれば壁張力の増加は軽減され，リモデリングが抑制される可能性がある．しかし生体では，血圧代償機序により容易には低血圧が起こりにくい点が問題である．通常，臓器循環（とりわけ脳循環）の面からは正常血圧を維持することが重要であるが，これが必ずしも不全心にとって適切な血圧とはかぎらない．

2）レニン・アンギオテンシン・アルドステロン系（RAAS：renin angiotensin aldosteron system）の役割

心不全においては，全身および心筋局所のRAASが賦活化される．アンギオテンシンⅡは全身では血管収縮と体液貯留により心負荷を増し心拡大を助長するが，心筋局所においては心筋細胞の肥大や間質の線維化を促進する．実験的に心筋に伸展負荷が加わると心筋局所にアンギオテンシンⅡが産生される．またこれは主にAT1受容体拮抗薬により遮断される[4]．一方，アルドステロンは，心筋局所において心筋の線維芽細胞の増殖を刺激し間質の線維化を促進する．このアルドステロン系による心肥大は，生理学的肥大と異なり心筋細胞に対する間質の線維化が強く，病的肥大といわれる．病的肥大は，左室の伸展性が障害されやすく拡張不全の原因となる．

3．体液貯留と腎機能曲線

心不全が重症化するにつれて腎循環自体も大きく変化する．最近，心不全患者の予後に腎機能の良否がきわめて重要であることが報告され，心不全と腎臓との関係が再び注目されるようになった．例えば，重症心不全における糸球体濾過量の減少は，左室駆出分画やNew York Heart Associationの重症度よりも強力な予後規定因子であることが報告されている[5]．心不

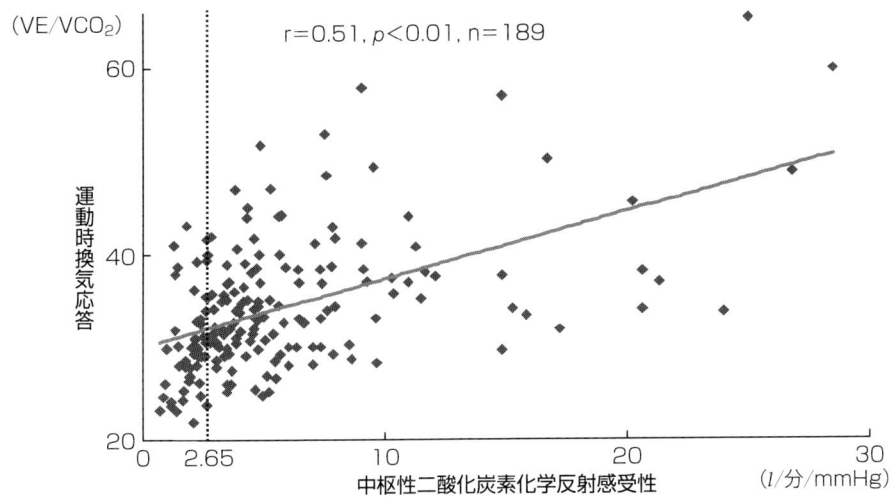

図3 心不全患者の中枢性二酸化炭素化学反射感受性と運動時換気応答（文献9）より引用）
約7割の患者が正常上限（2.56 l/分/mmHg）を超えており，運動時過換気を呈する

全では，安静のみならず運動により腎交感神経活動は亢進しその程度は健常者より大きい．腎交感神経活動の亢進やレニン・アンギオテンシン系の亢進は図2に示すように腎の圧・利尿曲線を右下方へ偏位させる[6,7]．心機能が正常に保たれている場合はNa貯留が起こっても腎の圧利尿によりNa排泄が増すが，不全心では後負荷不均衡により駆出が抑制されるため，高い血圧を維持できずNa貯留が進行する．このように，腎機能曲線の変化は心機能障害が軽度であっても容易に心不全を発症する原因となる．逆に，交感神経系やレニン・アンギオテンシン系を遮断し腎機能曲線を是正することにより，心不全を回復できる可能性がある．したがって，血圧維持に無限大の力をもつ腎機能が心不全の進展にきわめて重要な役割をもつことを改めて認識する必要がある．

4．運動耐容能の低下要因

慢性心不全の身体活動は，主に息切れと疲労感により制限される．これらの自覚症状は，急性心不全では肺うっ血と低心拍出状態に起因するが，適切な治療を受けて安定した慢性心不全では，その要因は単純ではない．

1）息切れと換気応答の異常

慢性心不全患者の息切れや疲労感は，左房圧の上昇や肺うっ血による低酸素血症，あるいは低心拍出状態に直接起因するものではない．慢性心不全患者では，同程度の身体活動に際して健常者より分時換気量が大きく，速く浅い換気様式を示すことが特徴である．換気量の増加は，死腔換気の増加と二酸化炭素化学反射の亢進に起因する．すなわち慢性心不全では，長期の肺うっ血による肺血管床の構造的変化と低心拍出状態が肺換気血流不均等を生じ，その結果，生理学的死腔が増加している．また，肺血管床や間質の弾性特性の変化は，呼吸を浅く速い様式へ変え解剖学的死腔率の増大を招く[8]．最近，慢性心不全患者では，中枢の二酸化炭素化学受容体や末梢の酸素化学受容体の感度が亢進していることが注目されている．化学反射の亢進は，運動時のわずかな炭酸ガス刺激に対して過剰の換気応答をもたらす．図3は慢性心不全患者189例で測定した安静時の中枢二酸化炭素化学反射感受性を示す[9]．約7割の患者で化学反射が亢進しており，化学反射亢進例ほど運動時の

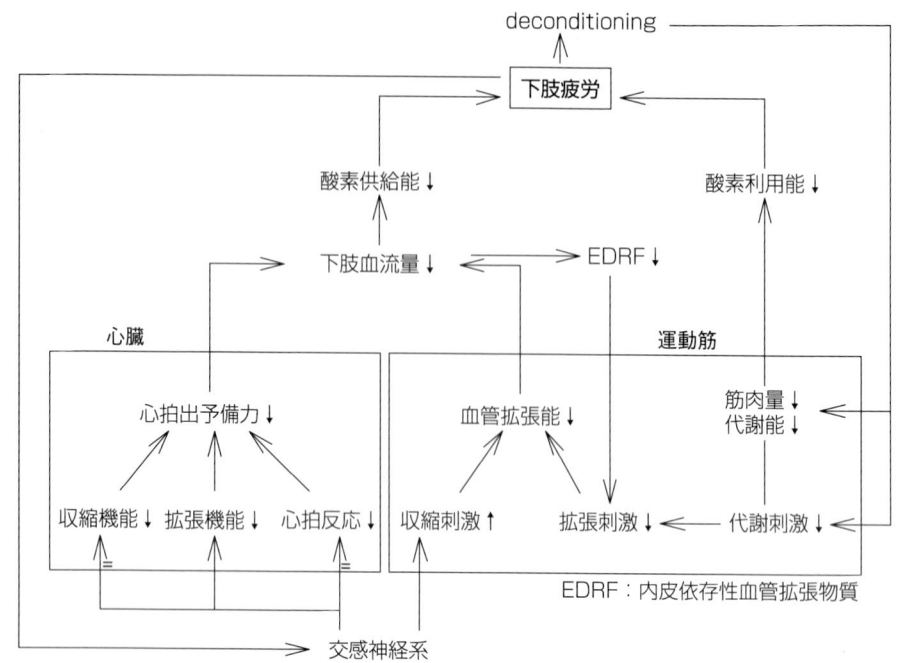

図 4 運動耐容能の規定要因
下肢疲労は運動筋への酸素供給量と運動筋における酸素利用能のバランスにより決定され，前者は心拍出予備力と血管拡張能により，後者は運動筋の量と有酸素性代謝能に依存する．長期の身体活動の制限は運動筋の量や代謝能の減少だけでなく，代謝性血管拡張により運動筋血流が増加する機会を奪う

換気応答が大きいことがわかる．化学反射の亢進は運動時の過換気だけでなく，心不全における動脈圧反射の減弱や心不全患者に高頻度に認められる中枢型睡眠時無呼吸の発生にも深くかかわっている．心不全における化学反射の亢進機序として，低酸素血症への頻回曝露・交感神経活動の亢進・運動反射の亢進，あるいは肺毛細管圧の上昇などが想定されているが，まだ十分解明されていない．このような運動時の換気応答の亢進は呼吸筋仕事量を増加させ，低心拍出状態による呼吸筋への血液供給の障害と相まって呼吸筋を容易に疲労させ，息切れを生じさせている可能性がある[10]．また，慢性心不全患者では運動筋のみならず呼吸筋においても deconditioning が起こっており，呼吸筋の萎縮や有酸素性代謝異常も呼吸筋の易疲労性の原因となっている．

2）下肢疲労と deconditioning

慢性心不全患者の運動制限要因である下肢疲労は，運動筋への酸素供給量と運動筋における酸素利用能のバランスにより決定され，前者は心拍出予備力と血管拡張能により，後者は運動筋の量と有酸素性代謝能に依存する．心不全患者の運動筋においては，遅筋線維（slow twitch fiber）の萎縮や減少，好気的代謝能の低下，筋グリコーゲン含量の減少など，組織学的・生化学的異常が指摘されている．また，心不全患者では運動筋血流量が同程度であっても，筋肉内のクレアチニンリン酸の減少やアシドーシスが運動早期より出現することが，MRスペクトルスコピーを用いた研究で明らかにされている[11]．これは，心不全患者は息切れなどの症状により日常身体活動が制限されるため，自然に症状がでないような生活様式をとるようになるためである．その結果，長期的には decondition-

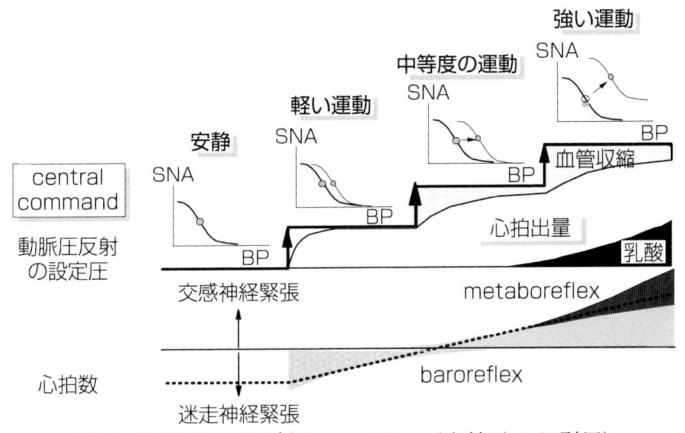

図5 運動時の圧反射のresetting（文献7）より引用）
運動強度に応じて副交感神経が減弱し，同時に動脈圧反射のセットポイントを高圧側に偏位し交感神経が賦活される．強い運動では，運動筋の無酸素性代謝によりmetaboreflexを介して圧反射はさらに高圧にリセットされ，交感神経系の亢進が顕著となる

ingの状態に陥る．この運動筋のdeconditioningは，心不全患者では上肢より下肢で顕著であり部位特異性がある．実際，心不全患者の下肢筋肉量と運動耐容能を検討した成績[12]では，無症候性心機能障害患者の両下肢の筋肉量は平均9.3 kgで，健常者（9.5 kg）と差がなかったが，日常生活が制限された心不全患者では平均7.9 kgと有意に低下していた．また，筋肉量は最高酸素摂取量や嫌気性代謝閾値（anaerobic threshold）の低下と密接に関連していた．したがって，長期の身体活動の制限は，運動筋の量や代謝能の減少だけでなく，代謝性血管拡張により運動筋血流が増加する機会を奪う．このような運動筋の低灌流状態は血管内皮細胞のずり応力を弱め，長期的には一酸化窒素の産生障害などの内皮機能の異常を引き起こし，運動筋の低灌流状態をさらに促進するという悪循環を形成する（図4）．このようにdeconditioningと運動筋の低灌流は相互に影響しつつ，末梢血管と運動筋の機能を変え心機能とは独立して運動耐容能を制限するようになると考えられる．心不全患者の運動耐容能に及ぼす末梢機能の重要性は，種々の治療による心機能の改善に対して運動耐容能の改善が遅れる点からも知ることができる．事実，心臓移植やアンギオテンシン変換酵素阻害薬によって心ポンプ機能が改善しても，末梢血管の拡張能が改善するまでには数カ月を要することが報告されている．

3）運動時の自律神経性調節

a．圧反射と代謝受容器反射（metaboreflex）

運動時には，運動筋へ酸素を供給するために多くの神経調節系が動員され，なかでも，中枢指令（central command）・動脈圧反射・運動筋metaboreflexが重要と考えられている．通常，運動指令により始まる運動筋の活動は同時に，副交感神経系の抑制による頻脈，横隔膜神経を介する換気の増大，運動筋血管の神経性拡張を伴い，運動筋への酸素供給を支援する．ここで運動強度と循環反応の大きさには良好な関連性が認められ，これには中枢神経系における動脈圧反射のresetting（再設定）が重要な役割をもつ．すなわち，生体は動員される運動ニューロンの数（運動強度）に応じて圧反射の作動点を変え，これをより高圧レベルに設定する（図5）[7,13]．軽い運動では，この設定圧は筋肉ポンプ

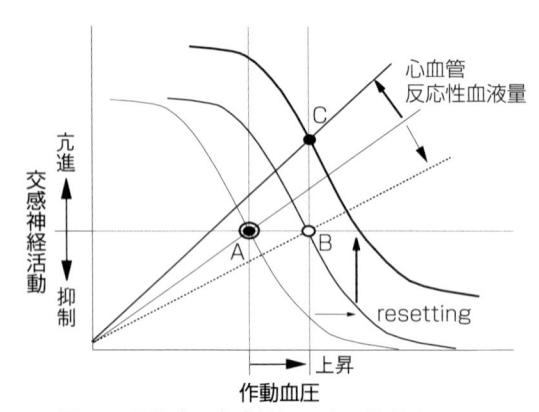

図6 運動時の交感神経反応と作動血圧（文献7）より引用）
　動脈圧反射カーブは，血圧が上昇すれば交感神経活動が減弱する．一方，交感神経活動が亢進するほど血管収縮を介して血圧は上昇する．この血圧反応関係と圧反射カーブとの交点が血圧と交感神経活動の作動点（A）になる．圧反射カーブは central command により右方へ，metaboreflex により上方へシフトする

による静脈還流の増加と頻脈による心拍出量の増加で維持される．しかし運動強度が増すにつれて，これらの機序だけでは設定圧を達成できなくなり（pressure error），交感神経系の亢進による心収縮機能の促進と非運動筋血管の収縮が血圧維持に動員される．さらに運動強度が上がり，運動筋に十分送血できる灌流圧を達成できなければ，運動筋の無酸素性代謝によりmetaboreflex を介して圧反射はさらに高圧にリセットされ，交感神経系の亢進はさらに顕著となる（metabolic error）．一方，代謝性刺激により運動筋血管は拡張し，運動筋血流は単位筋肉あたり最大 2.5 l/分/kg まで増加することができる[14]．しかし，実際にこのような血管拡張が両下肢に起こると健常者でさえ心拍出予備力を最大に動員しても血圧を維持することができない．このため運動強度が増すと交感神経を介する血管収縮は，運動筋血管にも及ぶようになる．その結果，代謝性血管拡張が制限され運動筋血流の増加が頭打ちとなり，運動を続けることができなくなる．すなわち，心拍出予備力の低下した心不全では，より低レベルの運動で運動筋血管に対する収縮刺激が強く現れる可能性がある．事実，慢性心不全患者の大腿動脈にフェントラミンを投与した後の運動では，動注前に比べ明らかに大腿動脈の血管抵抗が低下することが報告されている[15]．したがって，慢性心不全患者にみられる正常より高い運動筋の血管抵抗は，運動筋血流を犠牲にしても設定した血圧を維持しようとする生体の代償機序の現れと解釈することができる．図6 は運動時に交感神経活動がどのように動員され血圧調節に関与するかを示す．動脈圧反射カーブは血圧が上昇すれば交感神経活動が減弱することを表している．一方，交感神経活動が亢進するほど血管収縮を介して血圧は上昇する．この血圧反応関係と圧反射カーブとの交点が血圧と交感神経活動の作動点（図6：A 点）に相当する．交感神経活動に対する血圧応答性は，心血管反応性と動脈側に存在する血液量に依存する．健常者では運動時の心拍出量が多いため，交感神経活動をあまり動員せずに目的とする血圧を達成できる（図6：B 点）．一方，低心拍出状態ではより多くの交感神経活動を動員しなければ同程度の血圧上昇を達成できないことがわかる（図6：C 点）．

b．運動療法による改善

　一般に心疾患患者では，副交感神経活動が減弱し交感神経活動が亢進しており，β 遮断薬治療が有用であることから，自律神経機能異常は循環器疾患の病態と深くかかわっていると考えられる．運動療法は，呼吸性心拍変動や動脈圧反射を改善し，運動時の交感神経活動の過剰な亢進を是正する[16]．また，運動療法は下肢運動筋だけでなく呼吸筋も鍛えるので，呼吸様式を遅く深い呼吸様式に変え肺伸展反射を介する交感神経制御を改善する可能性がある．これら運動療法による交感神経活動の是正は，炭酸ガス化学反射機能を是正し，この反射を介する過剰な交感神経反応をさらに抑制する可能性がある．

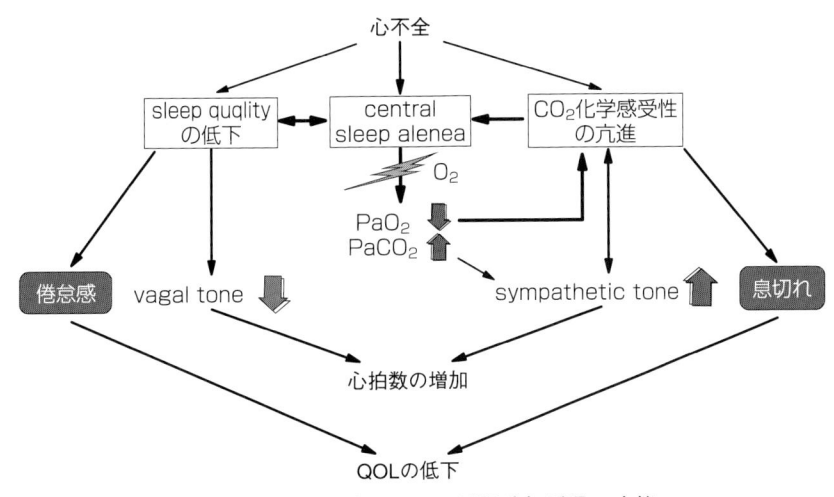

図 7 慢性心不全における睡眠時無呼吸の病態
睡眠時無呼吸は，低酸素血症と交感神経活動の亢進を招き，過換気相における頻回の覚醒は睡眠障害とこれによる日中の疲労感や倦怠感の原因となる．低酸素血症は，二酸化炭素化学反射を亢進させ中枢型無呼吸を助長するとともに，昼の運動時過剰換気の原因となる．O_2：夜間酸素療法による悪循環の遮断

5．合併症と心不全増悪の悪循環

心不全では，是正可能な増悪要因を明らかにすることは，効果的治療を考えるうえできわめて重要である．通常の治療を行っても期待されるほどの治療効果がみられない場合や，重症心不全では隠れた難治化の要因を探すのが定石である．治療薬の中断・過食・過労・感染・アルコールの摂取・頻脈性不整脈など，一般的な増悪因子以外に，最近注目されている心不全の悪性サイクルに貧血と睡眠時無呼吸がある．

1）貧 血

一般に心不全における貧血は，サイトカインの増加や腎機能低下など，慢性疾患に共通して認められる貧血 (anemia of chronic disorders) に属すると考えられている．ちなみに送血能が低下した心不全では，たとえ軽症の貧血であっても心臓の負荷を増し心不全を増悪させる悪循環を形成する．また，慢性心不全に合併する貧血の頻度は，報告により貧血の基準が異なるため 9.9～55.6％とさまざまである．もしヘモグロビンが 11 g/dl 未満とすると頻度は 18％，12 g/dl 未満で 33％と 1 g/dl の違いが貧血の頻度

を大きく変える．貧血は，心不全患者の中でも女性・高齢者・腎機能低下例・重症例に多く認められ，心不全死による予後と密接に関連する[17]．実際，ヘマトクリットが 1％低下すると死亡率が 2～3％増加する．健常者にとってはわずかな貧血の進行が，心不全患者では見過ごせない重要な問題である．われわれの成績では，ヘモグロビンが 13 g/dl を切ると BNP や運動時換気応答が漸増し始め，これらの心不全指標とヘモグロビンには有意な負の相関が認められた．ELITE-II 試験のサブ解析によれば，予後からみて至適ヘモグロビン値は 14.5～15.5 g/dl の範囲であるとされている[18]．

2）睡眠時無呼吸

睡眠時無呼吸は，心不全患者の約 3～5 割に出現し，神経体液性因子と同様心不全を増悪させる悪循環の構成要因であることがわかってきた．心不全に合併する睡眠時無呼吸の多くは中枢型無呼吸である．中枢型睡眠時無呼吸の弊害は，無呼吸による低酸素血症とこれによる交感神経活動の亢進，過換気相における頻回の覚醒による睡眠障害とこれによる日中の疲労感や倦

怠感である[19]．一方，閉塞性無呼吸ではさらに吸気相で胸腔内圧が著しく低下するため，心臓への後負荷が増し心機能が障害されやすい．とりわけ低酸素血症と交感神経活動の亢進は，夜間の心筋虚血，心室期外収縮や心房細動の発生要因となるだけでなく，二酸化炭素化学反射をさらに亢進させる悪循環を形成している．この交感神経系の亢進は昼の覚醒時にも持ち越され，心不全の増悪に関与している．無呼吸に続く過換気とこれによる睡眠障害は昼間の息切れや倦怠感を招来し，心不全患者の quality of life を低下させる（図7）．一方，浅い眠りは迷走神経の緊張を弱め，交感神経活動の亢進とともに夜間の心拍数の低下を阻んでいる．無呼吸低呼吸指数が30（回/時間）以上は心臓死の独立した危険因子であることが報告されている[20]．最近，睡眠時無呼吸による低酸素血症はインターロイキン-6（IL-6）やC反応性蛋白（CRP）を増加させること，内皮依存性血管拡張能を低下させることが報告され，本疾患と種々の心血管合併症との関連性が示唆されている．

III. 慢性心不全の病態に基づく個別治療の重要性

最近の大規模臨床試験は，β遮断薬，抗アルドステロン薬，およびアンギオテンシンII拮抗薬が慢性心不全の生命予後の改善に有効であることを証明した．しかしこれらの試験が明らかにしたもう一つの事実は，慢性心不全に対する治療効率の低さである．今日，なお新たな心不全治療法が求められる理由がここにある．治療効率は薬剤の特性によるものではなく，慢性心不全の病態の多様性に起因する．個々の患者における病態の違いが薬剤の治療効果を左右しているからである．しかし現状は，心不全は症候群としてひとまとめに扱われ，治療法もきわめて画一的である[21]．慢性心不全の治療効率を向上するためには，臨床的観点から病態解析をさらに深め，特異的治療を導入できる個別病態を明らかにする必要がある．最近，保険適用となった夜間酸素療法や両心室ペーシング療法は個別病態を標的とし，これに特異的かつ直接的に介入する点で，これまでの心不全治療法とは際だった特徴をもつ．今後普及するであろう心不全に対する運動療法・再生療法，あるいは先端技術を駆使した非薬物療法においても，どのような病態に特異的で効果的であるかという視座が必要となる．以上，心不全の進展抑制だけでなく心不全の寛解に向けての鍵は，個別病態の解明とこれに立脚した治療（patient-oriented medicine）であると考えられる．そしてこの鍵をみつけるヒントは，第一線の医療従事者が患者と接する日々の臨床現場の中にあるに違いない．

文献

1) McKee PA, Castelli WP, McNamara PM, et al：The natural history of congestive heart failure：Framingham study. *N Engl J Med* **285**：1441-1446, 1971
2) Harris P：Congestive cardiac failure：central role of the arterial blood pressure. *Br Heart J* **58**：190-203, 1987
3) Mitchell GF, Pfeffer MA, Lamas GA, et al：Left ventricular remodeling after myocardial infarction：Progression toward heart failure. *Heart Failure* **8**：55-69, 1992
4) Sadoshima J, Izumo S：Molecular characterization of angiotensin II-induced hypertrophy of cardiac myocytes and hyperplasia of cardiac fibroblasts. Critical role of AT 1 receptor subtype. *Circ Res* **73**：413-423, 1993
5) Hillege HL, Girbes AR, Kam PJ, et al：Renal function, neurohomoral activation, and survival in patients with chronic heart failure. *Circulation* **102**：203-210, 2000
6) DiBona GF, Herman PJ, Sawin LL：Neural control of renal function in edema-forming states. *Am J Physiol* **254**：R 1017-R 1024, 1988
7) 麻野井英次：心不全における循環調節異常．井上 博（編）：循環器疾患と自律神経機能．医学書院，2001，pp 163-195
8) Wada O, Asanoi H, Miyagi K, et al：Importance of abnormal lung perfusion in

excessive exercise ventilation in chronic heart failure. *Am Heart J* **125**：790-798, 1992
9) Yamada K, Asanoi H, Ueno H, et al：Role of Central Sympathoexcitation in Enhanced Hypercapnic Chemosensitivity in Patients with Heart Failure. *Am Heart J*, 2004（in press）
10) Mancini DM, Henson D, La Manca J, et al：Respiratory muscle function and dyspnea in patients with chronic congestive heart failure. *Circulation* **86**：909-918, 1992
11) Massie B, Conway M, Yonge R, et al：Skeletal muscle metabolism in patients with congestive heart failure：relation to clinical severity and blood flow. *Circulation* **76**：1009, 1987
12) Miyagi K, Asanoi H, Ishizaka S, et al：Importance of total leg muscle mass for exercise intolerance in chronic heart failure. *Jpn Heart J* **34**：15-26, 1994
13) Rowell LB：Human Cardiovascular Control. New York, Oxford University Press, 1993, p 465
14) Andersen P, Saltin B：Maximal perfusion of skeletal muscle in man. *J Physiol* **366**：233, 1985
15) Wilson JR, Ferraro N, Wiener DH：Effect of the sympathetic nervous system on limb circulation and metabolism during exercise in patients with heart failure. *Circulation* **72**：72-81, 1985
16) Kosugi Y, Asanoi H, Kakiuchi T, et al：Heart rate variability could be a quantitative marker for evaluation of effects of short-term physical training in healthy, sedentary subjects. Physical Fitness and Health Promotion in Active Aging. Shiraki K, Sagawa S, Yousef MK（ed）：Progress in Biometeorology Vol 17. Backhuys Publishers, Leiden, 2001, pp 122-128
17) Komajda M：Prevalence of anemia in patients with chronic heart failure and their clinical characteristics. *J Card Fail* **10**：S1-S4, 2004
18) Anker SD, Sharma R, Francis D：Anemia and survival in 3044 patients with chronic heart failure（CHF）in the ELITE II Trial. *Circulation* **106**（suppl II）：427, 2002
19) Bradley TD, Floras JS：Sleep apnea and heart failure：Part II：central sleep apnea. *Circulation* **107**：1822-1826, 2003
20) Lanfranchi PA, Brghiroli A, Bosimini E, et al：Prognostic value of nocturnal Cheyne-Stokes respiration in chronic heart failure. *Circulation* **99**：1435-1440, 1999
21) 循環器病の診断と治療に関するガイドライン：慢性心不全治療ガイドライン．*Jpn Circ J* **64**（suppl IV）：1040-1041，2000

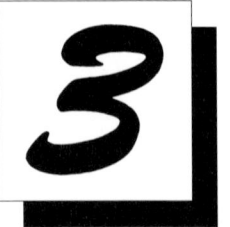

3 心不全
2）外科的治療—手術手技・術後病態管理・病態評価

江連雅彦* 金子達夫

◆ Key Questions ◆
1. 補助人工心臓（VAS）とは
2. 左室形成術とは

I. はじめに

心不全は，機能低下により心臓が圧負荷や容量負荷を処理しきれず，血行動態が保てなくなった状態である．臨床的には，運動耐容能の低下，うっ血，浮腫，不整脈などを呈する．また，発症の仕方により，急性心不全と慢性心不全に分けられる．そして，すべての心疾患の終末的病態が心不全であることを考えれば，その治療には元々の疾患の治療が必要である．しかし，より病態の進行した難治性心不全では，元の疾患の治療そのものだけでは心機能は回復せず，また薬物治療もすでに困難な状態である．これら難治性心不全の外科治療について，急性心不全と慢性心不全に分けて述べる．

II. 急性心不全の外科治療

急性心不全は，心臓の機能異常が急激に発生し，時間的に低下したポンプ機能を代償することができないか，代償が不十分な病態である．また，突然に出現する呼吸困難，前胸部圧迫感，起座呼吸，精神・神経症状を示し，肺うっ血・肺水腫が起こると血痰・咳嗽が出現し低酸素血症となり，呼吸困難は著明となる．そして心原性ショック状態では，冷汗・チアノーゼ・乏尿などの臓器循環不全となる[1]．その原因として急性心筋梗塞，心筋炎，完全房室ブロック，心室頻拍，心タンポナーデ，心室中隔穿孔，乳頭筋断裂による僧帽弁逆流，肺塞栓症，大動脈解離による大動脈弁逆流，人工弁機能不全などがある．

治療は，血行動態の早期改善と原疾患を迅速に把握し，それに対し的確に対処することである．外科治療は原疾患に対して行われることが多く，大抵の場合は緊急を要する．また，血行動態を改善することを目的とした外科治療もある．

原疾患に対する治療は，急性心筋梗塞に対する冠動脈バイパス術（通常は経皮的冠動脈形成術），心室中隔穿孔に対する穿孔部閉鎖術，乳頭筋断裂による僧帽弁逆流に対する弁置換術などである．

また血行動態を改善させ，安定化させるには薬物療法を行うが，不十分な場合は補助循環が必要となる．補助循環の適応は，心係数（CI：cardiac index）$<1.8\ l/m^2/$分，収縮期血圧<90 mmHg，左房圧（肺動脈楔入圧）>20 mmHg，

---

* Masahiko EZURE, Tatsuo KANEKO/群馬県立心臓血管センター心臓血管外科

表 1 補助循環療法の種類と特徴

	IABP	PCPS	VAS
特徴	圧補助 後負荷の軽減 拡張期圧の上昇	流量補助 右心系前負荷の軽減 呼吸補助も可能	流量補助 左心系前負荷の軽減 心ポンプ機能を100％代行
補助効果	心拍出量の10〜15％	心拍出量の50〜80％	心拍出量の100％
問題点	補助能力に限界	左室後負荷増大 抗凝固療法が必要	開胸操作が必要
合併症	下肢粗血，出血，感染，血栓，バルーンの損傷，神経障害	下肢粗血，出血，感染，血栓，溶血	血栓塞栓症，出血，感染，多臓器不全

尿量＜20 ml/時である．まず，状況をみて大動脈内バルーンパンピング（IABP：intra-aortic balloon pumping），さらに経皮的心肺補助装置（PCPS：percutaneous cardiopulmonary support）を用いる．IABPの適用は，大動脈弁逆流や大動脈解離がない場合に限られる．そして，IABPを用いたとしても血圧低下が著明な場合や心拍出量が少ない場合は，PCPSの同時使用を考慮する．このような補助循環を行い，早期に原疾患の治療を行う．しかしこれらの内科的，外科的治療にも反応しない重症心不全には補助人工心臓（VAS：ventricular assist system）[*1]も考慮される．また，急性心不全に対するVASの使用は，一時的な補助を前提とし体外設置型が適応となる．表1にIABP，PCPS，VASの特徴を示す．これらの特徴を踏まえて急性心不全の病態に応じた適切な選択が必要である．

また，肺うっ血，肺水腫や急性腎不全に対しては，透析液による外灌流を行わず限外濾過圧により水分のみを除去する急性血液浄化法（ECUM：extracorporeal ultrafiltration method）がある．なお，病態に応じ血行動態への影響をより少なくする目的で，血液充填量の小さいヘモフィルターを用いた持続緩徐式ECUMである持続式血液濾過（CHF：continuous hemofiltration）あるいは透析液の外灌流を行う持続式血液濾過透析（CHDF：continuous hemodiafiltration）が行われる．

ちなみに心不全が長期化した場合，心移植も考慮される．

III．難治性慢性心不全

心臓の負荷が増大しても，一挙に心不全に陥るほど急激かつ著しくない場合は，心臓の形態が変化し適応しようとする．しかし，その形態的適応にも限界があり，終には心機能不全に陥る．

心機能不全は収縮能障害と拡張能障害に分けられる．収縮能障害は拡張型心筋症などのびまん性収縮能障害と，心筋梗塞などの局所性収縮能障害とがある．一方，拡張能障害は拡張期の左室充満が障害されるため，拡張末期圧の著明な上昇と心拍出量の低下をきたす．これらの病態を示すものとして高度な僧帽弁狭窄症，収縮性心膜炎，アミロイドーシスなどがある．一般に難治性慢性心不全の原疾患については表2の通りである．

この難治性慢性心不全は，通常の内服治療では心不全のコントロールができず，カテコールアミンの持続投与や機械的補助循環が必要な状態であるが，この改善にいくつかの外科（観血的）治療が行われている．

[*1] 心臓のポンプ機能を代行する装置で，100％の心拍出補助が可能．心臓移植へのブリッジ使用のほか，心機能回復を目的とした使用も注目されている．体内植え込み型VASにより，長期使用も可能になってきた．

表 2 難治性心不全の原疾患

- 虚血性心疾患
- 弁膜疾患
    大動脈弁狭窄, 大動脈弁逆流
    僧帽弁狭窄, 僧帽弁逆流
- 先天性心疾患
- 心筋症
- 心筋炎
- 不整脈
- 代謝性心疾患
- 二次性心筋症
- 神経・筋疾患
- 遺伝性疾患
- 心外膜疾患
- 肺高血圧

1. 内科で行われる機械的補助治療

1) ペースメーカー

高度房室ブロックなどの徐脈性不整脈による血行動態の悪化に対しペースメーカー植え込みを行う. 一般に右室の単腔ペーシング (single chamber pacing) よりも心房―心室間の同期が得られる右房―右室の二腔ペーシング (dual chamber pacing) のほうが心不全改善には有効である. そして, 房室伝導時間 (AV delay) を短縮することにより僧帽弁逆流の減少と心室充満血流の増加が期待される. しかし, 右室と左室間で収縮の位相にずれがある場合, 効果は不十分となる.

2) 両心室ペーシング (biventricular pacing)

右室と左室間で収縮の位相にずれがある場合, 適切な AV delay のもと両心室ペーシングを行うことで, 心不全の改善が期待できる. AV delay の短縮は僧帽弁逆流の減少と, 心室拡張期充満時間を延長させ充満血流を増加させる. また, 両心室ペーシングにより右室と左室との収縮の位相のずれが改善され, 心拍出量は増加し, 肺動脈楔入圧が減少, 左室収縮期圧と脈圧が上昇する. 一般に左室のペーシングリードは, 経静脈的に冠静脈洞経由で外心静脈や後外心静脈内に留置される. なお留置が困難な場合は, 胸腔鏡下や小開胸下に心外膜電極として植え込まれる.

ちなみに欧米でのいくつかの臨床試験の結果, 適応とすべき病態は, LVEF≦35%, 拡張末期圧≧60 mm, 左脚ブロックで QRS 幅≧150 msec の NYHA III または IV の慢性心不全例とされる. しかし, QRS 幅については 120〜150 msec の症例のみならず, 正常の症例でも血行動態が改善したとの報告もあり, 今後至適 QRS 幅についてはさらなる検討が必要である. また, 先の診断基準を満たしても 20% 程度に非改善例が認められ, これらの非改善例を植え込み前に診断する方法や, 両心室ペーシングの長期予後, 最も臨床症状の改善の得られる植え込み時期などの検討が今後の課題である.

3) 植え込み型除細動 (ICD : implantable cardioverter defibrillator)

持続性心室頻拍 (VT : ventricular tachycardia) や心室細動 (Vf : ventricular fibrillation) などの致死性不整脈による突然死を防止する目的で ICD の植え込みが行われる. これは自動的に不整脈発生を感知し, 不整脈発生後, 数秒から十数秒後に除細動を含む電気的治療を行う. この ICD は不整脈の発生を感知し, プログラムされた治療を行うジェネレーターと, 心内電位を検知する電極, 除細動用電流を放電する電極とペーシング電極からなるリードシステムから構成されている. 現在使用されている物は, 小型・軽量化され経静脈的挿入ができ, ジェネレーター本体も前胸部皮下への植え込みが可能である. ペーシング機能は, ほぼ通常のペースメーカーと同様の機能を合わせもつことが可能となっている.

また, ICD 植え込み例の中には両心室ペーシングの適応基準を満たす心不全症例が少なくない. このため両心室ペーシング機能を付加した ICD が開発され臨床試験が行われている.

2. 外科的アプローチ

1) 補助人工心臓 (VAS)[2]

内科治療や IABP, PCPS などで改善しない

重症心不全に対してはVASによる循環補助が必要となる．VASは従来，心臓移植へのブリッジデバイスとして開発されたが，移植が長く中断されてきたわが国では，開心術後の体外循環離脱困難例，術後低心拍出量症候群（LOS：low output syndrome）症例，急性心筋梗塞や心筋炎などの急性発症の重症心不全例に用いられてきた．最近は慢性心不全急性増悪期に，心機能改善の目的にも用いられるようになった．

欧米では，VASを心臓移植へのブリッジとして使用することは，標準的な心不全治療法である．その中で2～3％が自己心機能回復によってVASを離脱できると報告されている．わが国においても，慢性心不全でVAS離脱後退院し，長期生存している例が得られている．

VASには，ポンプ本体を体外に置く体外設置式と，腹腔内に埋め込む体内設置式とがある．体外設置式VASにはThoratec VASや，わが国で開発された東洋紡績製国立循環器病センター型（国循型）と日本ゼオン/アイシン精機製東京大学型（東大型）がある．これらは左心補助が主体であるが，ポンプ本体が体外であるため右心補助や両心補助も可能である．一方，体内設置型VASは左心補助装置（LVAS：left ventricular assist system）であり，Heart Mate LVAS（空気圧駆動装置体外設置型およびモーター駆動携帯型）とNovacor LVAS（携帯型）がある（図1）．両者共携帯型により病院外での生活が可能である．ただこれら体内設置型LVASは，体表面積が1.5 m²以下の体格の小さな症例には埋め込みが困難である．

a．VASの適応

VASは内科治療やIABP，PCPSなどで改善しない重症心不全で，長期循環補助により救命が期待できる症例が適応となる．しかし，不可逆性肝腎不全・敗血症・高度脳障害・高度出血傾向がある場合は除外される．

急性心不全に対しては体外設置型LVASを用いる．また右心不全を伴う場合，一酸化窒素

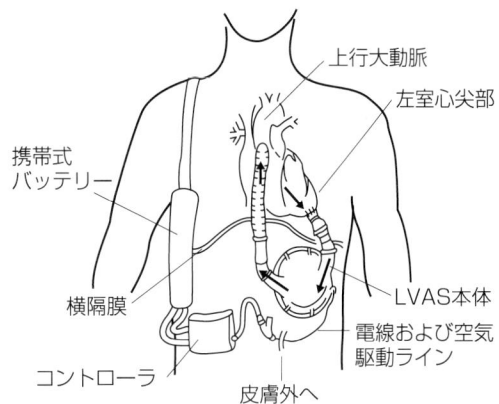

図1 体内植え込み型LVAS（Heart Mate）
左室から脱血され，LVASで駆出され，上行大動脈に送血される．LVAS本体は腹直筋下に固定され，電線が皮下を通り皮膚外へ誘導され，コントローラとバッテリーに接続される

投与や三尖弁逆流が高度の場合は三尖弁形成を行う．それでも右心不全を脱しない場合，右心補助装置（RVAS：right ventricular assist system）を併用する．

慢性心不全の急性増悪例に対しては，長期補助を想定し体格の大きな症例には体内設置型LVASを用いる．そして，体格の小さな症例や高度右心不全を伴い両心補助が必要な場合は，体外設置型VASを用いる．

b．VASの設置手技

VASの設置手技は胸骨正中切開法で心臓を露出する．通常は体外循環下に行う．送血部位はどのLVASも上行大動脈に人工血管を逢着し用いる．脱血は右側左房から脱血する左房脱血方式と，左室心尖部から脱血する左室脱血方式とがある．後者は左室心尖部の心筋を犠牲にすることとなるが，安定したより長期のLVAS治療には有利である．ちなみに体内設置型Heart Mate LVASとNovacor LVASは，いずれも左室脱血方式である．

送脱血管装着後，空気を十分排除して，管をポンプ本体に取り付ける．体外設置型の場合，送脱血管の一部から体外に誘導されポンプ本体に接続される．このポンプ本体は駆動装置に接

表 3　LVAS の離脱条件（国立循環器病センター）

〈左房脱血方式〉
- 心エコー所見
  LV diastolic dimension＜60 mm
  corrected ejection time＞200 msec
- 心拍数＜100 bpm
- 自己心拍出量＞2.5 l/分/m²（運動下）

〈左室脱血方式〉
- 心エコー所見
  LV diastolic dimension＜60 mm
- 心拍数＜100 bpm
- 自己心拍出量＞2.5 l/分/m²（ドブタミン負荷テスト下）

続される．体内設置型では，ポンプ本体はさらに腹腔内に固定され，体外には電源コード（携帯の場合には携帯式バッテリーに接続）と空気圧駆動装置に接続するための管が出るのみとなる．また，感染防止の点から胸骨は閉鎖され，皮膚は管の出る部分以外は完全に閉創される．

c．VAS 施行中の管理

VAS 装着初期は，最大限の補助量にて循環の安定を図る．VAS が必要となる心不全例では不整脈を頻発することが多く，心電図同期にするよりは固有レートとして駆動させたほうが安定した流量補助を得られる．

循環動態安定後は種々のラインを抜去し，可能ならば経口摂取を開始する．また，可能な限り早期にリハビリテーションを開始する．ポンプ内の血栓形成は VAS の重要な合併症であり，術後出血がコントロールされた段階で抗凝固治療を開始する．通常，経口摂取が可能となったならばワルファリンを開始し，PT-INR（プロトロンビン時間の国際標準化比）を 2 前後とする．また，抗血小板剤を併用する．さらに術後出血を認めなければ，PT-INR 3 前後を目標とする．

d．VAS 離脱について

VAS により，血行動態が安定となり，他臓器（肝・腎など）の機能が正常化したならば，各種薬物（利尿剤・β 遮断薬・ACE 阻害薬・PDE

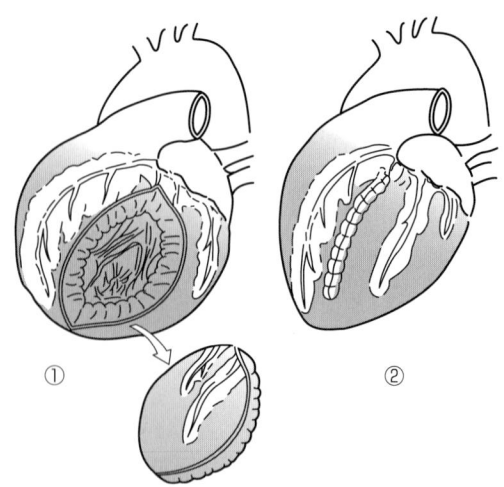

図 2　Batista 手術
①左室自由壁の切除．鈍縁枝領域の心尖部から心基部まで切除する
②縫合は 2 層の連続縫合で行う

Ⅲ阻害薬など）にて心不全の治療を行う．それにより自己心機能が改善すれば VAS の補助量を減少させる．また，この自己心機能の評価には，心エコー検査などを行う．VAS の離脱条件を**表 3**に示す．

ちなみに体内植え込み型 VAS の最長補助期間は，すでに 1 年を超えており，血栓症・感染症の合併を考慮しても現時点では 6 カ月～1 年の長期使用は可能であると思われる．しかし，体格の問題や心臓移植再開後もドナー不足にあるわが国では，VAS を移植へのブリッジとして使用（bridge to transplantation）する場合，日本人の体格に合わせたより長期使用が可能な補助人工心臓の開発が必要である．また VAS の補助の間に，新たな薬物治療や遺伝子治療などにより自己心を回復させる療法（bridge to recovery または bridge to therapy）の開発も期待される．

2）Batista 手術［左室心筋切除術（PLV：partial left ventriculotomy）］（図 2）[3]

拡張型心筋症（DCM：dilated cardiomyopathy）に対し，リモデリングに陥った左室壁の一部を切除し，内腔を縮小させる手術であり，

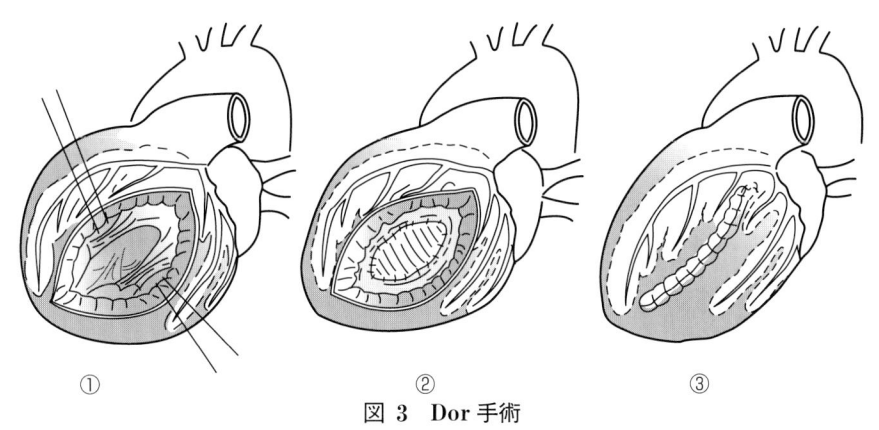

図 3　Dor 手術
① 前下行枝に沿い前壁を心尖部まで切開
② 心室内側でタバコ縫合をかけ縮縮する．タバコ縫合線に楕円形人工血管パッチをあてる
③ 切開壁断端は2層連続縫合で閉鎖する

ブラジルの Randas Batista により報告された．この手術は左室内径を縮小することで左室張力を減少させ，左室収縮力を増加させるという Laplas の法則に基づき考案された．心臓移植における慢性的なドナー不足から，当初心臓移植の代替法として期待された．しかし，米国における大規模臨床試験の結果，その有効性は良好とはいえず，現在は適応が制限され行われている．心原性ショック，肺水腫症例や多臓器不全を合併している症例では，著しく死亡率が高く，この場合むしろ LVAS を用いるほうが救命率が高い．また，予定手術として行う場合も，Batista 手術原法よりも，切除範囲を壁運動不良で希薄化した部分に縮小したり，僧帽弁形成術を合わせて行ったりしている．

手術は，胸骨正中切開・体外循環下に行う．また，心筋保護は不確実なことが多く，大動脈を遮断せずに，心拍動下に左室心筋切除を行う．原法では，心室中隔側の心筋を残存し，前後乳頭筋間で鈍縁枝（OM）領域の左室自由壁を心尖部から心基部まで切除する．したがって，左室の拡張した症例で中隔側の障害が少ない場合は，Batista 手術による収縮能の改善が期待できる．しかし，中隔側の壁の性状が不良で，後壁側に比較的良好な心筋が残存している場合，心筋障害を増強させることになる．このような場合は，むしろ後述する Dor 手術の適応と思われる．

また多くの場合，僧帽弁閉鎖不全や三尖弁閉鎖不全を合併しているため，弁形成術や弁置換術が必要である．

3）Dor 手術（図3）

Dor 手術とはフランスの Vincent Dor が提唱した左室瘤に対する左室内パッチ形成術（endoventricular patch repair）である．この手術は左室容量を減らし，左室形態をできるだけ正常に近づけるように形成する（左室縮小形成）[*2]．この方法が虚血性心不全の治療に応用されている．また Batista 手術同様，Laplas の法則に基づいた手法である．

手術は人工心肺下に行い，前下行枝に平行して梗塞部位を切開し，内膜側の瘢痕部を健常組織の境界部まで切除する．この境界部全周にタバコ縫合をかけ2〜3 cm 径まで縮縮する．この縮縮したラインに人工血管によるパッチを連続縫合で逢着する．切開部は連続で縫合閉鎖する．そして，必要に応じて冠動脈バイパスや僧帽弁

[*2] 拡張した左室内腔を縮小することにより左室張力を減少，左室収縮力を増加させるという考え．左室壁の切除や，パッチを当てて縮小する．

逆流に対する手術を併用する．また，心室性頻拍を合併する例では凍結凝固（cryoablation）を行う．

左室瘤以外の左室にakinesis領域をもつ心不全患者に対する手術成績の報告として，Donatoや上田らは，左心室拡張末期容積（LVEDV：left ventricular end-diastolic volume）の減少，左室拡張終末期圧（LVEDP：left ventricular end-diastolic pressure）の減少，肺毛細血管楔入圧（PCWP：pulmonary capillary wedge pressure）の減少，駆出率（EF：ejection fraction）の改善と良好な結果が得られている．

したがって，Dor手術の心不全症例に対する左室縮小手術としての適応は，虚血性の心不全で中隔梗塞を主体とする症例ということになる．

4）骨格筋ポンプ（cardiomyoplasty）

骨格筋ポンプとは，患者自身の骨格筋を用いて心補助をする方法で，臨床的には広背筋を不全心周囲に直接巻きつける心筋形成術（dynamic cardiomyoplasty）が行われている．また，広背筋などの骨格筋は収縮力は強いが疲労をきたしやすい（type II）ため，心筋の代用をするためには，疲労を起こしにくい筋（type I）に変化させる必要がある．この変換には2〜10 Hzの低周波刺激を5〜6週間継続することが必要である．しかし，この刺激のみでは疲労には強くなるが，筋自体に萎縮が起こり十分な強度が得られなくなる．そのためこの低周波刺激を継続しながら100 Hzの高周波刺激を2秒間隔で200 msecずつ行う，high frequency pulse train stimulationを行うことで収縮力を損なわず疲労に強いtype Iの筋に変換することができる．そして，dynamic cardiomyoplastyの適応は，拡張型心筋症や虚血性心筋症などであるが，筋の変換に数週間時間を要するため最重症例（NYHA IV）に対しては適応困難である．

手術は側臥位にて広背筋の辺縁に沿って切開し，広背筋フラップを広背筋神経血管束（thoracodorsal neurovascular bundle）だけを残し形成する．そして，神経刺激用の電極を固定後，第2あるいは第3肋間で開胸し，広背筋フラップを胸腔内へ入れる．閉創後，仰臥位とし胸骨正中切開にて心臓に到達する．まず，右室にセンシングリードを固定する．その後，左胸腔内から広背筋フラップを取り出し，両心室を包み込むように固定する．この時，フラップが心臓を圧迫しないよう注意する．さらにセンシングリードと広背筋刺激用電極を皮下に誘導し，cardiomyostimulatorに接続する．術後約1週間後より筋の刺激を開始する．

ちなみに米国でのNYHA-IIIの拡張型心筋症，虚血性心筋症患者に対するdynamic cardiomyoplastyの臨床試験では，術後NYHA分類は改善したが，左室駆出率の有意な改善はなかった．また，内科治療群に比べ1年生存率は変化がなかったと報告している．臨床成績については不確定要素が多く，さらなる研究や臨床の積み重ねが必要である．

5）心臓移植

心臓移植は1967年に始まり，欧米ではすでに確立された末期的心不全の治療法である．国際心肺移植学会の1967〜1996年心臓移植追跡調査での生存率は1年79％，3年71％，5年63％であった．わが国では1968年，最初の心臓移植が行われたが，医学的・倫理的な問題からその後の移植治療は長く閉ざされることとなった．1997年の臓器移植法により1999年2月28日新法施行後，初の心臓移植が行われ，徐々に定着した治療となりつつある．

これは他の治療の限界を超えた重症心不全症例が心臓移植の適応となるが，適応と判断されるまでには種々の治療法を試みてその有効性を判断する必要がある．

また基礎疾患は，拡張型心筋症・虚血性心疾患・先天性心疾患などである．欧米ではおよそ非虚血性心筋症と虚血性心筋症がそれぞれ半数

表 4 医学的緊急度

Status 1：次の 1～4 までのいずれかに該当すること
 1．補助人工心臓を必要とする状態
 2．大動脈内バルーンパンピングを必要とする状態
 3．人工呼吸を必要とする状態
 4．ICU や CCU の重症室に収容され，かつカテコールアミンなどの強心薬の持続的な点滴投与が必要な状態

Status 2：待機中の患者で，上記以外の状態
Status 3：Status 1，Status 2 で待機中，除外条件（感染症など）を有する状態のため一時的に待機リストから削除された状態

を占める．一方，わが国での日本循環器学会心臓移植適応検討小委員会の集計では，80％を拡張型心筋症が占め，虚血性心疾患は 5％程度にすぎない．

a．心臓移植の適応

適応は，長期間あるいは繰り返し入院治療を必要とする症例，従来の薬物治療では NYHA Ⅲ～Ⅳ度から改善しない症例，治療に無効な致死的重症不整脈を有する症例で，60 歳未満が望ましい．本人および家族の心臓移植に対する十分な理解と協力が得られることが条件である．

除外条件として絶対的除外条件は，肝臓，腎臓の不可逆性臓器障害，活動性感染症，肺高血圧症，薬物依存症，悪性腫瘍合併患者で，相対的除外条件は肝臓，腎臓機能障害，活動性消化性潰瘍，インスリン依存性糖尿病，精神神経症，肺梗塞の既往や肺血管閉塞病変の合併，膠原病などの全身性疾患である．

医学的緊急度として 3 つの Status 分類がある（**表 4**）．この分類は待機患者の状態により随時変更される．Status 1 に分類された患者が治療により Status 1 の条件を満たさない状態まで改善されれば Status 2 に変更される．その逆の場合は Status 2 から Status 1 に変更される．また，感染症や可逆的な多臓器障害が生じた場合は一時的に Status 3 に変更される．

移植再開後も，わが国での心臓ドナー提供の状況はきわめて厳しく，移植の待機期間は著しく延長しており，待機中の死亡例も少なくない．またこの間，国内移植例よりも海外で移植を受けた例のほうが多いという状況である．

b．心臓移植手技[4]

脳死ドナーからの臓器移植は多臓器提供として行われるため，多臓器チームの打ち合わせ，臓器別担当医師の連係が必要である．ドナー心臓は，わが国における適応基準を満たすことが条件となるが，最終的な判断は採取チームの採取前評価と直接心臓の触診所見により決定される．

各臓器の評価が終えた後，臓器採取の手順について各臓器の採取チーム，麻酔医・看護師・コーディネーター・ドナー発生施設の責任者らによりミーティングが行われ，手術開始の時間・各臓器採取の手順・臓器搬送の手順などを決定する．これに合わせてレシピエントの手術開始時間も決められる．

臓器摘出は心臓のほか，肺・肝・膵・腎などが同時に，それぞれ別のチームで行われる．手術器具や保存液は各チームがそれぞれに持ち寄る．そして，各チームが臓器の最終チェックを行い，すぐに摘出できる段階まで準備を進める．心臓は剝離後，上行大動脈に心停止液注入の準備をする．臓器の摘出は，心臓が最も先に行われる．これは虚血許容時間が他の臓器に比べ短いためである．心停止液注入後，心臓を摘出し心保存液を満たした袋に入れる．さらに氷・食塩水で満たした袋を外袋する．このようにして 3 重に包装し，氷を敷き詰めたクーラーボックス内に入れ，ただちに移植施設に向かう．総虚血時間は短いほどよいが，現在の保存方法で，

採取時の心機能が良好であれば4～5時間までは問題はない．

移植手術法として，両心房位吻合法（biatrial anastomosis）と両大静脈位吻合法（bicaval anastomosis）がある．さらに，左房吻合を左右の肺静脈入口部で行う bicaval-bipulmonary venous anastomosis 法もある．

c．周術期管理

移植成績を左右する合併症は，移植心機能不全・急性拒絶反応・感染症である．

これは虚血時間の延長や高齢者からの提供など，ドナー心の状態によっては術後心不全が発生することがある．重篤な場合は，PCPS などの補助循環が用いられ移植心の回復を待つ．また，残存する高肺血管抵抗により右心不全となる場合は，NO吸入・PDⅢ阻害薬・プロスタサイクリンなどを用いる．乏尿に対しては hANP の投与や持続透析などが効果的である．また，完全房室ブロックを発生することがあり，ペースメーカーが必要となることもある．

拒絶反応に対する免疫抑制療法としては，シクロスポリン（またはタミフル）・プレドニゾロン・アザチオプリンの3剤併用療法を行う．急性拒絶反応では，発熱・全身倦怠などの症状を示すが，確定診断には心筋生検を行う．また，中等度ないし重度の拒絶反応では，ステロイドによるパルス療法を行う．改善がみられない場合は OKT-3 や ATG（antithymocyte globulin）などの抗体を投与する．

術後早期の感染症は，グラム陽性球菌・グラム陰性桿菌・カンジダが原因となることが多く，抗生剤・抗真菌剤の予防的投与を行う．

d．心臓移植遠隔期

世界での心臓移植の平均生存率は1年80～90％，5年70％，10年50％である．また，遠隔期の問題は，慢性拒絶反応・感染症・悪性腫瘍である．

慢性拒絶反応による移植心冠動脈病変は，術後数カ月から数年の経過で出現する．これらの病態では，冠動脈はびまん性に内膜肥厚を示すため，冠動脈形成や冠動脈バイパスは無効であることが多く，再移植を行うしかない．また，移植心は除神経心で胸心痛がないため突然死の可能性もあり，定期的な冠動脈造影検査が必要である．

遠隔期の感染症は，細菌・真菌感染のほか，ウイルス・原虫などの日和見感染が増加する．ときに抗生剤・抗真菌剤・ST合剤・抗ウイルス薬などの予防投与が必要である．

いずれにしても，行動態の改善効果や術後の生存率などの点から，心臓移植が現在，最も優れた難治性心不全の治療である．

Ⅳ．おわりに

重症心不全の治療として，左室部分切除術・骨格筋ポンプ・LVAS治療などの外科的治療は発展が認められ，ある一定の効果が期待できるようになったが，適応に制限が多く十分とはいえない．また心臓移植は，手術成績からみて満足な治療といえるが，慢性的なドナー不足や拒絶反応という問題がある．今後は現在研究段階にある，異種心臓移植・心筋細胞移植・免疫吸着療法などの移植治療の進歩，より精度な補助人工心臓や完全置換型人工心臓の開発，遺伝子治療などでより安定した難治性心不全の治療が期待される．

文　献

1) 日本循環器学会：急性重症心不全治療ガイドライン．*Jpn Circ J*　**64**：1129，2000
2) 中谷武嗣，笹子佳門，北村惣一郎：重症心不全に対する補助人工心臓と左室縮小術の適応．循環器専門医　**7**：307-312，1999
3) 磯村　正，須磨久善：心筋切除術．*Cardiac Practice*　**113**：485-488，1998
4) Kitamura S, Nakatani T, Yagihara T, et al：Cardiac transplantation under new legislation for organ transplantation in Japan：report of two cases. *Jpn Circ J* **64**：333-339, 2000

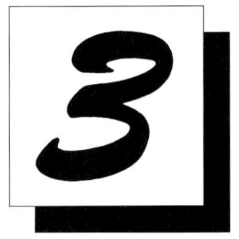

3 心不全
3）慢性心不全の運動療法

山田　純生*

◆ Key Questions ◆
1. 慢性心不全の病態は心機能のみで決定されるか
2. 運動介入の視点は
3. どのような効果が期待できるか

I．はじめに

　慢性心不全に限らず，ある特定の疾患に対して運動介入する際には，その病態を適切に理解したうえで，まず介入目的を明確に設定することが重要である．そのうえで，運動介入を効果的に構築するには，「疾患特異性」への配慮が必要となることはすでに総論で述べたが，複雑な病態を呈する慢性心不全では特にそうである．慢性心不全は虚血性心疾患，拡張型あるいは肥大型心筋症，弁膜疾患や高血圧性心疾患など，異なる基礎疾患を背景として生じるため病態が一様ではない．したがって，介入する際にはまず対象とする基礎疾患を定義し，その病態改善における運動介入の視点を整理することが求められる．

　現在のところ運動介入の対象とされているものは，虚血性心疾患と拡張型心筋症などの収縮能障害を背景とする慢性心不全であるが，おそらくは病態の多様さを反映して，一律的な運動介入の方法論を示すことは困難である．したがって，本項では慢性心不全の臨床像から運動介入の視点を整理し，これまでの報告を基に介入の実際と効果を述べてみたいと思う．

II．慢性心不全の臨床像—臨床像は病態を反映するが，心機能のみでは決定されない

　慢性心不全の代表的臨床症状は，労作時の息切れや易疲労性であるが，虚血性心疾患あるいは拡張型心筋症など収縮能障害を背景とする慢性心不全においては，まず基礎疾患を契機に生じた心筋損傷が進行し，心機能低下がある程度以上になると徐々に臨床症状が出現すると考えられている（図1）[1]．したがって，臨床症状を示すNYHA（New York Heart Association）心不全分類（表1）は心機能分類としても用いられており，NYHA分類が重度になるにつれ生命予後も悪いとされる．しかしながら，臨床症状分類であるNYHA分類で生命予後が異なることは，臨床症状を呈する病態が心機能のみで決定されることを意味するものではない．むしろ，慢性心不全の臨床症状の進行は，心筋損傷を契機として生じる神経体液性調節，サイトカイン，左室リモデリング，骨格筋量の低下や呼吸調節反射の亢進など，ストレス刺激への適応反応が全身的に，かつ図1の右上の矢印で示されるごとく，徐々に大きくなっていく経過を現

---

* Sumio YAMADA／名古屋大学医学部保健学科

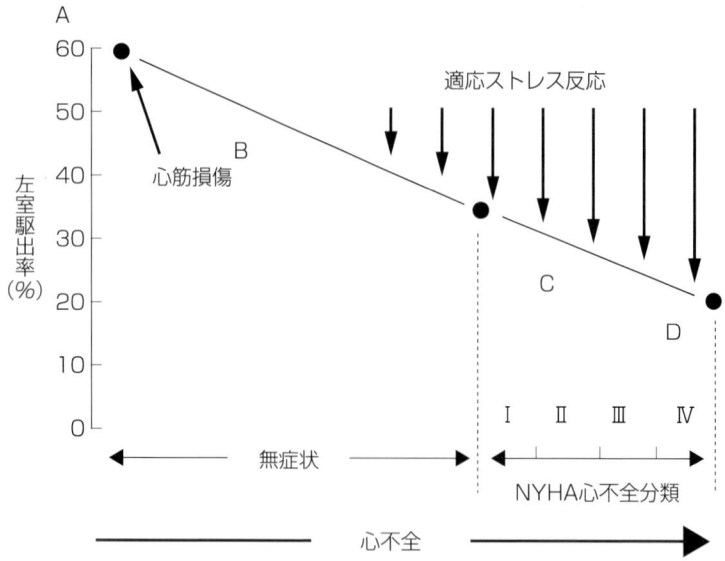

図1 心不全の病態に関する複合要因仮説にステージ（表2）を加えて改変（文献1）より引用）

表1　NYHA心不全分類（文献2）より引用）

Ⅰ：身体活動に制限なし
Ⅱ：軽度の身体活動制限．中等度の身体活動で呼吸困難や疲労感が出現する（急いで階段を上るなど）
Ⅲ：著明な日常生活制限．軽い労作でも呼吸困難が出現する（ゆっくり階段を上るなど）
Ⅳ：高度の生活制限．安静時にも症状が出現している

している．

慢性心不全の臨床症状が必ずしも心機能により決定されるものでないとする報告もいくつかある．1986年，Finkら[3]は慢性心不全の過剰換気応答を運動時肺動脈楔入圧より検討し，プラゾシンとドブタミンの薬物負荷により運動中の心負荷を軽減あるいは心収縮能の増大を図っても肺動脈楔入圧には変化がみられなかったことより，慢性心不全の運動時の換気亢進が心機能以外の要因で規定されることを強く示唆した．また1995年，Wilsonら[4]は慢性心不全患者にSwan-Ganzカテーテル挿入下にて症候限界性運動負荷試験を行った際の肺動脈楔入圧と運動耐容能との関係を報告しているが，やはり両者の間に関連は認められておらず，慢性心不全の臨床症状である労作時疲労症状とポンプ失調による肺うっ血との関連は低いことを示している．これらの報告はいずれも慢性心不全の臨床症状が，急性心不全のそれとは異なり，心機能由来ではないことを強く示唆している．

それでは慢性心不全の主な徴候である運動時の呼吸困難感がどこに由来するのかということになるが，おそらくこれは次のように考えられる．まず，運動時の呼吸困難感は運動時の分時換気量と最大換気量との比である相対的換気仕事量により規定されるため[5]，運動時の分時換気量の増加，もしくは最大換気量を決定する呼吸筋の筋力低下，あるいは両者が並存した場合に，運動時の呼吸困難感は強くなる．運動時分時換気量の増大は，分時換気量・二酸化炭素排泄量勾配（$\dot{V}E/\dot{V}CO_2$ slope）の増大としても示されるように，換気効率の低下を引き起こす．この運動時の換気亢進には，現在2つの機序が考えられている．その1つは運動時の生理学的

表 2　心不全のステージ分類（文献 2）より引用）

A：心不全に進行する危険因子をもっているが，まだ器質的心疾患はない患者．例：冠動脈疾患，高血圧症，心筋症の家族歴
B：心不全のある器質的心疾患が存在しているが，まだ症状はない患者
C：器質的心疾患を有し，現在心不全の症状があるか以前に心不全症状があった患者
D：器質的心疾患を有し，最大限の内科的治療にもかかわらず著しい心不全症状があり，心臓移植などの先端治療が必要とされる患者

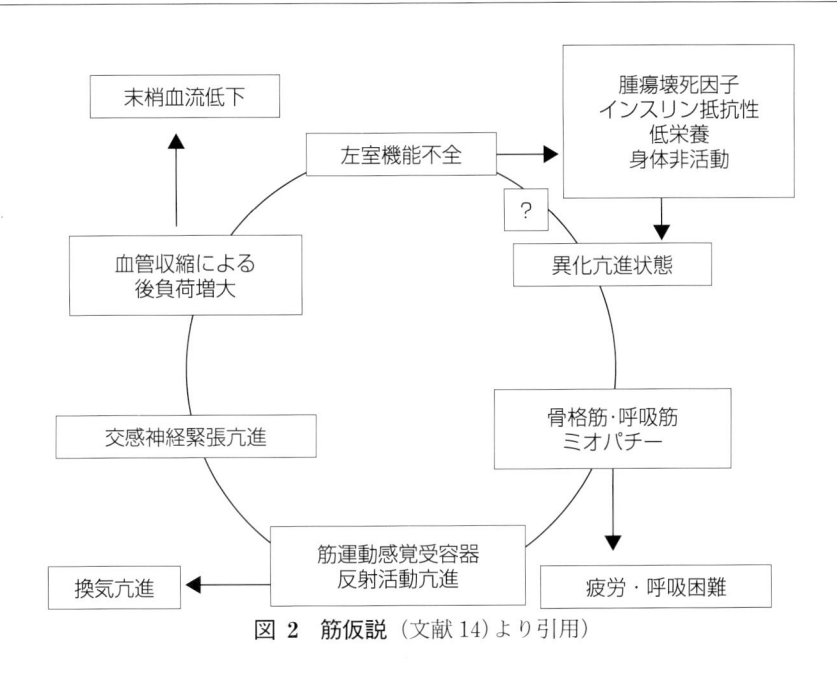

図 2　筋仮説（文献 14）より引用）

死腔の増加であり，他の1つは呼吸調節反射の亢進である．前者は，運動時の心拍出量の低下が換気・血流不均等を引き起こし，その結果生じる動脈血中二酸化炭素分圧の増加を過剰換気により防ぐという機序である[6]．一方，後者による過剰換気はさらに2つの経路が考えられている．1つは頸動脈体の化学受容体の感受性亢進であり[7,8]，他の1つは末梢骨格筋に存在する運動感覚反射（muscle ergoreflex）の反射活性亢進である[9〜13]．

この骨格筋の運動感覚反射の亢進は，Coatsら[14]が提唱した「筋仮説」の主要構成因子でもあり，慢性心不全の臨床症状が骨格筋に由来する論拠としている．筋仮説では，左室機能不全にいくつかの環境要因が加わることで異化亢進状態が生じ，末梢骨格筋や呼吸筋に炎症を引き起こし，それが骨格筋の運動感覚反射の活性亢進，さらには交感神経緊張の亢進による後負荷増大を引き起こす悪循環を形成するとしている（図2）．もちろん前述したごとく，慢性心不全の臨床症状は筋仮説のみで説明されるものではないが，複雑な様相を呈する慢性心不全の臨床症状と末梢骨格筋への介入意義を理解する際にはたいへん有用である．ともあれ，慢性心不全の運動時呼吸困難感の背景には，このような複数の機序が関与していると推測される．

一方で，慢性心不全の2大徴候の1つである易疲労性にも慢性心不全特有の病態が存在する．1つは末梢骨格筋におけるミオシン重鎖1（type I 線維を構成する）からミオシン重鎖2a（type IIa 線維を構成する），およびミオシン重鎖2b（同，type IIb 線維を構成する）への

シフトという構造自体の変化であり，他の1つは骨格筋萎縮である．ミオシン重鎖1の減少は早期の嫌気性代謝の出現をもたらすが，最高酸素摂取量や嫌気性代謝閾値（AT：anaerobic threshold）との強い正相関を示すことも報告されている[15]．骨格筋萎縮には，心筋細胞と同様[16]，TNF-αなど炎症性サイトカインの活性化と時期を同じくして生じる細胞死が含まれており[15]，単なる廃用性筋萎縮ではないとされる．このほか，易疲労性の要因としては廃用性筋萎縮なども関連し，呼吸困難感と同様，複合的要因により形成されるものと思われる．

　以上の生理学的機序とは別に，呼吸困難感や易疲労性などの臨床症状は主観的評価であることより，これまでに述べた種々の生理学的機序のほか，不安や抑うつなどの心理的状態が反映されている可能性が高いことを指摘しておきたい．すでに抑うつは社会的孤立と同様，冠動脈疾患においても独立した生命予後予測因子であることが指摘されているが[17]，慢性心不全で臨床症状との関連が明らかになれば，薬物や運動介入などの新たな介入標的となろう．

III．慢性心不全に対する運動介入の視点

1．病態改善のみでなく，障害改善の視点を

　慢性心不全に対する運動介入には，病態改善と障害改善の双方の視点を導入することが必要である．病態改善を目的とする場合は，前項に述べたように心筋損傷を契機として生じる神経体液性調節，サイトカイン，左室リモデリング，骨格筋量の低下や呼吸調節反射の亢進，あるいは交感神経活性などのストレス刺激を，どのように緩和あるいは減少させるかということである．一方，障害改善は，ストレス刺激を背景として生じる心臓・肺・血管・骨格筋など一連の酸素搬送系におけるさまざまな機能障害（例：運動耐容能低下，換気効率の低下，筋力低下，筋持久力低下，息切れ，易疲労感など）を改善することで，機能的制限（例：移動能力の低下，日常生活上のさまざまな障害，など）や活動低下（例：身体活動量の低下，社会活動など）をいかに改善し，個人の健康感を高めるかということである（図3）[18]．

　どちらの視点がより重要となるかは，対象の年齢，基礎疾患とその重症度，他疾患の合併など，いくつかの要因に左右されるが，複合疾患を有する高齢患者ほど，障害モデルによる医療の必要性が高まるものと思う．

2．疾病管理方策としての理学療法介入

　他の重要な視点は，運動や温熱などの理学療法介入を慢性心不全の疾病管理にどのように位置づけるかという点である．前述したごとく，慢性心不全は進行する全身病変と捉えられ，その介入には進行をできるだけ緩やかにすることが求められる．疾病管理の考え方は，病態が日常生活という環境に左右されることを前提としており，病態をモニタリングする指標を用いて患者自身が日常生活を管理し，病態増悪を未然に防ごうとするものである．慢性心不全における管理項目は水分，塩分，血圧など心不全を増悪する要因（表3）であり[2]，体重や脳ナトリウム利尿ペプチド（BNP：brain natriuretic peptide）などが病態増悪のモニタリング指標となる．

　運動や温熱刺激を用いた介入を疾病管理に位置づけた報告はまだなく，今後の臨床課題となっているが，図2に示されるように運動不足は慢性心不全の病態増悪に関わる因子であることが示唆されており，慢性心不全の疾病管理に運動介入を取り入れる有用性はきわめて高いものと思う．

IV．理学療法介入

1．介入目的

　慢性心不全はステージ（表2）に応じて薬物，他の療法が決定されるので，ここでもステージごとに介入目的を考えてみたい．理学療法が適応されるのは，慢性心不全の症状がないステー

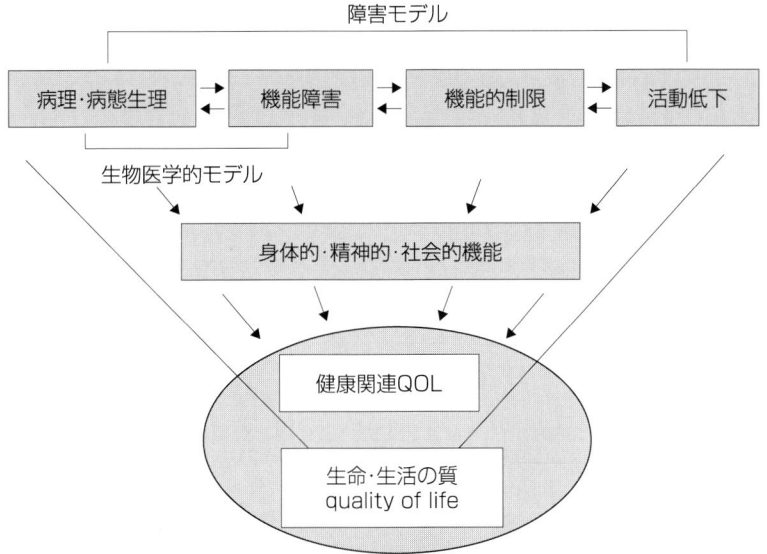

図 3 Nagiの障害モデルに基づく理学療法介入の理論モデル（文献18）より引用）
著者注：上段の障害モデルにおける要因間の矢印は双方向であり，それぞれ隣り合う2者が各要因を改善または増悪する要因となることを示唆している

ジBと症状が出現するステージCである．

ステージBは心筋損傷が生じているにもかかわらず，心不全の臨床症状はない時期であり，サイトカインなど前述した慢性心不全に特有のストレス刺激はそれほど大きくないと推測される．したがって，ステージBでは心不全発症に対する予防的介入に注力すべきであり，介入目的も病態改善による臨床症状の出現予防である．介入の主体は運動介入となり，その詳細は心不全の合併がない急性心筋梗塞に対する介入と同様であるので本項では省くことにしたい．（詳細は第4章1．虚血性心疾患1）運動療法を参照されたい）ステージBにおける介入の帰結をまとめると，①冠危険因子の是正（心筋梗塞を基礎疾患とする場合）[19]，②見積もりで8 METs以上の運動耐容能[20]と運動習慣化，③抑うつ・不安の改善，④心不全増悪因子の理解と管理方法の習得，となる．

ステージCは心不全が出現し，症状を呈している場合と，現在は症状がないが以前に臨床症状を有した場合であり，運動や温熱刺激を用いた介入が最も期待される時期である．加えて，この時期の介入には塩分，水分，血圧，アルコール，ならびに各種の代謝需要を増す要因など，心不全の増悪に関わる因子（**表3**）の教育を併用することがきわめて重要である．

この時期の症状は病態（ストレス刺激の程度）を反映している．したがって，症状の改善は心不全の病態が改善されたことを意味するものともなり[21]，臨床的には症状の改善で病態の改善を推測できることになる．問題は臨床症状を客観的に数値化する評価表である．**表4**はわれわれが心不全の疾患特異的QOL項目を評定するために開発したMarianna Heart Failure Questionnaire（MHQ）である．MHQは症状を数値に置き換えることが可能であり，心不全の生命予後予測因子であるNYHA分類，最高酸素摂取量と高い相関を示し，ATまた$\dot{V}E/\dot{V}CO_2$ slopeとも中等度の相関を示すことより，病態評価指標としての有用性が示されている[22]．

このステージにおける介入のもう1つの焦点

表3 代償された心不全の状態を増悪させる要因（文献2）より引用）

- 代謝需要の増大
    発熱，感染，貧血，頻脈，甲状腺機能亢進，妊娠
- 循環水分量の増加
    食事によるナトリウム摂取過剰，水分の過剰摂取，腎不全
- 後負荷を増加させる状態
    コントロールされていない高血圧，肺塞栓（右室の後負荷を増加させる）
- 心筋収縮能を障害する状態
    陰性変力作用のある薬物の投与，心筋虚血または梗塞，エタノール（アルコール摂取）
- 心不全治療薬として処方されている薬物を服用できなかった場合
- 極端な徐脈

表4 Marianna Heart Failure Questionnaire（MHQ）

過去1カ月間の疲労感や息切れについて教えてください
もっとも当てはまる番号を○で囲んでください

| 0：まったくなかった　1：あまりなかった　2：少しあった　3：かなりあった |

1．以下の動作で「息切れ」がおきますか？
　①人と同じスピードで歩く　　　　　　　　　　　　　（0　1　2　3）
　②軽い荷物を持って歩く　　　　　　　　　　　　　　（0　1　2　3）
　③1階から3階まで階段を上る　　　　　　　　　　　（0　1　2　3）
　④布団の上げ下ろしまたは洗濯物干し　　　　　　　　（0　1　2　3）
2．「睡眠」について
　①朝起きると体がだるい　　　　　　　　　　　　　　（0　1　2　3）
　②寝汗をかくことがある　　　　　　　　　　　　　　（0　1　2　3）
　③息が苦しくなって夜中に起きあがる　　　　　　　　（0　1　2　3）
　④いやな夢をみる　　　　　　　　　　　　　　　　　（0　1　2　3）
3．「疲れ」具合について
　①根気が続かない　　　　　　　　　　　　　　　　　（0　1　2　3）
　②疲れやすい　　　　　　　　　　　　　　　　　　　（0　1　2　3）
　③めまいや立ちくらみがする　　　　　　　　　　　　（0　1　2　3）
　④外出すると疲れてへとへとになる　　　　　　　　　（0　1　2　3）

＊著者注：無断使用を禁ずる

は，症状出現に伴う不安・抑うつをいかに改善するかである．不安・抑うつは直接あるいは間接的に病態増悪に作用すると考えられ[17]，運動介入はおそらく過剰な安静を改善すること自体か，あるいは骨格筋量・機能低下を改善することで症状を改善し，不安・抑うつを改善する（図4）．しかしながら，まだ不安・抑うつに対する効果的介入は確立されておらず，今後の積極的な検討が期待される．同様に，複合障害を有する高齢患者では，前述した機能的制限を予防することも見逃してはならない．

ステージCにおける帰結は，①運動耐容能の改善，②臨床症状の改善，③抑うつ・不安の改善，④日常生活における移動能力低下など，機能的制限の予防，⑤心不全増悪因子の管理方法の習得，⑥再入院予防，である．

V．運動処方

1．有酸素運動

慢性心不全を対象としたこれまでの報告では最高酸素摂取量の60％[23]，あるいは最高心拍数の70～80％が運動強度として処方されている[24]．これらは，基本的には急性心筋梗塞などに対する運動処方と同様であり，ほぼATの強度

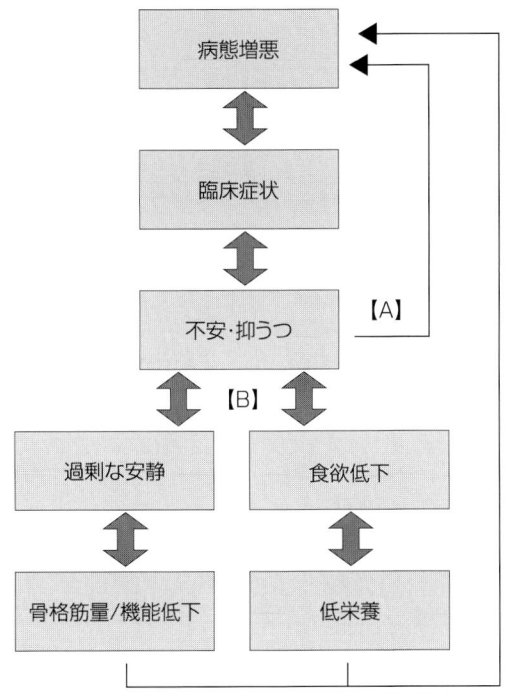

図4 慢性心不全で想定される，不安・抑うつの病態増悪作用

著者注：不安・抑うつは直接的に心機能増悪に働く経路【A】と，間接的な経路【B】とがある[17]．各要因は互いに影響し合うと考えられるため，双方向の矢印とした．理学療法介入は，おそらく過剰な安静を改善すること自体で，あるいは骨格筋量・機能低下の改善をとおして症状を改善することで，不安・抑うつを改善する

である．心疾患の運動強度の処方にAT測定は必須ではないが，慢性心不全においてはpeak $\dot{V}O_2$ や $\dot{V}E/\dot{V}CO_2$ slopeなど病態と関連する他の指標を評価できることより，他の疾患に比べても心肺運動負荷試験の意義は大きくなる．

慢性心不全の有酸素運動の処方で特に留意すべきは，心収縮力や β 交感神経反応の低下，あるいは全身血管抵抗の増加への配慮である（図5）[25]．同じ慢性心不全でも，臨床症状が重度になり運動耐容能が低くなるにつれこれらが顕著になると理解される．したがって運動耐容能が低いほど，目標強度に達するまでのウォームアップ，すなわち運動開始後の末梢血管の拡張に十分な時間をかけることが必要になる．クールダウンに関しても同様である．また，高齢患者や重度の心不全患者では，予備力が低下している分，ATの相対的強度が高くなるが，その場合はATよりさらに低い強度を処方し，運動中の予備能を確保すべきである．

図5に示したように，慢性心不全では心拍出量の増加が制限されている．特に，左拡張末期圧が高く，うっ血傾向のある患者では，前負荷を軽減するために飲水量を制限すると同時に利尿を促進させ循環血液量を減少気味にコントロールすることが多い．したがって，運動耐容能を増加させるには，理論的には血管拡張能の改善など末梢効果を獲得し，限られた心拍出量における運動骨格筋への血流再配分を促すこと

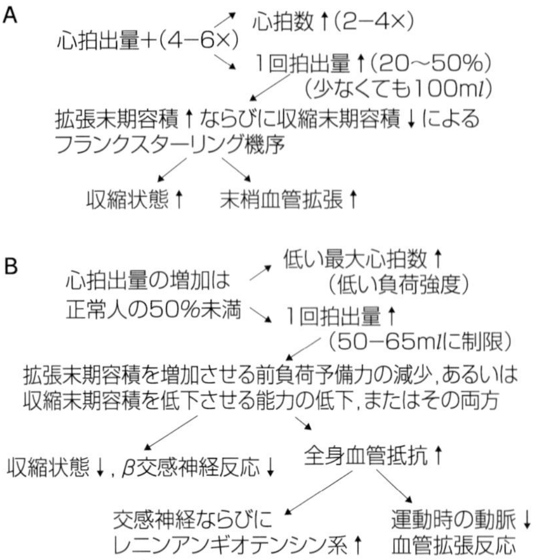

A
心拍出量↑(4-6×) → 心拍数↑(2-4×)
　　　　　　　　↘ 1回拍出量↑(20〜50%)
　　　　　　　　　　(少なくても100ml)
拡張末期容積↑ならびに収縮末期容積↓による
フランクスターリング機序
　　　収縮状態↑　　末梢血管拡張↑

B
心拍出量の増加は → 低い最大心拍数↑
正常人の50%未満　　 (低い負荷強度)
　　　　　　　　↘ 1回拍出量↑
　　　　　　　　　　(50〜65mlに制限)
拡張末期容積を増加させる前負荷予備力の減少,あるいは
収縮末期容積を低下させる能力の低下,またはその両方
収縮状態↓,β交感神経反応↓　　全身血管抵抗↑
　　交感神経ならびに　　　　　運動時の動脈↓
　　レニンアンギオテンシン系↑　血管拡張反応

図5 正常人(A)ならびに心不全患者(B)における心拍出量の増加機序(文献25)より引用)

が必要となる．このように，有酸素運動による効果は個々の症例の病態により異なってくることは明白であり，特に重症度が増すにつれテーラーメイドの運動処方を行う必要性が高まる．

NYHA分類のIV群では運動刺激を生体に与えること自体が困難となるため，有酸素運動の積極的な適応とはならない．この場合は温熱刺激など他動的な刺激による介入を選択し，状態が改善するにつれ有酸素運動を処方することが必要になる．

2．抵抗運動

慢性心不全においては骨格筋の炎症により筋力あるいは筋持久力，もしくはその両者ともに低下する．これは慢性心不全の骨格筋構造の特徴的変化であるミオシン重鎖1からミオシン重鎖2aあるいは2bへのシフト[15]が背景にあることは前述した．ミオシン重鎖1はtype I 線維を構成し，筋力より筋疲労を規定する線維である．したがって，筋力と筋持久力は互いに相関するものの，慢性心不全における特異的変化は筋持久力がより低下することが考えられる．事実，Minottiら[26]の報告では，慢性心不全の筋断面積は同年代における健常者に比べると有意に少ないものの，等尺性筋力では健常者と有意差がなく，筋持久力は慢性心不全で著しく低下を示している．また，筋持久力は筋の酸化能力と関連することも示されている[27]．次の関心事は，この筋持久力の変化が慢性心不全特有の病態と関連するかということである．これに関して，われわれは$\dot{V}E/\dot{V}CO_2$ slopeやATなどとの相関が筋力より筋持久力において強いことを報告し(図6)[28]，呼吸困難感や易疲労感などの臨床症状(＝病態)の改善には筋持久力の改善が効果的となることを示唆した．このように抵抗運動トレーニングの意義は，病態と直接的に関連する点で，他の心疾患に比べ慢性心不全でより大きいと考えられる．実際，抵抗運動を加えることにより，有酸素運動のみの場合より運動効果が増すことを示す報告は多く[29〜31]，後者で左室機能，運動能力，筋力，呼吸困難感などが有意に改善することが報告されている．

一般的な抵抗運動の処方には，最大1回反復筋力(RM：repetition maximum)を測定し，それに対する相対的割合を処方強度とする．通常は，1RMの40〜60%が処方されている[32,33]．負荷強度を徐々に80%まで漸増するものは，高強度トレーニングと称され，慢性心不全においても，高齢女性患者を対象とした介入研究が報告されている[27]．抵抗運動が心機能に及ぼす影響については，中等度の左室機能低下症例を対象とした報告があり[34]，1RMの60%負荷強度における抵抗運動中の左室機能を心エコーから検討した結果，軽度左室機能の低下が認められたものの，変化の程度からは左室機能低下をもたらすほどとは考えられないとしている．

抵抗運動の1回の反復回数は10回，運動部位は下肢の抗重力筋と上肢の肩甲帯ならびに上腕の筋を含めて7〜8部位を処方するのが一般的である．上述したごとく，運動介入における抵抗運動は筋持久力を高めることを主眼とすべき

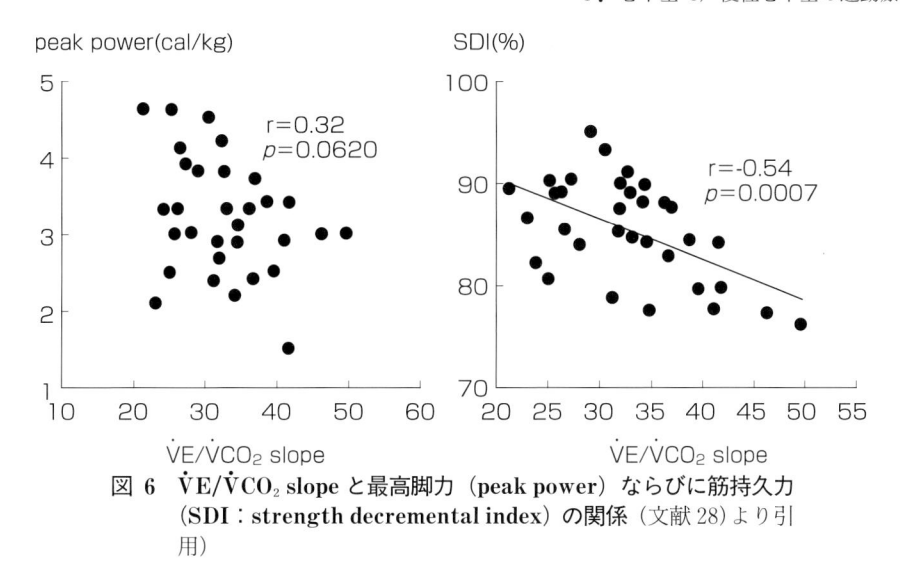

図6 $\dot{V}E/\dot{V}CO_2$ slope と最高脚力（peak power）ならびに筋持久力（SDI：strength decremental index）の関係（文献28）より引用）

であるというのが著者の意見であるが，筋持久力を向上させる特異的トレーニングについての報告はなく，今後の検討課題として残されている．

VI．運動介入の効果

慢性心不全における理学療法介入には，運動介入のほかに温熱介入があるが，後者は第4章3．慢性心不全4）温熱療法を参照していただき，ここでは最近の心不全の病態に関する運動介入の効果について述べる．

1．サイトカイン

前述したように，慢性心不全の基本的病態は全身性の炎症所見と関連するが，これを運動療法が直接的に改善する可能性がはじめてドイツから報告された[35]．この報告は心不全に対して6カ月間の有酸素運動を行い，その前後で血清レベルの TNF-α，IL-6，IL 1-β には差がないものの，末梢骨格筋においてはそれらすべての mRNA 発現と iNOS に対する mRNA 発現が減少することを示したものである．本研究は，運動療法が心不全による局所の炎症性反応を改善させる可能性を直接示した点でたいへん意義深く，同時に運動の抗炎症効果は血清レベルの検査値の変化がなくても局所の骨格筋レベルで

は期待できることが示唆され興味深い．

2．呼吸調節機序

心不全の主な症候である運動時の呼吸困難感の背景には $\dot{V}E/\dot{V}CO_2$ slope の増大で示される換気効率の低下があるが，その上流には換気自体を亢進させる運動感覚反射の反射亢進が存在する．運動感覚反射の亢進は化学受容体反射や圧受容体反射の低下，ならびに交感神経活性の亢進とも関連し，運動時の換気亢進と運動耐容能低下の独立した決定要因となることが示されている[36]．運動介入は $\dot{V}E/\dot{V}CO_2$ slope を改善することより，運動感覚反射の亢進を改善すると推測されるが，運動感覚反射の反射亢進をどのような運動介入が改善するかについて具体的に検討した報告は少なく，今後の課題となっている．

呼吸困難感など臨床症状の軽減に関して興味深いのは，有酸素運動に上肢の抵抗運動を加えた研究[37]で，3カ月の運動介入により心ポンプ機能の改善は認められなかったものの，運動耐容能，呼吸困難感，健康関連 QOL は改善し，それらは呼吸筋持久力の増大と関連したとする報告がある．この報告は末梢骨格筋への抵抗運動介入の効果発現には，上肢や下肢など部位別の

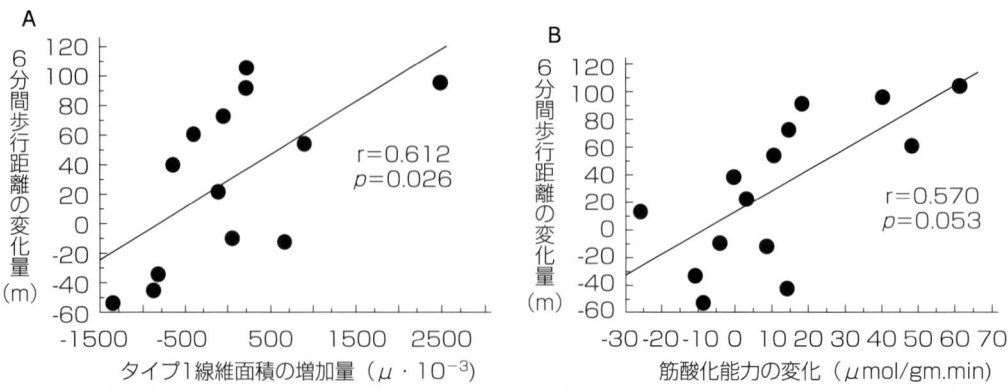

図7 高強度抵抗運動トレーニング後の6分間歩行距離の増加とtype I 線維面積（A）ならびに筋酸化能力（B）の関係（文献27）より引用）

特異性があることを示唆している．

3．交感神経活性

交感神経活性の亢進を運動介入が改善することが報告されている[38]．この報告は心不全患者における筋交感神経活性が運動介入により正常人のレベルまで低下すると同時に，前腕の血流量も増加することを示しており，運動介入による交感神経活性の低下による血流改善は全身に及ぶことを示唆している．

4．末梢骨格筋構造

高齢女性患者を対象とする高強度抵抗運動介入にて，6分間歩行距離が改善し，その改善度合いはtype I 線維の増加度合いや筋酸化能力と相関することが報告されている（図7）[27]．この報告は，特に下肢筋疲労が出現しやすい高齢女性を対象としていることに留意すべきであるが，抵抗運動が有酸素運動の目安とされる6分間歩行距離を改善することに加え，慢性心不全特有の筋線維構造に対する改善効果が期待できることを示した点で，抵抗運動が病態改善に寄与する新たな可能性を示している．

5．障害改善

運動介入による機能障害の改善が，日常生活における身体活動量の増大につながるかを検討した報告があるが，結果は身体活動量を拡大することはできなかったとしている[39]．高齢者における運動介入が機能障害を改善することは明らかとなりつつあるが，それが身体活動量という日常生活にどのように反映されるかは別の次元の問題である．運動介入により日常生活身体活動量を増大させるという視点は，障害モデルに基づいて臨床介入を検討したものといえ，今後積極的に取り組まれるべき領域と思う．

これとは別に，通院による運動介入のみで対応できない高齢心不全患者に対しては，訪問医療など異なる医療システムを組み合わせた介入が必要になるが，その取り組みはまだ始まっておらず，高齢社会の進行に伴う臨床課題として急浮上してくる日が近いと思う．

6．生命予後

メタ分析の結果，監視下における運動介入の危険性を示す証拠はなく，逆に死亡率を低下させることを支持する結果が得られたことが報告されている[40]．運動介入は最高酸素摂取量やAT，ならびに換気効率を示す$\dot{V}E/\dot{V}CO_2$ slopeを改善するが，これらは慢性心不全の予後予測因子であることより[41]，運動介入が生命予後を改善する可能性は高い．これについては，現在，

北米ならびにヨーロッパにて大規模臨床研究が進行中であり[25]，その結果が明らかになるにつれ，治療における運動介入の位置づけが明確になるものと思われる．

VII. おわりに

慢性心不全に対する運動介入はその病態改善に有用であることは間違いなく，現在エビデンスが出ていない拡張能障害に関しても，近い将来運動介入による効果が示されるものと思う．慢性心不全患者の多くは高齢患者でもあり，運動介入は病態改善をとおして臨床症状を軽減させ，健康関連QOLを改善することで生活の質の改善に大きく寄与する．ひいては医療費の軽減に寄与することも期待されるが，病態改善と障害改善の双方を目的とした取り組みを促進することで，臨床における運動介入の位置づけは自ずと明確になるものと思う．

文 献

1) Seta Y, Shan K, Bozkurt B, et al : Basic mechanisms in heart failure : the cytokine hypothesis. *J Card Fail* **2** : 243-249, 1996
2) Lilly LS（監修）川名正敏，他訳：心不全．心臓病の病態生理第2版．メディカルインターナショナル，2004, pp 225-252
3) Fink LI, Wilson JR, Ferraro N : Exercise ventilation and pulmonary artery wedge pressure in chronic stable congestive heart failure. *Am J Cardiol* **57** : 249-253, 1986
4) Wilson JR, Rayos G, Yeoh T, et al : Dissociation between peak exercise oxygen consumption and hemodynamic dysfunction in potential heart transplant candidates. *J Am Coll Cardiol* **26** : 429-435, 1995
5) Weiser PC, Henson D : Mechanisms of Exertional Dyspnea. *Heart Failure* : 202-209, 1992
6) Wasserman K, Zhang YY, Gitt A, et al : Lung function and exercise gas exchange in chronic heart failure. *Circulation* **96** : 2221-2227, 1997
7) Chuna TP, Clark AL, Amadi AA, et al : Relation between chemosensitivity and the ventilatory response to exercise in chronic heart failure. *J Am Coll Cardiol* **27** : 650-657, 1996
8) Ponikowski P, Chua TP, Anker SD, et al : Peripheral chemoreceptor hypersensitivity : an ominous sign in patients with chronic heart failure. *Circulation* **104** : 544-549, 2001
9) Piepoli M, Ponikowski P, Clark AL, et al : A neural link to explain the "muscle hypothesis" of exercise intolerance in chronic heart failure. *Am Heart J* **137** : 1050-1056, 1999
10) Ponikowski PP, Chua TP, Francis DP, et al : Muscle ergoreceptor overactivity reflects deterioration in clinical status and cardiorespiratory reflex control in chronic heart failure. *Circulation* **104** : 2324-2330, 2001
11) Scott AC, Wensel R, Davos CH, et al : Chemical mediators of the muscle ergoreflex in chronic heart failure : a putative role for prostaglandins in reflex ventilatory control. *Circulation* **106** : 214-220, 2002
12) Scott AC, Wensel R, Davos CH, et al : Skeletal muscle reflex in heart failure patients : role of hydrogen. *Circulation* **107** : 300-306, 2003
13) Scott AC, Francis DP, Coats AJ, et al : Reproducibility of the measurement of the muscle ergoreflex activity in chronic heart failure. *Eur J Heart Fail* **5** : 453-461, 2003
14) Coats AJS, Clark AL, Piepoli M, et al : Symptoms and quality of life in heart failure : the muscle hypothesis. *Br Heart J* **72** : S 36-39, 1994
15) Vescovo G, Ambrosio GB, Dalla Libera L : Apoptosis and changes in contractile protein pattern in the skeletal muscle in heart failure. *Acta Physiol Scand* **171** : 305-310, 2001
16) Krown KA, Page MT, Nguen C, et al : Tumor necrosis factor-α induced apoptosis in cardiac myocytes. Involvement of the sphingolipids signaling cascade in cardiac cell death. *J Clin Invest* **98** : 2854-2865, 1996
17) Rozanski A, Blumenthal JA, Kaplan J : Impact of psychological factors on the pathogenesis of cardiovascular disease and implications for therapy. *Circulation* **99** : 2192-2217, 1999
18) American physical therapy association : Guide to physical therapy practice (2nd ed). *Phys Ther* **81** : 9-744, 2001
19) Sanderson BK, Southard D, Oldridge N, Writing group : Outcomes evaluation in cardiac rehabilitation/secondary prevention programs. *J Cardiac Rehabil* **24** : 68-

79, 2004
20) Myers J, Prakash M, Froelicher V, et al：Exercise capacity and mortality among men referred for exercise testing. *N Engl J Med* **346**：793-801, 2002
21) Sue DY：Exertional dyspnea in congestive heart failure. Living longer and doing more？ *Chest* **118**：5-7, 2000
22) 田村政近，大宮一人，山田純生，他：慢性心不全患者のための疾患特異的生活活の質（QOL）尺度の開発．*J Cardiol* **42**：155-164，2003
23) Belardinelli R, Georgiou D, Cianci G, et al：Randomized, controlled trial of long-term moderate exercise training in chronic heart failure：effects on functional capacity, quality of life, and clinical outcome. *Circulation* **99**：1173-1182, 1999
24) European Herat Failure Training Group：Experience from controlled trails of physical training in chronic heart failure：Protocol and patient factors in effectiveness in the improvement in exercise tolerance. *Eur Heart J* **19**：466-475, 1998
25) Pina IL, Apstein CS, Balady GJ, et al：Exercise and Heart Failure：A statement from the American Heart Association Committee on exercise, rehabilitation, and prevention. *Circulation* **107**：1210-1225, 2003
26) Minotti JR, Pillay P, Oka L, et al：Skeletal muscle size：relationship to muscle function in heart failure. *J Appl Physiol* **75**：373-381, 1993
27) Pu CT, Johnson MT, Forman DE, et al：Randomized trial of progressive resistance training to counteract the myopathy of chronic heart failure. *J Appl Physiol* **90**：2341-2350, 2001
28) Suzuki, K, Oomiya K, Yamada S, et al：Relationship between strength and endurance of leg skeletal muscle and cardiopulmonary exercise testing parameters in patients with chronic heart failure. *J Cardiol* **43**：59-68, 2004
29) Delagardelle C, Feiereisen P, Autier P, et al：Strength/endurance training versus endurance training in congestive heart failure. *Med Sci Sports Exerc* **34**：1868-1872, 2002
30) Beniaminovitz A, Lang CC, LaManca JL, et al：Selective low-level leg muscle training alleviates dyspnea in patients with heart failure. *J Am Coll Cardiol* **40**：1602-1608, 2002
31) McConnell TR, Mandak JS, Sykes JS, et al：Exercise training for heart failure patients improves respiratory muscle endurance, exercise tolerance, breathlessness, and quality of life. *J Cardiopulm Rehabil* **23**：10-16, 2003
32) Selig SE, Carey MF, Menzies DG, et al：Moderate-intensity resistance training in patients with chronic heart failure improves strength, endurance, heart rate variability, and forearm blood flow. *J Card Fail* **10**：21-30, 2004
33) McConnell TR, Mandak JS, Sykes JS, et al：Exercise training for heart failure patients improves respiratory muscle endurance, exercise tolerance, breathlessness, and quality of life. *J Cardiopulm Rehabil* **23**：10-16, 2003
34) Werber-Zion G, Goldhammer E, Shaar A, et al：Left ventricular function during strength testing and resistance exercise in patients with left ventricular dysfunction. *J Cardiopulm Rehabil* **24**：100-109, 2004
35) Gielen S, Adams V, Mobius-Winkler S, et al：Anti-inflammatory effects of exercise training in the skeletal muscle of patients with chronic heart failure. *J Am Coll Cardiol* **42**：861-868, 2003
36) Ponikowski PP, Chua TP, Francis DP, et al：Muscle ergoreceptor overactivity reflects deterioration in clinical status and cardiorespiratory reflex control in chronic heart failure. *Circulation* **104**：2324-2330, 2001
37) McConnell TR, Mandak JS, Sykes JS, et al：Exercise training for heart failure patients improves respiratory muscle endurance, exercise tolerance, breathlessness, and quality of life. *J Cardiopulm Rehabil* **23**：10-16, 2003
38) Roveda F, Middlekauff HR, Rondon MUPB, et al：The effects of exercise training on sympathetic neural activation in advanced heart failure：a randmized controlled trial. *Am Coll Cardiol* **42**：854-860, 2003
39) van den Berg-Emons R, Balk A, Busssmann H, et al：Does aerobic training lead to a active lifestyle and improved quality of life in patients with chronic heart failure? *Eur J Heart Fail* **6**：95-100, 2004
40) Piepoli MF, Davos C, Francis DP, et al：Exercise training meta-analysis of trials in patients with chronic heart failure (ExTraMACH). *Br Med J* **328**：189-195, 2004
41) Gitt AK, Wasserman K, Kilkowski C, et

al：Exercise anaerobic threshold and ventilatory efficiency identify heart failure patients for high risk of early death. *Circulation* **106**：3079-3084, 2002

3 心不全
4) 温熱療法

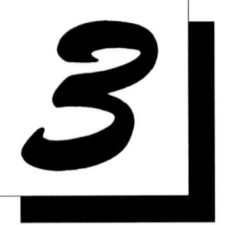

木原貴士　鄭　忠和*

◆ Key Questions ◆
1. 心不全患者が安全に入浴する方法は
2. 温水浴と乾式サウナ浴の差は
3. 温熱療法は重症心不全にも応用できるのか
4. 温熱療法は心不全に対する治療法になり得るのか

1. はじめに

　21世紀に入り，慢性心不全に対する考え方は大きく変化してきている．米国心臓病・循環器学会が提唱したタスクフォースでも，心不全の予備軍とでもいうべき高血圧性心臓病に焦点をあて，きわめて早期からの心不全管理を前面に打ち出している．これからの心不全治療は，こういった軽症から重症の患者を対象とした幅広いニーズに応える必要があり，リハビリテーションの分野に対する期待も大きい．

　ACE阻害剤をはじめとする心不全治療薬は，大規模臨床試験によって予後改善効果など明らかにされ，心不全に対する薬物治療が必須であることには疑う余地もない．一方，患者の生活の質（QOL：quality of life）を高める治療の重要性は近年大きく見直されてきており，運動療法を主体とした心臓リハビリテーションを積極的に心不全治療に取り入れる施設も多くなってきている．治療のゴールは心不全症状の改善に留まらず，その後の社会活動への復帰へと移っており，心臓リハビリテーションの分野は，現在大きくクローズアップされている．しかし，重症心不全患者となると，運動強度や時間の設定，不整脈管理など多くの課題が残されており，特に退院後の実生活における指導・教育などは，いまだに多くの問題を抱えていることが多い．

　一般のサウナは，摂氏80℃から100℃前後の温度設定となっており，健常者にとっては心身のリラックス効果や疲労回復などに有用であることが経験的に知られている．十数年来，著者らが展開しているサウナ浴による温熱療法は，60℃の低温サウナと直後の安静保温を主体としたものであり，重症の心不全患者にも施行できるように安全性と有効性を両立させている．心不全増悪期から施行されるこの温熱療法は，患者に心地よい発汗を促し，うつ気分を払拭し，何より患者に笑顔を取り戻させる．温熱療法は，幅広い患者のニーズに応えられる，QOLを高めるといった，これからの心不全治療に必要とされる多くの効果を有している．つまり，心不全治療戦略の一つとして，またリハビリテーションの一環として積極的に取り入れていくべき治療法と考えている．

　本項では，心不全患者に対する安全で有効性の高い入浴方法に関して，これまでの著者らの経験を踏まえて概説する．

---

* Takashi KIHARA, Chuwa TEI/鹿児島大学大学院循環器・呼吸器・代謝内科学

II. 心不全の概念と治療

循環器系に及ぼす温熱療法の効果を理解するうえで，現在の心不全に対する基本的な考え，ならびに一般的な治療法を知ることは重要である．

心不全とは，種々の病因により心機能が低下し，末梢組織が必要とする血液を供給できなくなった状態である．そのため，生体はさまざまな代償機構を動員し，末梢血管を収縮させ，乏しい血液で中心臓器を維持するシステムを構築する．しかし，このシステムの多くは心不全慢性期には過剰となり，収縮過剰による血管抵抗の増大などは心機能をさらに悪化させる一因となる．

心ポンプ機能を改善させる内科的治療は限られており，心不全治療の主眼は心不全における生態の過剰な代償機構を是正することに注がれている．そのため，ACE阻害剤をはじめとする血管拡張薬や，β遮断薬が中心的な心不全治療薬として位置づけられている．

そこで現在の心不全治療は，心不全における生体の代償機構，特に過剰な代償機構を改善することで，心不全の悪循環を解消する治療法が主体となっている．

心不全患者では各種臓器のうっ血に伴い，QOLが著しく侵されており，心不全の治療にあたっては生命予後の改善はもちろんのこと，QOLの維持・改善も重要なポイントとなる．

心不全の非薬物療法として運動療法が心不全患者のQOLを改善するのみならず，予後を改善させるとして注目され，すでに多くの施設で実践されている．

一方，日常生活に欠かせない入浴は重症心不全に禁忌とされていたが，われわれは多くの心不全患者に温熱療法を施行し，温熱療法の有用性をさまざまな角度から検証してきた．その結果，温熱療法は心不全の血行動態を改善させるだけでなく，神経体液性因子・自律神経機能・血管機能を改善し，臨床症状を著しく改善させることを証明し，重症心不全でも施行可能な温熱処方を確立した．温熱療法は，心不全患者に対し症状を改善させる以外にも気分をよくさせる効果があり，治療の継続が患者の要望から積極的に行われることが多い．そのため治療を継続させるという面では，運動療法よりも温熱療法がはるかに容易である．また，運動療法が施行できない歩行障害者や重症心不全患者にも安全に施行できることも温熱療法の利点である．すなわち温熱療法は，軽症から重症まで応用できる心不全治療法の一つの柱となるものと考えている．

III. 温熱療法の急性効果

著者らは，中等症以上〔New York Heart Association (NYHA) 心機能分類IIIおよびIV〕の心不全患者32名に対して，41℃・10分間の温水浴もしくは60℃・15分間のサウナ浴を施行し，それぞれ出浴直後から毛布による30分間の安静保温を追加するといった温熱療法を提唱し，その著明な血行動態の改善を明らかにした．入浴により，体温は約1℃上昇し，その間脈拍は約10～20％増加するが，収縮期血圧に有意な変化は認めなかった．全身血管抵抗は有意に低下し，心拍出量は約1.5倍に増加した[1]（表1）．

温熱療法の慢性心不全に対する急性効果は，体温上昇に伴う末梢血管拡張作用により心臓に対する前・後負荷が軽減し，心拍出量が増加することによりもたらされる．また，温熱療法は左室内腔拡大に伴う機能性僧帽弁逆流を減少させ，心不全患者で多く認められる末梢循環障害に伴う症状を著明に改善させる．さらに，肺血管拡張による前負荷の軽減は，僧帽弁逆流の減少ともあわせて肺動脈楔入圧の減少をもたらし，運動耐容能の増加をもたらす．

また，適切な介助と自動昇降式浴槽や乾式サウナ装置を用いた際の入浴に伴う労作は，酸素

表 1 温熱療法の急性効果（文献 1）より改変）
NYHA II～IV度の慢性心不全患者 32 名（平均年齢 58 歳）に対し，低温サウナ浴による温熱療法を施行し，血行動態の変化を検討した

	サウナ浴（n=32）		
	前	中	後
最大酸素摂取量（ml）	209±29	250±25*	219±30
METs	1.09±0.15	1.30±0.13*	1.14±0.14
深部体温（℃）	36.9±0.3	38.1±0.4*	37.4±0.4*
脈拍（bpm）	77±18	97±22*	81±20*
収縮期血圧（mmHg）	115±18	116±19	110±18
拡張期血圧（mmHg）	78±10	70±12†	67±11*
心拍出係数（l/分/m²）	2.7±0.5	4.0±0.7*	3.5±0.7*
一回心拍出係数（ml/beat/m²）	36±7	41±7*	43±8*
全身血管抵抗（dyne/秒/cm⁻⁵）	1,795±468	1,205±320*	1,390±349*
肺血管抵抗（dyne/秒/cm⁻⁵）	238±74	203±59*	213±62*
平均肺動脈圧（mmHg）	29±5	25±6	23±6*
平均肺動脈楔入圧（mmHg）	21±4	17±4†	14±3†
平均右房圧（mmHg）	8±2	6±2†	5±2†

METs：metabolic equivalent．データは mean±SD にて記載．*$p<0.01$，†$p<0.05$

消費量から換算して約 1.5 METs 以下であることが確認されており，温熱療法はきわめて重症な心機能低下の患者に対しても実施可能である．なお，1 回の温熱療法で心不全症状が著明に改善されることも少なくない．

IV. 温熱療法の慢性効果

著者らは，56 名の重症心不全患者に対して 1 日 1 回，4 週間のサウナ浴による温熱療法を施行し，NYHA 心機能分類で，平均 3.6 から，2.5 と有意な心不全症状の改善効果を報告した[2]（図 1）．また，20 名の軽中等症（NYHA II～III）の心不全患者に対して 2 週間のサウナ浴による温熱療法を施行し，心拡大の有意な減少，神経体液性因子の一つである脳性ナトリウム利尿ペプチド（BNP：brain natriuretic peptide）の有意な減少，末梢血管内皮機能の有意な改善効果を報告した[3]（表 2）．

心不全の予後ならびに運動リハビリテーションなどで問題となる心室性不整脈に関しても，有意な改善効果が認められた[4]（表 3）．適切な温度ならびに時間を設定することで，温熱中の不整脈に関しても減少・消失を認めることが多く，増悪する症例はほぼ皆無であった．

また，心不全患者でよくみられる症状の一つに高度の食欲不振があげられるが，その原因の一つとして胃から産生されるグレリン（食欲調節ホルモン）の関与が最近注目されている．し

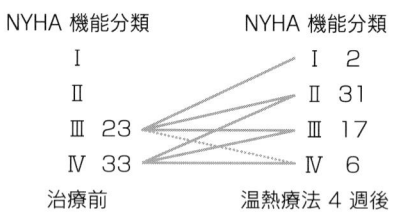

```
NYHA 機能分類        NYHA 機能分類
 I                    I   2
 II                   II  31
 III  23              III 17
 IV   33              IV  6
 治療前              温熱療法 4 週後
```

NYHA 機能分類
Class I：軽症心不全
Class II：身体活動を軽度制限する必要がある心不全
Class III：身体活動を高度制限する必要がある心不全
Class IV：安静時でも心不全症状を有する重症心不全

図 1 温熱療法（4 週間）の慢性効果
（文献 2）より改変）

表 2 温熱療法の慢性効果（文献3）より改変）
NYHA II〜III度の慢性心不全患者20名（平均年齢62歳）に対し，低温サウナ浴による温熱療法を2週間施行し，その前後で心機能・血管機能の変化を比較検討した

	温熱療法前	温熱療法2週後	p value
NYHA 心機能分類（I/II/III）	0/10/10	1/14/5	0.01
体重（kg）	53.5±12.3	53.3±12.2	0.52
収縮期血圧（mmHg）	107±22	97±17	0.02
拡張期血圧（mmHg）	63±13	61±10	0.40
脈拍（beats/分）	71±13	70±11	0.61
心胸比（%）	58.2±7.1	55.9±7.9	0.002
左室拡張末期径（mm）	59±8	57±9	0.047
脳性ナトリウム利尿ペプチド（BNP）（pg/ml）	441±444	293±302	0.005
内皮依存性血管拡張反応（%）	4.4±2.5	5.7±2.5	<0.001
内皮非依存性血管拡張反応（%）	19.2±6.5	18.7±6.9	0.61

NYHA：New York Heart Association．データは mean±SD にて記載

表 3 温熱療法の不整脈に対する効果（文献4）より改変）
多発する心室性期外収縮を有する NYHA II〜III度の慢性心不全患者20名（平均年齢62歳）に対し，低温サウナ浴による温熱療法を2週間施行し，その前後で24時間心電図による心室性期外収縮総数，心室頻拍の変化を比較検討した

	温熱療法前	温熱療法2週後	p value
心室性期外収縮総数	3,161±1,104	848±415	<0.01
Couplets	71±33	15±11	<0.01
心室頻拍数	20±9	4±3	<0.01
平均 RR 間隔（msec）	807±28	858±63	n.s
脈拍変動（msec）	113±8	142±10	<0.01

データは mean±SD にて記載

かし，2週間の温熱療法はこのグレリンの産生を有意に増加させ，食欲を改善させることも明らかにしている．

なおこの間，多くの慢性心不全患者に温熱療法を積極的に導入してきたが，ほとんどの症例で脱落することなく満足な経過をたどっている．心不全に伴う便秘・皮膚冷感・筋肉痛といった症状も温熱療法により著明に改善し，多くの入院患者が訴える不眠も改善する．長期入院により発汗することの少ない心不全患者にとって，温熱療法中の発汗は気分を爽快にし，重症患者によくみられるうつ症状を軽快させることも多い．

V．温熱療法の効果発現機序

慢性心不全患者では，冠動脈を含め末梢血管内皮機能が低下していることが明らかにされており[5〜7]，ACE 阻害剤，抗酸化剤，運動トレーニングなどで改善することが報告されている．心不全における血管内皮機能低下の機序としては，末梢循環不全に伴う末梢血管でのずり応力（shear stress）の低下があげられる．その結果，血管内皮からの一酸化窒素（NO）産生は減少し[8〜10]，血管内皮における NO 合成酵素（eNOS）の合成は低下する[11,12]．加えて酸化ストレスの増大による NO 利用の低下[13]などが報告されている．

図2 サウナ治療によるeNOSの発現

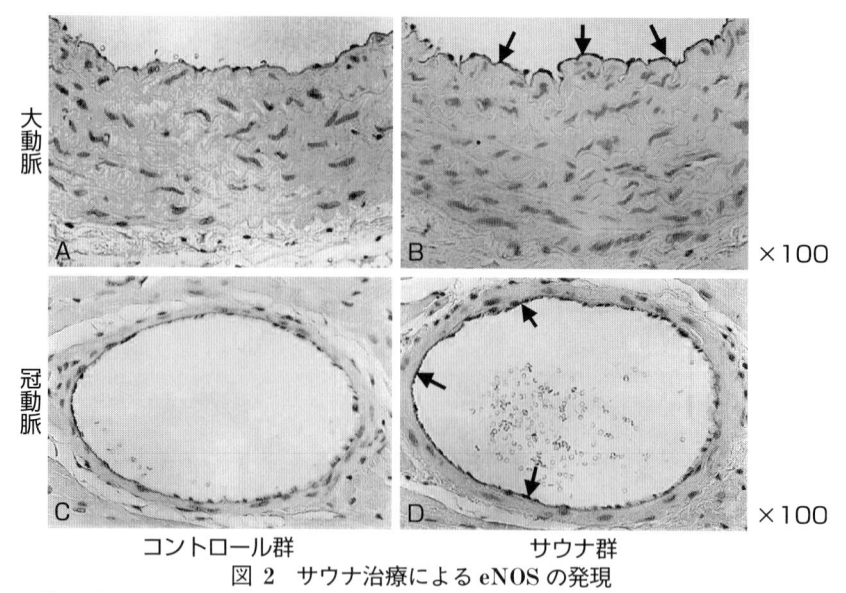

雄性ゴールデンハムスターにサウナ浴による温熱療法を4週間施行し，大動脈および冠動脈に対し，eNOS抗体を用いて免疫染色しeNOSの発現量の比較と発現部位を検討した．その結果，血管内皮におけるeNOSの発現増加を認める（文献14）より改変）

著者らの検討により，温熱療法による末梢血管内皮機能の改善は，心不全の重症度の指標であるBNPの改善と有意な相関関係があることも明らかになり[3]，温熱療法の心不全に対する効果発現機序の一つとして，血管内皮機能の改善が重要な役割を果たしていることが判明した．

著者らは心不全発症ハムスターを用いた研究により，サウナ療法は血管内皮におけるNO合成酵素の発現を蛋白ならびに遺伝子レベルで亢進させることを解明した[14]（図2～4）．さらに，温熱療法を継続することにより，心不全発症ハムスターの生命予後が改善することも明らかにしている[15]（図5）．

つまり，温熱療法を繰り返すことは，心拍出量の増加に伴う末梢血管での血流増加を促すことになり[16]，shear stress増大による末梢血管内皮でのNO合成酵素を増加させることにつながる．その結果，血管内皮拡張機能の改善をもたらし，後負荷の減少から心機能の改善につながるものと考えられる．

VI. 家庭における温熱療法

温熱療法には，温水浴と乾式サウナ浴を用いる方法がある．温水浴は自宅でも簡単に実施できるが，温水浴では静水圧の影響により静脈還流を増加させるので，前負荷の増大に伴い心内圧が増加する．これは心不全患者に温水浴を施行するうえで留意すべき点である．一方，静水圧のない乾式サウナ浴では，浴中から心内圧は低下する．したがって，サウナ浴のほうが心不全に対する温熱療法としては適している．

サウナ浴は，遠赤外線乾式サウナ治療室を用いて，1日1回60℃・15分間施行する．出浴直後から30分間毛布による安静保温を追加する．その後，温熱療法前後の体重差から発汗量を測定し，それに見合う水分補給をする．そして，心不全が軽快して自宅へ退院できれば，自宅でお風呂による温熱療法を継続させる．

温水浴（お風呂）による温熱療法の設定は，静水圧の影響を軽減させるため，なるべく底の浅い浴槽（洋式浴槽）を用い，1日1回41℃・

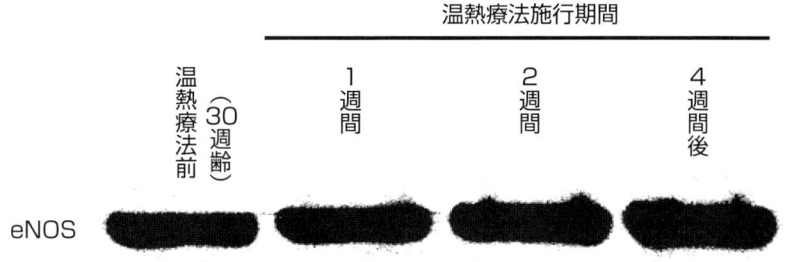

図3 温熱療法4週後のeNOS蛋白の増加（文献14）より改変）
4週間の温熱療法により血管内皮におけるNO合成酵素（eNOS）の蛋白レベルでの増加が認められた（western blot analysis）

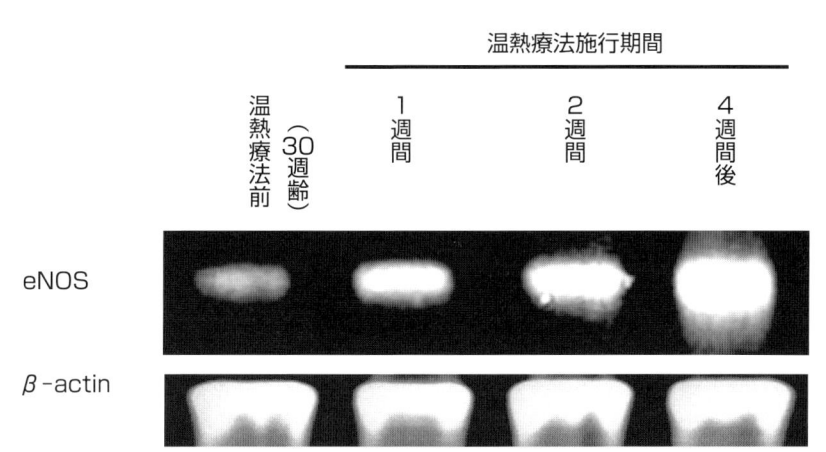

図4 温熱療法4週後eNOS遺伝子の増加（文献14）より改変）
4週間の温熱療法により血管内皮におけるNO合成酵素（eNOS）の遺伝子レベルでの増加が認められた（northern blot analysis）

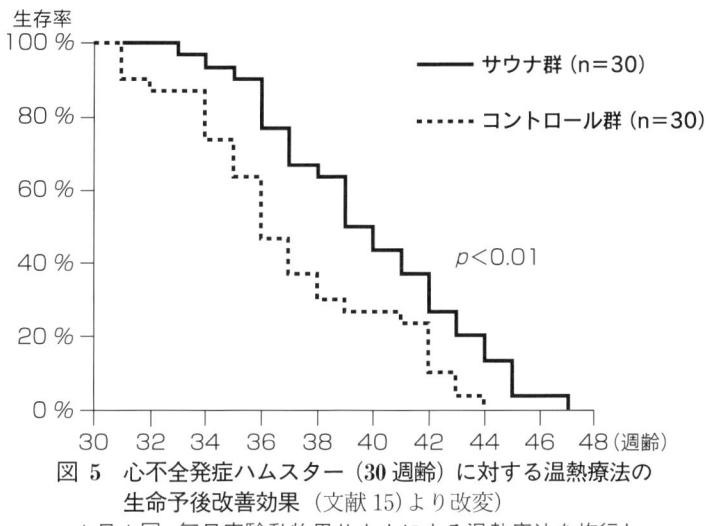

図5 心不全発症ハムスター（30週齢）に対する温熱療法の生命予後改善効果（文献15）より改変）
1日1回，毎日実験動物用サウナによる温熱療法を施行し，サウナ未施行群と比較検討した

10分間の座位浴（半身浴）が適切である．また，出浴後30分間の毛布による安静保温はサウナ浴と同様である．なお，入浴前ならびに温熱療法後（30分間の安静保温終了後）の2回の体温測定（舌下体温計）は効果的で，前述したサウナ浴による温熱療法の体温変化との比較で温熱療法の過不足が判定でき，自宅での入浴法を検証するのに役立つ．しかし，温熱療法の側面であるリラクゼーション効果は重要であり，我慢して目標温度を達成するといった方法は避けるべきである．無理なく気分よく施行してこそ，温熱療法の効果を引き出せ，かつ長く継続できる治療といえる．

温熱療法は1日1回，週5回できれば十分であるが，週3回施行できれば確実に効果が得られる．

VII. 温熱療法が著効した重症心不全例

【症例1】55歳，女性

［主　訴］　呼吸困難

［現病歴］　45歳時，心筋生検などの精査にて拡張型心筋症と診断された．その後，心不全のために入退院を繰り返すようになった．54歳時，重症心不全の再燃からショック状態に陥り，大動脈内バルーンパンピング（IABP：intraaortic balloon pumping）を挿入された．その後，十分な薬物療法にもかかわらず6カ月間IABPを離脱できない状態が続き当院転院となった．

［入院時現症］

身体所見：血圧92/54 mmHg，脈拍91回/分．明らかな肝腫大や四肢浮腫は認めず．

聴診所見：肺野にラ音を聴取せず，心音は心尖部に最強点を有する全収縮期雑音（Levine III/VI）とIII音を聴取．

［入院時検査所見］

血液生化学検査：軽度の貧血所見（Hb 9.9 g/d*l*）を認めたが，肝腎機能ならびに電解質などには異常を認めず．

心電図：I度房室ブロックと，完全右脚ブロック，V3およびV4誘導でR波の減高を認めた．

胸部X線写真：心胸郭比：57％と心拡大を認めたが，肺野にはうっ血所見を認めず．

心エコー図：左室拡張末期径78 mmと著明な心拡大，左室壁運動の著明な低下（EF 25％），および高度の僧帽弁逆流を認めた．また，総合的心機能評価であるTei index[17]は，LV-Tei index：1.15，RV-Tei index：1.23で両心室とも著明な機能低下を認めた．

［入院時経過］　入院後，IABPを2：1のサポートに減少させると，数分後に呼吸困難症状，体血圧の低下を認め，IABPの離脱はきわめて困難な状況であった．

そこでIABP装着のまま遠赤外線乾式サウナ治療室にて温熱療法（60℃，15分間，出浴後30分間の保温）を施行したところ，劇的な温熱療法の急性効果が得られた（**表4**）．15分間のサウナ浴直後に平均肺動脈楔入圧（PCWP：pulmonary capillary wedge pressure）は33 mmHgから18 mmHg，心拍出量は3.03 *l*/分から4.2 *l*/分，全身末梢血管抵抗（SVR：systemic vascular resistance）は2,571 dyn/秒/cm^{-5}から1,302 dyn/秒/cm^{-5}と改善した．

その後，IABP装着のまま1日1回，週5回のサウナ療法を施行したところ，サウナ療法の開始とともに臨床症状は著しく改善し，サウナ療法4週間後には，サウナ浴前で平均PCWPは9 mmHg，SVRは894 dyn/秒/cm^{-5}へと著明に低下し，心拍出量は5.1 *l*/分へと増加した．この時点でIABPを2：1のサポートに減少しても，数時間は息苦しさをまったく認めなくなり，サウナ療法開始前に比べて著明な臨床症状の改善を認めた．そして，サウナ療法8週間後には，IABPを完全にoffしても呼吸困難，体血圧の低下を認めず，IABP装着後約9カ月経過して，ついにIABPの離脱に成功した．

表 4 温熱療法が血行動態に及ぼす急性ならびに慢性効果の実例（症例 1）
サウナ前・初回サウナ後・サウナ 4 週後は，IABP＝1：1 でのデータを示す．
サウナ 8 週後は，IABP off 後 15 分後のデータを示す

	IABP＝1：1			IABP off
	サウナ前	初回サウナ後	サウナ 4 週後	サウナ 8 週後
心拍出量（l/分）	3.03	4.2	5.1	3.9
一回心拍出量（ml）	31	47	54	59
全身血管抵抗（dyn/秒/cm^{-5}）	2,571	1,302	894	872
肺血管抵抗（dyn/秒/cm^{-5}）	533	127	173	181
平均肺動脈楔入圧（mmHg）	33	18	12	9
肺動脈圧（mmHg）	48/22	24/8	36/14	41/19
平均右房圧（mmHg）	12	4	6	10
収縮期・拡張期血圧（mmHg）	89/55	86/40	94/41	70/40

表 5 温熱療法 4 週後の検査所見の変化（症例 2）
4 週間の温熱療法により心機能・不整脈・神経体液性因子・運動耐容能が改善した

	入院時	温熱療法 4 週後
胸部 X 線（心胸比）（％）	59	50
心エコー検査		
・左室拡張末期径（mm）	66	61
・左室駆出率	31	48
・Tei index 左心系	0.82	0.51
右心系	0.52	0.45
24 時間心電図		
・心室性期外収縮総数	7,254	364
神経体液性因子		
・ANP（pg/ml）	590	17
・BNP（pg/ml）	1,450	327
運動耐容能		
・6 分間歩行（m）	160	320
・嫌気性代謝閾値（METs）	1.83	2.57

【症例 2】62 歳，男性

［主　訴］呼吸困難

［現病歴］　40 歳時，遺伝子検索にて肥大型心筋症と診断されたが，その際，心不全症状などは認めなかった．61 歳時，風邪症状から全身浮腫・呼吸困難症状が出現し，ACE 阻害剤・利尿剤を主体とした内服加療が開始された．平成 12 年，心不全症状の再燃からショック状態となり，カテコールアミンなどの点滴加療にて症状の軽快を認めたが心機能の低下は著明であり，温熱療法目的で当院入院となった．

［入院時現症］

　身体所見：身長 152 cm，体重 52 kg．血圧 79/48 mmHg，脈拍 72 回/分．明らかな肝腫大や四肢浮腫は認めなかったが，頸静脈の怒張を認めた．

　聴診所見：肺野にラ音聴取せず．心音ではⅢ音を聴取した．

［入院時検査所見］

　生化学検査：心房性ナトリウム利尿ペプチド（ANP：atrial natriuretic peptide）590 pg/ml，BNP 1,450 pg/ml と著明な高値を認めた．

　心電図：陰性 T 波を V 1～V 5 誘導で認め

胸部X線写真：心胸郭比59％と心拡大を認め，肺血管陰影の増強を認めた．

心エコー図：左室拡張末期径66 mmと心拡大，左室のびまん性壁運動低下（EF 31％），および軽度の僧帽弁逆流を認め，心機能評価の総合的指標である左室のTei indexは0.82であり，右室のTei indexは0.52とともに高値を示した．

24時間心電図：平均心拍数75/分，心室性期外収縮総数7,254回/24時と著明な不整脈を認めた．

心肺機能検査：嫌気性代謝閾値1.83 METs，6分間歩行160 mと著明な運動耐容能の低下を認めた．

[**入院後経過**] 入院後，サウナ浴による温熱療法を施行し臨床症状の改善を認め，温熱療法4週間後には**表5**に示す通り，心機能・不整脈・神経体液性因子・運動耐容能のすべてが改善し軽快退院となった．

VIII. おわりに

温熱療法は，軽症から重症まで幅広い心不全患者に応用可能な非薬物療法であり，心不全治療戦略の一つの柱として，また心臓リハビリテーションの核を担う治療法として大きく貢献することが期待される．また，温熱療法はほとんど運動のできない重症の心不全患者でも安全に行うことが可能であり，長期入院で運動制限が必要な心不全患者にとっても，爽快な発汗とともに顔色・気分・食欲・睡眠・便秘などを改善する効果もあり，メンタル面からも有用性の高い治療法である．

これからの内科治療は心不全に限らず，患者個々に視点が行き届いた個別医療が望まれている．温熱療法はこれからのニーズに即した治療であると考えている．

文献

1) Tei C, Horikiri Y, Park JC, et al：Acute hemodynamic improvement by thermal vasodilation in congestive heart failure. *Circulation* **91**：2582-2590, 1995
2) Tei C, Tanaka N：Thermal vasodilation as a treatment of congestive heart failure：a novel approach. *J Cardiol* **27**：29-30, 1996
3) Kihara T, Biro S, Imamura M, et al：Repeated sauna treatment improves vascular endothelial and cardiac function in patients with chronic heart failure. *J Am Coll Cardiol* **39**：754-759, 2002
4) Kihara T, Biro S, Ikeda Y, et al：Effects of repeated sauna treatment on ventricular arrhythmias in patients with chronic heart failure. *Circ J* **68**：1146-1151, 2004
5) Katz SD, Biasucci L, Sabba C, et al：Impaired endothelium-mediated vasodilation in the peripheral vasculature of patients with congestive heart failure. *J Am Coll Cardiol* **19**：918-925, 1992
6) Kubo SH, Rector TS, Bank AJ, et al：Endothelium-dependent vasodilation is attenuated in patients with heart failure. *Circulation* **84**：1589-1596, 1991
7) Drexler H, Hayoz D, Munzel T, et al：Endothelial function in chronic congestive heart failure. *Am J Cardiol* **69**：1596-1601, 1992
8) Buga GM, Gold ME, Fukuto JM, et al：Shear stress-induced release of nitric oxide from endothelial cells grown on beads. *Hypertension* **17**：187-193, 1991
9) Pohl U, Holtz J, Busse R, et al：Crucial role of endothelium in the vasodilator response to increased flow in vivo. *Hypertension* **8**：37-44, 1986
10) Rubanyi GM, Romero JC, Vanhoutte PM：Flow-induced release of endothelium-derived relaxing factor. *Am J Physiol* **250**：H 1145-1149, 1986
11) Noris M, Morigi M, Donadelli R, et al：Nitric oxide synthesis by cultured endothelial cells is modulated by flow conditions. *Circ Res* **76**：536-543, 1995
12) Nadaud S, Philippe M, Arnal JF, et al：Sustained increase in aortic endothelial nitric oxide synthase expression in vivo in a model of chronic high blood flow. *Circ Res* **79**：857-863, 1996
13) Belch JJ, Bridges AB, Scott N, et al：Oxygen free radicals and congestive heart failure. *Br Heart J* **65**：245-248, 1991
14) Ikeda Y, Biro S, Kamogawa Y, et al：Repeated thermal therapy upregulates arte-

rial endothelial nitric oxide synthase expression in Syrian golden hamsters. *Circ J* **65**：434-438, 2001
15) Ikeda Y, Biro S, Kamogawa Y, et al：Effect of repeated sauna therapy on survival in TO-2 cardiomyopathic hamsters with heart failure. *Am J Cardiol* **90**：343-345, 2002
16) Imamura M, Biro, S Kihara T, et al：Repeated thermal therapy improves impaired vascular endotherial function in patients with coronary risk factors. *J Am Coll Cardiol* **38**：1083-1088, 2001
17) Tei C：New noninvasive index for combined systolic and diastolic ventricular function. *J Cardiol* **26**：135-136, 1995

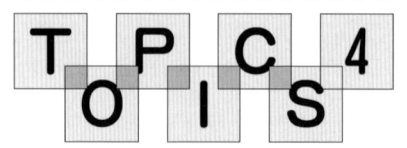

TOPICS 4　Heat shock protein

高 橋 尚 彦　■大分大学医学部第一内科

◆ Key Questions ◆
1. Heat shock protein（HSP）の基本的な機能はどのようなものか
2. 運動は HSP 発現に影響するか
3. 臨床応用はどの程度まで進んでいるか

I. Heat shock protein とは

　Heat shock protein（HSP：熱ショック蛋白質）は，心臓をはじめとする臓器保護効果を発揮する内因性蛋白質として注目を集めている[1,2]．HSP は表1に示すシャペロン機能によって，細胞質内で合成された蛋白質が，本来存在すべき場所で正常な機能を発揮することを手助けする役割を担っている．HSP は多様性に富み分子量によって分類されているが，心臓保護効果についての知見は HSP 70 に関するものが最も豊富である．

II. 運動・性差・加齢の影響

　HSP は運動による心筋虚血耐性の獲得に関与する[3]．ラットを用いた実験で，雄では運動が心臓に HSP 70 を誘導し虚血再灌流後の良好な心機能の回復をもたらし，雌では卵巣摘出術を行うと雄と同様の HSP 70 誘導と虚血耐性が認められることが報告された[4]．この所見は，女性ホルモン（エストロゲン）が運動による HSP 70 の誘導を阻害する効果を有することを示唆する．運動は，非常に生理的な HSP 70 の誘導法であり，運動による臓器保護効果における HSP 70 発現の役割および性ホルモンの関与についてさらなる解明が望まれる．一方，加齢は HSP 70 の誘導を減弱させる[5]．

III. 糖尿病・インスリン抵抗性の影響

　肥満，インスリン抵抗性および糖尿病といった糖代謝異常に関する病態も HSP 発

表1　Heat shock protein のシャペロン機能

①作られたばかりの蛋白質を正しく折り畳んで三次元構造を構築し，細胞内小器官へ移送する
②変性した蛋白質は，可能であれば再構築し不可能な場合は分解して細胞外へ排除する
③誤って作られた異常蛋白質を分解して細胞外へ排除する

4. Heat shock protein

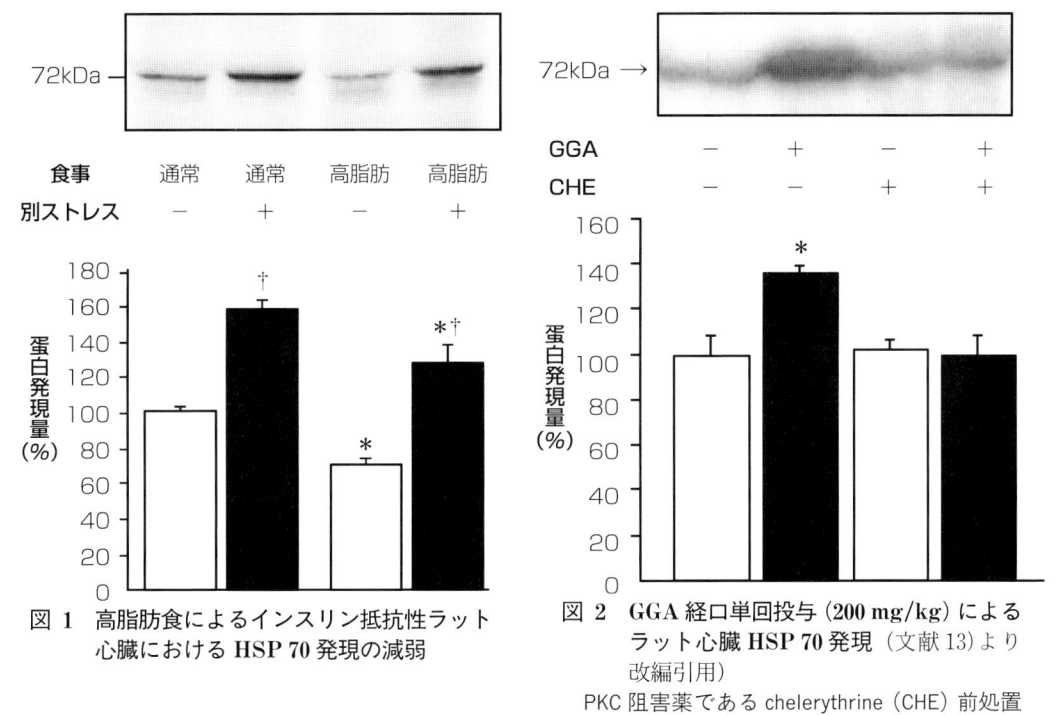

図1 高脂肪食によるインスリン抵抗性ラット心臓における HSP 70 発現の減弱

図2 GGA 経口単回投与（200 mg/kg）によるラット心臓 HSP 70 発現（文献 13）より改編引用）
PKC 阻害薬である chelerythrine（CHE）前処置は，GGA による HSP 70 の発現を抑制した

現に影響を与える．前述したように運動は HSP 70 を誘導するが，インスリン抵抗性を有する患者（2型糖尿病患者を含む）では，運動後，骨格筋の HSP 70 の遺伝子発現増加が減弱することが報告されている[6]．著者らは，高脂肪食によってインスリン抵抗性を呈したラットの心臓では，HSP 70 の基礎発現および熱ストレスによる発現誘導が低下していることをみいだしている（図1）．また，インスリン抵抗性を病態とする疾患群は，虚血性心疾患をはじめとした動脈硬化性疾患を発症する危険性が高く，この病態における HSP 70 の発現低下の意義は興味深い．

IV. 今後に向けて

低温ストレスも HSP 70 を誘導し心筋保護効果を発揮する．人工心肺を用いたヒト冠動脈バイパス術の際に，4℃の低温心筋保護液を使用すると，右房生検標本における HSP 70 発現が再灌流後に有意に増加した[7]．また心臓手術後には，しばしば心房細動が認められるが，術前の心房筋 HSP 70 の発現が高いと術後に心房細動を発症する率が低かったとの臨床報告もある[8]．したがって，心筋保護液を工夫した HSP 70 誘導法は，術後の心機能回復に有効である可能性が高く，今後の臨床応用が期待される．さらに HSP 70 には，抗 TNFα 作用などの抗サイトカイン作用もあり[9]，その誘導は心不全患者にも有用である可能性がある．また遺伝子治療については，HSP 70 遺伝子を含んだベクターやリポソーム（liposome）粒子を冠動脈経由で心臓に運び HSP 70 を発現させると，虚血再灌流およびエンドトキシンによる障害が軽減されることが報告されている[10,11]．

HSP 70 の誘導剤には，生体に好ましくない影響を与えるものがないが，著者らは抗潰瘍薬である geranyl geranyl acetone (GGA) が，protein kinase C (PKC) の活性化を介して心臓に安全な HSP 70 を誘導し，虚血再灌流障害に対し心筋保護効果を発揮するという実験結果を報告してきた(図2)[12,13]．これはすでに市販されている薬剤であり，臨床応用に向けての研究が望まれる．

文献

1) Benjamin IJ, McMillan DR : Stress (heat shock) proteins molecular chaperones in cardiovascular biology and disease. *Circ Res* **83** : 117-132, 1998
2) 高橋尚彦：熱ショック蛋白質と心筋保護．臨床化学 **32** : 132-138, 2003
3) Powers SK, Lennon SL, Quindry J, et al : Exercise and cardioprotection. *Curr Opin Cardiol* **17** : 495-502, 2002
4) Paroo Z, Haist JV, Karmazyn M, et al : Exercise improves postischemic cardiac function in males but not females : consequences of a novel sex-specific heat shock protein 70 response. *Circ Res* **90** : 911-917, 2002
5) Honma Y, Tani M, Takayama M, et al : Aging abolishes the cardioprotective effect of combination heat shock and hypoxic preconditioning in reperfused rat hearts. *Basic Res Cardiol* **97** : 489-495, 2002
6) Kurucz I, Morva A, Vaag A, et al : Decreased expression of heat shock protein 72 in skeletal muscle of patients with type 2 diabetes correlates with insulin resistance. *Diabetes* **51** : 1102-1109, 2002
7) Schmitt JP, Schunkert H, Birnbaum DE, et al : Kinetics of heat shock protein 70 synthesis in the human heart after cold cardioplegic arrest. *Eur J Cardiothorac Surg* **22** : 415-420, 2002
8) St Rammos K, Koullias GJ, Hassan MO, et al : Low preoperative HSP 70 atrial myocardial levels correlate significantly with high incidence of postoperative atrial fibrillation after cardiac surgery. *Cardiovasc Surg* **10** : 228-232, 2002
9) Meng X, Harken AH : The interaction between Hsp 70 and TNF-alpha expression : a novel mechanism for protection of the myocardium against post-injury depression. *Shock* **17** : 345-353, 2002
10) Suzuki K, Sawa Y, Kaneda Y, et al : In vivo gene transfection with heat shock protein 70 enhances myocardial tolerance to ischemia-reperfusion injury in rat. *J Clin Invest* **99** : 1645-1650, 1997
11) Meldrum DR, Meng X, Shames BD, et al : Liposomal delivery of heat-shock protein 72 into the heart prevents endotoxin-induced myocardial contractile dysfunction. *Surgery* **126** : 135-141, 1999
12) Ooie T, Takahashi N, Saikawa T, et al : Single oral dose of geranyl geranyl acetone induces heat-shock protein 72 and renders protection against ischemia/reperfusion injury in rat heart. *Circulation* **104** : 1837-1843, 2001
13) Yamanaka K, Takahashi N, Ooie T, et al : Role of protein kinase C in geranyl geranyl acetone-induced expression of heat shock protein 72 and cardioprotection in the rat heart. *J Mol Cell Cardiol* **35** : 785-794, 2003

第5章

運動療法の主観的効果

1. 心疾患患者の運動療法と健康関連QOL
2. 心臓リハビリテーションと性差

1 心疾患患者の運動療法と健康関連QOL

井澤和大* 岡 浩一朗**

◆ Key Questions ◆
1. 健康関連QOLとは
2. 健康関連QOLの評価尺度
3. 健康関連QOLに対する心臓リハビリテーションの効果

1. 健康関連QOL (health-related quality of life) とは

社会学の分野から生まれた「QOL」という用語は,現在では医学・心理学・経済学・環境学など,幅広い分野で用いられるようになっている.そのため,QOLを基本的な身体機能であるADLと同義で捉える見方もあれば,生きがい,生活の張りなどの幸福感や満足度として捉える場合もある.さらに,居住環境や経済状態さえも含める幅広い概念とも考えられている[1].しかし,心臓リハビリテーションのような医療サービスの評価のためにQOLを測定する場合には,測定すべきQOLの構成要素がおのずと限定される.すなわち,経済状態や居住環境のような外的要因によって影響を受ける要素は,医療によって改善できるとは考えにくいため,測定内容を自らの健康度や機能状態に直接由来する要素に限定せざるを得ない[2].このように医療評価のためのQOLを一般的なQOLと明確に区別するために,「健康関連QOL」という用語が使われ,より限定された概念として扱われるようになった.

健康関連QOLそのものは構成概念であるため,直接測定・評価できるわけではなく,観察可能な変数を測定することによって間接的に評価する[3].また,この概念は世界保健機関(WHO)が1947年に発表した「健康とは,単に病気でないことではなく,身体的・精神的・社会的に良好な状態を指す」という健康に関する定義が基盤となっている.最近では,多くの研究者がそれぞれの概念規定に基づいて測定尺度の開発を試みてきたことによって,健康関連QOLという概念に対する理解が次第に深まり,共通の定義も用いられるようになってきた.

ここでいう健康関連QOLとは,「個人が自己の視点で認識した自身の健康度およびこれに直接由来する日常生活における機能状態を第三者の解釈を経ないで報告したもの,そしてこれを尺度化して測定したもの」と定義されている[4].具体的には,身体機能や精神状態などの主観的な健康度,またこれら健康度の変化に伴う仕事・家事などの役割機能の変化,友人や親戚との付き合いといった社会的機能への影響などの事項を,多様な構成要素や次元に分けて測定・

---
* Kazuhiro IZAWA/聖マリアンナ医科大学病院リハビリテーション部
** Koichiro OKA/早稲田大学スポーツ科学学術院

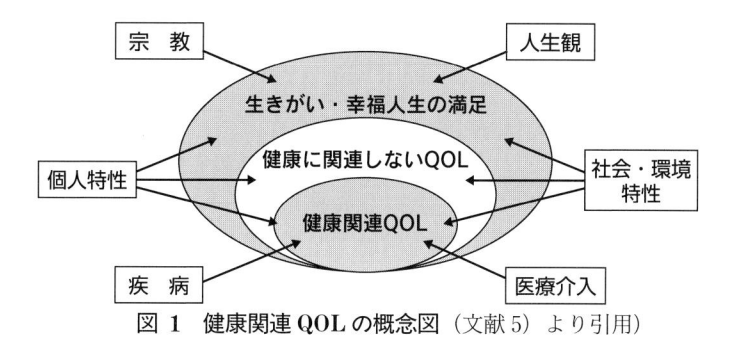

図1 健康関連QOLの概念図（文献5）より引用）

評価する場合が多い．図1に健康関連QOLの概念図について示す[5]．

II．健康関連QOLの評価尺度

包括的心臓リハビリテーションや運動療法の効果として健康関連QOLを測定・評価する際に利用されてきた尺度は，疾患の種類による限定を受けない包括的尺度と，それぞれの疾患を有する患者に特有の事項を含んだ疾患特異的尺度に大きく分類することができる．包括的尺度としては，Sickness Impact Profile (SIP)[6]，Nottingham Health Profile(NHP)[7]，Medical Outcomes Study Short-Form 36 (SF-36)[8]などがあげられる．一方，心疾患患者に用いられる疾患特異的尺度としては，Minnesota Living with Heart Failure Questionnaire (LHFQ)[9]，Seattle Angina Questionnaire(SAQ)[10]，Quality of Life After Myocardial Infarction Questionnaire (QLMI)[11]などがある．

1．包括的尺度

SIPは，疾患に関連する機能障害に基づいた日常生活での行動の変化を反映した指標であり，136項目3領域（12下位尺度）からなる．具体的な領域および下位尺度の内容は，身体的領域（歩行，移動，整容・動作），心理社会的領域（社会とのかかわり，注意集中行動，情動的行動，コミュニケーション）およびその他の領域（睡眠・休息，食事，仕事，家事，レクリエーション・娯楽）である．回答方法は，「はい・いいえ」の2件法であり，重みづけされた項目の下位尺度ごとの得点，合計得点，SIPパーセンテージ得点を算出することが可能であり，得点が低いほど健康関連QOLが高いことを表している．

NHPは45項目からなり，身体能力・痛み・睡眠・社会的孤立・情動的反応・活力の6領域で表されるPart Iと，職業・家事・個人的関係・社会生活・性生活・趣味・休暇に及ぼす健康状態の影響を評価する7領域からなるPart IIに大別できる．SIP同様，回答方法は2件法であり，各領域ごとに合計得点が0〜100点の範囲をとるように項目の重みづけを行い，加算することによって得点化する尺度である．

36項目からなるSF-36は，米国で行われた主要慢性疾患患者を対象とした医療評価研究であるmedical outcome study (MOS)に伴って作成された．MOSとは，医療保険システムの種類や医師の専門的ケア，供給者側の特徴が患者のアウトカムに及ぼす影響などを評価するために，1986年に開始された大規模なアウトカム研究である（福原，1999）．SF-36は，以下の8つの下位尺度で構成されている．①身体機能（PF：physical functioning），②日常役割機能—身体（RP：role-physical），③体の痛み（BP：bodily pain），④全体的健康感（GH：general health），⑤活力（VT：vitality），⑥社会生活機能（SF：social functioning），⑦日常役割機能—精神（RE：role-emotional），⑧

心の健康（MH：mental health）．回答方法は，各項目と尺度について累積回答比率によるリッカート法が用いられている．各下位尺度得点は，項目ごとに選択肢の数が異なるため0～100点に換算され，得点が高いほど主観的健康度・機能状態が優れていることを示す．SF-36日本語版は十分な信頼性・妥当性を有することが確認されており[12]，本邦でも腎臓疾患患者[6]や心疾患患者[13]をはじめとするさまざまな慢性疾患患者の健康関連QOLを評価する尺度として利用されている．SF-36日本語版は，日本人の国民標準値が算出され，疾患群の健康関連QOLを国民標準値と比較して検討することが可能である[12]．

2．心疾患特異的尺度

LHFQは，心不全に伴う日常生活での機能障害を3つの領域（身体的側面，社会経済的側面，心理的側面）に分けて評価する自記式の調査票である．21項目からなるLHFQは，過去1カ月間において現在の心疾患が項目に示されるような日常生活での行動や感情にどの程度影響を及ぼしたかを6件法（0～5）で回答する形式をとっている．これまでは特に薬物療法の効果判定指標として積極的に用いられてきた．

SAQは，胸痛をもつ冠動脈疾患患者に特有の機能状態を評価する目的で開発された自記式の調査票である．19項目からなるSAQは，身体的制限・胸痛コントロール性・胸痛頻度・治療への満足度・疾患の認識度の5つの領域にわたって評価することができる．回答形式は各領域を構成する項目によって，5件法または6件法のどちらかを用いる．SAQの場合，全体得点は算出せず，5つの領域ごとに0～100ポイントの範囲で得点化する．各領域の機能状態は，得点が高いほど優れていることを示す．

QLMIは，急性心筋梗塞（AMI：acute myocardial infarction）患者に対する包括的心臓リハビリテーションの効果判定指標として健康関連QOLを測定するために開発された面接形式の調査票である．この調査票は26項目からなり，身体的制限（症状，制限）および情動的機能（自信，自尊感情，情動）の2領域で構成されている[14]．回答形式は，過去2週間において，項目に示されるような心筋梗塞に伴う問題や感情・気分などについて7件法で回答するものであり，領域ごとの得点を算出する．最近では，QLMIに項目を加え，計量心理学的特性などを再検討した27項目3領域（身体的側面，情動的側面，社会的側面）からなる自記式のMac-New quality of life after myocardial infarction questionnaire[15]も開発されている．

本邦でも心疾患を含む循環器病患者のQOLを評価するために，厚生省（現厚生労働省）「循環器病治療のQOLの評価方法に関する研究」班によってQOL調査票が開発されている[16]．この調査票は項目数が少ないうえに，健康状態を評価する領域（包括的尺度）だけでなく，疾患を有する患者に特有の事項も含んだ領域（疾患特異的尺度）からも得られるという点で非常に画期的な調査票であった．しかし，その内容は個々の人生観や健康，社会に対する考え方などを含んだ項目が多く，医療評価のための健康関連QOLという概念定義のもとに開発されたものではない．最近，田村ら[17]は，慢性心不全患者の健康関連QOLを評価するための「心不全健康関連QOL尺度」を開発している．この尺度は，「息切れ」「疲労」「睡眠」の3因子各4項目の計12項目からなり，各因子の得点は100点満点に換算され，得点の大きいほど，心不全にかかわる疾患特異的な健康関連QOLは良好とされている．表1に心不全健康関連QOL尺度の項目内容について示した．この尺度の信頼性および妥当性は比較的良好であり，心不全患者に特有の健康関連QOLを評価する尺度として有用であることが示唆されている[17]．

表 1 心不全健康関連 QOL 尺度[17]

過去1か月間に，心臓の病気がもとで次のようなことがどのくらいありましたか？　一番よくあてはまる番号に○をつけてください．

0：かなりあった，1：すこしあった，2：あまりなかった，3：まったくなかった

1. **以下の動作で息切れが起きますか？**
　　① 人と同じスピードで歩く　　　　　　　　　　　(0　1　2　3)
　　② 軽い荷物を持って歩く　　　　　　　　　　　　(0　1　2　3)
　　③ 1階から3階まで階段を昇る　　　　　　　　　(0　1　2　3)
　　④ 布団の上げ下ろしまたは洗濯物干し　　　　　　(0　1　2　3)
2. **睡眠について**
　　① 熟睡できる　　　　　　　　　　　　　　　　　(0　1　2　3)
　　② 朝起きた時に体がだるい　　　　　　　　　　　(0　1　2　3)
　　③ 息が苦しくなって夜中に起き上がる　　　　　　(0　1　2　3)
　　④ いやな夢をみる　　　　　　　　　　　　　　　(0　1　2　3)
3. **疲れぐあいについて**
　　① 根気が続かない　　　　　　　　　　　　　　　(0　1　2　3)
　　② めまいや立ちくらみがする　　　　　　　　　　(0　1　2　3)
　　③ 昼間，疲れて眠くなる　　　　　　　　　　　　(0　1　2　3)
　　④ 外出すると疲れてへとへとになる　　　　　　　(0　1　2　3)

質問は以上です．ありがとうございました．

※無断使用禁ずる

III. 健康関連 QOL に対する心臓リハビリテーションの効果

心臓リハビリテーションの効果測定に健康関連 QOL 尺度を用いる場合には，どの尺度を選択するかが重要である．前述したほとんどの尺度はある程度の信頼性と妥当性を有することが報告されているため，尺度の選択基準は患者が回答する場合に負担とならない項目数であるかどうか，疾患に伴う患者の健康度・機能状態の微細な変化にも対応できる感度を有しているかどうかといった点が重要になる．特に包括的尺度の場合，項目数でいえば SIP は 136 項目もあり，NHP や SF-36 と比べて患者への負担度が大きいといわざるを得ない．感度については，報告数が少ないため今後の検討課題であるが，心疾患患者を対象にした場合，現状では SIP,NHP,SF-36 の 3 つの尺度ともそれほど優れた感度を有さないことが指摘されている[18]．このように感度の問題は残されたままであるが，近年の欧米における心臓リハビリテーション研究では，健康関連 QOL を評価するための包括的尺度として SF-36 の利用頻度が漸増している．本項では，この尺度を心臓リハビリテーションの効果測定に利用している研究の一部を概括する．

SF-36 を用いて健康関連 QOL を評価している初期の研究では，心臓リハビリテーションへ参加した患者の主観的健康度・機能状態を大規模横断研究によって調べている．まず Jette ら[19]は，AMI 発症後，冠動脈バイパス術後などに心臓リハビリテーションへ参加した 789 名の患者の健康関連 QOL を SF-36 によって評価し，下位尺度の得点が一般の米国人の値よりもかなり低い値であることを示した．また，Jette ら[20]は同様の患者を対象に，健康関連 QOL の低下に関連している要因についても検討している．その結果，年齢や性別，教育歴などの人口統計学的変数や，酸素摂取量，コレステロール値などの生理的変数の値よりもむしろ，抑うつや不安，怒り，敵意などに代表される心理的変数の値のほうが SF-36 得点の低下に大きく関与していることを明らかにした．

その後，Lavie と Milani によって，回復期心

臓リハビリテーションプログラムの効果判定指標としてSF-36を用いた一連の縦断研究が行われている。彼らは，65歳以上の患者群85名と65歳未満の患者群66名に，12週間のプログラムを行い健康関連QOLに及ぼす効果を比較した。そして，その結果，両患者群ともSF-36各下位尺度得点はほぼ同じような改善傾向を示すものの，心の健康は65歳以上の患者群のみに有意な改善が認められた[21]。また75歳以上の高齢患者群では，60歳未満の患者群よりもSF-36におけるすべての下位尺度得点の改善度が大きいことも明らかにしている[22]。また，回復期心臓リハビリテーションによる健康関連QOLの改善効果を男性患者群と女性患者群とで比べた場合，SF-36下位尺度得点の改善は両群ともほぼ同様の傾向を示すが[23]，高齢女性群や肥満患者群では特にその改善度が大きいことを特徴として認めている[24,25]。これらの一連の研究では統制群を設けていなかったが，Sledgeら[26]は通常外来ケアを受けた患者42名を統制群として，8週間の回復期心臓リハビリテーションに参加した患者45名とのSF-36得点の変化を比較している。その結果，心臓リハビリテーション群では8週間後にすべての下位尺度得点が有意に改善したが，外来ケア群では下位尺度得点にまったく改善が認められず，活力にいたっては状態が悪化する傾向もみられた。

一方，Berkhuysenら[27]は回復期心臓リハビリテーションの中心的要素である運動療法に関して，特に運動頻度の違いによる健康関連QOLへの効果の差異を検討している。6週間の間に高頻度で有酸素運動を実施した群は低頻度群に比較し，SF-36オランダ語版であるRAND-36の全体的健康観，心の健康などの下位尺度得点において有意な改善を認めたことを報告している。Beniaminiら[28]は運動強度に着目し，12週間の回復期心臓リハビリテーションによる健康関連QOLの改善効果を検討している。その結果，高強度の筋抵抗性運動群は，SF-36の5つの下位尺度（身体機能，役割機能―身体・痛み・活力，役割機能―精神）得点に有意な改善がみられたものの，柔軟性運動を中心とする低強度運動群では，役割機能―身体得点にしか改善が認められなかったことから，高強度の筋抵抗性運動の有効性を示唆している。また，Engebretsonら[29]によれば，12週間の回復期心臓リハビリテーションによるSF-36得点の改善には，ベースラインにおける個人特性，特に普段の不安の感じやすさの傾向（特性不安）が特異的に関与している。すなわち，特性不安が強い人ほどSF-36得点の改善しにくいことを示した。

Morrinら[30]は，回復期だけでなく維持期にかけての比較的長期（24週間）の心臓リハビリテーションプログラムを行い，SF-36得点の変化パターンを検討している。その結果，SF-36の身体的健康の側面を構成する下位尺度得点やその統合指標得点に関しては，心臓リハビリテーション開始から最初の3カ月間の初期段階で大きく改善するのに対して，精神的健康の側面における下位尺度および統合指標得点は，心臓リハビリテーション参加から6カ月時点の後期段階にかけて徐々に改善していく特徴があることを示している。Heveyら[31]は，心臓リハビリテーションプログラムの期間に着目し，プログラムを10週間施行した群と4週間施行した群に分け，2群間での期間の異なるプログラムを施行後，プログラム終了後6カ月時点での健康関連QOLの改善度について検討している。その結果，SF-36と運動能力はプログラム期間による差はないことを示している。このように欧米では，AMI，冠動脈バイパス術後および心不全患者を対象として，年齢，性別，運動強度や頻度およびプログラム期間の違い，回復期から維持期にかけての健康関連QOLの変化パターンなど，SF-36を用いた多様な研究が行われている。

一方，本邦では虚血性心疾患者の健康関連

QOLに及ぼす心臓リハビリテーションの効果について，SF-36のような包括的尺度を用いた研究は欧米と比べてわずかしかない[32]．筆者らは，AMIや心臓外科術後および心不全患者の健康関連QOLについて現在研究を進めている．以下にAMIを対象としたSF-36を用いた研究データを中心に述べる．

筆者ら[33]はAMI発症後，1～6カ月時点における健康関連QOLを縦断的に調査した結果，健康関連QOLは経時的に改善することを示した．またAMI発症後，1～3カ月における運動療法を主体とした回復期心臓リハビリテーションの影響について検討した結果，運動療法施行群は非施行群に比し，握力や膝伸展筋力および酸素摂取量などを含む運動能力とSF-36のうち特に身体的側面に関する下位尺度は改善することを示した[34]．以上より，AMI発症後の心臓リハビリテーションは運動能力の改善に加え，健康関連QOLにも好影響を及ぼすことが明らかとなった．

一方，AMI発症後の重症度が健康関連QOLに及ぼす影響について，軽度群，中等度群に層別し縦断的に検討した結果，重症度が健康関連QOLに及ぼす影響は少ないことを示した[35]．しかし，本研究では左室駆出率が30％を下回るような重度群が含まれていないこと，心不全患者など低心機能を有するものについては，重症度が増すほど健康関連QOLは低下する傾向にある[13]ことから，重症度をふまえたさらなる検討が必要と思われる．

心臓リハビリテーション終了後については，運動の継続率は低下することが指摘されている[36]．筆者ら[37]は，AMI発症後6カ月間の通院監視型心臓リハビリテーションが終了した患者の運動継続と身体活動量および健康関連QOLに着目し，AMI発症後1年以上経過した時点でそれらの関係について検討した．その結果，心臓リハビリテーション終了後も運動を継続していた群の身体活動量とSF-36の各下位尺度は，運動を継続していなかった群より高く，運動継続群のSF-36のすべての各下位尺度は，日本人の国民標準値に到達していることを示した．すなわち，運動を継続して行った場合，十分な身体活動量[38]が保たれていたこと，日常生活での活動制限がなかったことなどが健康関連QOLの維持・向上に貢献したものと推察される．現在のところSF-36によって測定される健康関連QOLの向上を規定する要因については，結論づけることはできない．しかし，運動の継続が少なからず健康関連QOLを維持・向上させる可能性は考えられる．したがって，今後は回復期心臓リハビリテーション終了後の患者の運動継続にどのような要因がかかわっているのかを詳細に検討する必要がある．

IV．おわりに

本項では，欧米を中心に行われてきた心臓リハビリテーションにおける健康関連QOL研究について，これまでの研究に利用されてきた主な健康関連QOLの評価尺度を紹介し，その中で代表的な尺度であるSF-36を用いて，心臓リハビリテーションの効果を検証した研究の一部を概括した．

心臓リハビリテーションにおける健康関連QOL研究は，欧米のみならず本邦においても徐々に増えつつある．しかし，AMIや心臓外科術後および心不全患者を心疾患という一つの枠組みの中で捉えた健康関連QOLの調査が多い．これらは基礎疾患が異なるため，疾患別の健康関連QOLは異なる可能性もある．

一方，健康関連QOL尺度に関しては，健康関連QOLを包括的尺度と疾患特異的尺度を同時に用いて評価することも必要と思われる．今後はこれらをふまえ，本邦における健康関連QOLに対する心臓リハビリテーションの効果を明らかにし，心臓リハビリテーションの現場に応用していく必要がある．

文献

1) 福原俊一:医療評価のための健康関連QOL. 浅野茂隆, 他(編):ガン患者ケアのための心理学—実践的サイコオンコロジー. 真興交易医書出版部, 1997, pp70-80
2) 福原俊一:健康関連QOL測定の臨床的意義—今なぜQOLか? 何のためにQOLを測定するか?. 臨床透析 13:1071-1082, 1997
3) 鈴鴨よしみ, 渡辺宙子, 古瀬みどり, 他:保健医療行動科学におけるQOL測定について—SF-36 (The MOS Short Form 36) の有用性. 日本保健医療行動科学会年報 13:219-238, 1998
4) 福原俊一:MOS Short Form 36 items Health Survey—新しい健康アウトカム指標. 厚生の指標 46:40-45, 1999
5) 池上直己, 福原俊一, 下妻晃二郎, 他(編):臨床のためのQOL評価ハンドブック, 医学書院, 2001, pp2-7
6) Bergner M, Bobbitt RA, Catter WB, et al: The Sickness Impact Profile: development and final revision of a health status measure. Med Care 19:787-805, 1981
7) Hunt S, McKenna SP, McEwen J, et al: A quantitative approach to perceived health: validation study. J Epidemiol Communtiy Health 34:281-286, 1980
8) Ware JE, Sherbourne CD: The MOS 36-item short-form health survey (SF-36): I. Conceptual framework and item selection. Med Care 30:473-483, 1992
9) Rector TS, Kubo SH, Cohn JN: Patients' self-assessment of their congestive heart failure: Content, reliability and validity of a new measure, the Minnesota Living with Heart Failure Questionnaire. Heart Failure 3:198-209, 1987
10) Spertus JA, Winder JA, Dewhursr TA, et al: Development and evaluation of the Seattle Angina Questionnaire: a new functional status measure for coronary artery disease. J Am Coll Cardiol 25:333-341, 1995
11) Oldridge N, Guyatt G, Jones N, et al: Effects on quality of life with comprehensive rehabilitation after acute myocardial infarction. Am J Cardiol 67:1084-1089, 1991
12) 福原俊一, 鈴鴨よしみ, 尾藤誠司:SF-36日本語版マニュアル (ver. 1.2). パブリックヘルスリサーチセンター, 2001
13) Mitani H, Hashimoto H, Isshiki T, et al: Health-related quality of life of Japanese patients with chronic heart failure: assessment using the Medical Outcome Study Short Form 36-. Circ J 67:215-220, 2003
14) Hillers TK, Guyatt GH, Oldridge N, et al: Quality of life after myocardial infarction. J Clin Epidemiol 47:1287-1296, 1994
15) Lim LL, Valenti LA, Kapp JC, et al: A self-administered quality-of-life questionnaire after acute myocardial infarction. J Clin Epidemiol 46:1249-1256, 1993
16) 藤井潤, 他:循環器治療のQOLの評価方法に関する研究. 平成元年度厚生省循環器病研究委託費による研究報告書. 国立循環器病センター, 1990, pp400-411
17) 田村政近, 大宮一人, 山田純生:慢性心不全患者のための疾患特異的生活の質 (QOL) 尺度の開発. J Cardiol 42:155-164, 2003
18) Shephard RJ, Franklin B: Change in the quality of life: a major goal of cardiac rehabilitation. J Cardiopulm Rehabi 21:189-200, 2001
19) Jette DU, Downing J: Health status of individuals entering a cardiac rehabilitation program as measured by the medical outcomes study 36-item short form survey (SF-36). Phys Ther 74:521-527, 1994
20) Jette DU, Downing J: The relationship of cardiovascular and psychological impairments to the health status of patients enrolled in cardiac rehabilitation programs. Phys Ther 76:130-139, 1996
21) Lavie CJ, Milani RV: Effects of cardiac rehabilitation programs on exercise capacity, coronary risk factors, behavioral characteristics, and quality of life in a large elderly cohort. Am J Cardiol 76:177-179, 1995
22) Lavie CJ, Milani RV: Effects of cardiac rehabilitation and exercise training programs in patients ≥ 75 years of age. Am J Cardiol 78:675-677, 1996
23) Lavie CJ, Milani RV: Effects of cardiac rehabilitation and exercise training on exercise capacity, coronary risk factors, behavioral characteristics, and quality of life in women. Am J Cardiol 75:340-343, 1995
24) Lavie CJ, Milani RV: Benefits of cardiac rehabilitation and exercise training in elderly women. Am J Cardiol 79:664-666, 1997
25) Lavie CJ, Milani RV: Effects of cardiac rehabilitation, exercise training, and weight reduction on exercise capacity, coronary risk factors, behavioral characteristics, and quality of life in obese coronary patients. Am J Cardiol 79:397-401, 1997
26) Sledge SB, Ragsdale K, Tabb J, et al: Comparison of intensive outpatient cardiac

rehabilitation to standard outpatient care in veterans : effects on quality of life. *J Cardiopulm Rehabil* **20** : 383-388, 2000

27) Berkhuysen MA, Nieuwland W, Buunk BP, et al : Effects of high-versus low-frequency exercise training in multidisciplinary cardiac rehabilitation on health-related quality of life. *J Curdiopulm Rehabil* **19** : 22-28, 1999

28) Beniamini Y, Rubestein JJ, Zaichkowsky LD, et al : Effects of high-intensity strength training on quality-of-life parameters in cardiac rehabilitation patients. *Am J Cardiol* **80** : 841-846, 1997

29) Engebretson TO, Clark MM, Niaura RS, et al : Quality of life and anxiety in a phase II cardiac rehabilitation program. *Med Sci Sports Exerc* **31** : 216-223, 1999

30) Morrin L, Black S, Reid R : Impact of duration in a cardiac rehabilitation program on coronary risk profile and health-related quality of life outcomes. *J Cardiopulm Rehabil* **20** : 115-121, 2000

31) Hevey D, Brown A, Cahilla, et al : Four-week multidisciplinary cardiac rehabilitation produces similar improvements in exercise capacity and quality of life to 10-week program. *J Cardiopulm Rehabil* **23** : 17-21, 2003

32) 岡浩一朗，山田純生，井澤和大，他：心臓リハビリテーションにおける健康関連QUALITY OF LIFE 評価．*Heart Nursing* **14** : 95-101，2000

33) 井澤和大，山田純生，岡浩一朗，他：心臓リハビリテーションの成果としての健康関連QOLの評価-SF-36日本語版の応用-．心臓リハビリテーション **6** : 24-28，2001

34) Izawa K, Hirano Y, Yamada S, et al : Improvement in physiologic measures and health-related quality of life following cardiac rehabilitation in patients with acute myocardial infarction *Circ J* **68** : 315-320, 2004

35) 井澤和大，平野康之，山田純生，他：心筋梗塞患者における健康関連QOLの長期経過に及ぼす重症度の影響．心臓リハビリテーション **9** : 181-185，2004

36) 岡浩一朗：運動アドヒレレンス—身体活動・運動の促進—セルフ・エフィカシーの臨床心理学．北大路書房，pp 218-234，2002

37) Izawa PK, Yamada S, Oka K, et al : Exercise maintenance, physical activity and health-related quality of life over the long term after cardiac rehabilitation. *Am J Phys Med Rehabil* **83** : 884-892, 2004

38) Paluska SA, Schwenk TL : Physical activity and mental health : current concepts. *Sports Medicine* **29** : 167-180, 2000

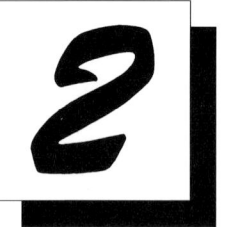

2 心臓リハビリテーションと性差

岡　浩一朗* 　井澤　和大**

> ◆ Key Questions ◆
> 1. 心臓リハビリテーション参加時点での患者背景因子に性差はあるか
> 2. 心臓リハビリテーションの利用および参加様式に性差はあるか
> 3. 心臓リハビリテーションの効果に性差はあるか

I. はじめに

近年，心筋梗塞や狭心症などに罹患した患者に対して，治療的介入とともに三次予防のための心臓リハビリテーションが重要であることが知られている．これまでの研究から，心臓リハビリテーションが心疾患患者の生命予後の改善やQOLの向上に対して有用であることは認められつつある．しかしながら，それらの研究は男性患者を中心に検討されたものが多い．一方，閉経後の女性では心疾患患者が増加することが知られている．にもかかわらず，心臓リハビリテーションへの参加者は男性に比べて少ない[1]．諸外国では，このような心臓リハビリテーションへの参加やその効果における性差についての研究が漸増している．わが国でも，心臓リハビリテーションと性差に関連した研究は散見されるが[2〜4]，現状では明確な結論を得るほど十分な報告がなされているとは言い難い．本項は，諸外国における心臓リハビリテーションと性差に関する研究を概観し，その課題について整理することによって，わが国のこの分野における研究を推進させることに役立てたい．

II. 諸外国における心臓リハビリテーションと性差に関する研究の動向

本節では，1．心臓リハビリテーション参加時点での患者背景因子における性差，2．心臓リハビリテーションの利用および参加様式における性差，3．心臓リハビリテーションの効果における性差，の3つの観点から諸外国の先行研究について概観する．

1．心臓リハビリテーション参加時点での患者背景因子における性差

この分野における研究では，主に①人口統計学的要因，②身体条件，③運動能力，④心理社会的要因について，心臓リハビリテーション参加時点での性差の検討が行われている．

人口統計学的要因のうち，年齢に関する性差について言及したLerner & Kannel[5]の研究では，心臓リハビリテーションへ参加する女性患者は男性患者と比較して，平均で10歳程度高齢であることが報告されている．また，心臓リハビリテーション参加者の婚姻状況における性差について検討した研究[6〜9]の多くは，現在結婚し

---

* Koichiro OKA/早稲田大学スポーツ科学学術院
** Kazuhiro IZAWA/聖マリアンナ医科大学病院リハビリテーション部

ている，あるいはパートナーと暮らしていると報告した女性患者の割合（29～59％）が男性患者（74～91％）よりも低いことを示している．心臓リハビリテーション患者の有職者の割合における性差については，女性患者よりも男性患者のほうが有職者が多いことが報告されている[7]．また，教育水準の性差について調査したBrezinkaら[6]は，心臓リハビリテーションに参加した男性患者と比較して，女性患者のほうが教育水準が低いことを明らかにした．しかしながら，心臓リハビリテーション患者における有職者の割合や教育水準に関する性差については，研究数もわずかであり，一致した見解が得られていないのが現状である．

心臓リハビリテーション参加時点での身体条件に関する性差については，男性患者よりも女性患者のほうが好ましくないと報告した研究が多い．例えば，Cannistraら[7]およびLavie & Milani[10]の研究では，男性患者（39～46％）よりも女性患者（73～78％）のほうが高血圧症を有する割合が高く，女性（30～33％）は男性（11～20％）に比べて糖尿病と診断された患者が多いことが示されている．また，女性患者が男性患者よりも，総コレステロール値およびHDLコレステロール値が高いことも示唆されている．しかしながら，これらの研究のいずれにおいても，ベースライン時点でのトリグリセリド値に性差は認められていない．また，心臓リハビリテーション参加時点での体格指数（BMI：body mass index）や肥満[7,10]，心疾患の既往歴や手術歴[6,7,9,11]などの特性についても性差は報告されていない．

運動能力には，一貫して性差が認められている．例えば，女性患者は男性患者よりも，心臓リハビリテーション参加時点での運動耐容能[7,9,10]や最高酸素摂取量[12]が低く，トレッドミルでの運動時間[6,7,9,12]も短いことが示された．さらに，女性患者は男性患者に比べて知覚された運動耐容能や余暇の運動実施度が低いことも報告されている[6]．

心理社会的要因については，心臓リハビリテーション参加時点での性差に関する報告は少ないため，結果の解釈には注意を要するが，男性患者に比べ女性患者は，運動や健康行動の変容に関連したセルフエフィカシー（自己効力感）が低いこと[9]，家庭でのストレスを強く経験していること[7]，不安傾向が強いこと[6,9]が明らかにされている．しかしながら，抑うつや敵意（怒り）の程度についての性差は，一貫して認められていない[6,10]．QOLの身体的健康度の領域については，心臓リハビリテーション参加時点で性差がみられるという強い証拠がある．特に，女性患者は男性患者に比べて，活力が低く[10]，身体機能や健康に関連した機能の低い[6,8]ことが示されている．QOLの精神的健康度の領域については，女性患者のほうが男性患者よりも社会経済状況や家庭生活に対して満足しておらず，心理的および霊的安寧が低いという結果が示されているが[8,13]，いまだ一致した見解が得られていない．

以上をまとめると，心臓リハビリテーション参加時点で認められる患者背景因子に関する性差は，女性患者のほうが高齢で，身体条件が悪く，運動能力が低いうえに，周囲からのサポート源が少ないことである．しかしながら，心理的苦痛やQOLに関する性差については，研究が少ないために現状では明確な結論を得ていない．

2．心臓リハビリテーションの利用および参加様式における性差

心臓リハビリテーションの利用および参加様式における性差については，3つの研究[11,14,15]で検討されている．すべての研究において，女性患者が男性患者よりも心臓リハビリテーションへ照会される，あるいは心臓リハビリテーションを利用する割合が低いことが示されている．例えば，Thomasら[15]は163の心臓リハビリ

テーションプログラムについて調査し，心筋梗塞および冠動脈バイパス術（CABG：coronary artery bypass graft）後の女性患者は，男性患者と比較して心臓リハビリテーションへ照会される可能性が低いことを報告している（心筋梗塞：女性患者6.9％，男性患者13.3％；CABG術後：女性患者20.2％，男性患者24.6％）．しかしながら経皮的冠動脈血管形成術（PTCA：percutaneous transluminal coronary）患者においてはそのような傾向は観察されていない（女性患者10.0％，男性患者11.1％）．これらの知見は，Evensonら[14]の研究によっても支持されている．彼らは，心筋梗塞あるいは狭心症発症後に，女性のほうが心臓リハビリテーションに登録される可能性が低く（心筋梗塞：女性患者36％，男性患者52％；狭心症：女性患者12％，男性患者28％），この傾向は年齢および婚姻状況の違いにかかわらずみられる特徴であることを指摘している．

Adesら[11]は，心臓リハビリテーションへの照会様式と心臓リハビリテーション参加への障壁との関係について，性差の観点から検討を試みている．高齢冠動脈疾患患者を対象にした彼らの研究では，高齢女性患者よりも高齢男性患者のほうが医師によって心臓リハビリテーションへの参加を強く勧められていることが報告されている．つまりこの研究では，高齢であること，交通手段に大きな問題を抱えていること，関節炎を有することなどが，女性患者が心臓リハビリテーションへ参加する場合の障壁としてあげられている．特に，配偶者のサポートがないこと，保健医療の専門家からの励ましが少ないことが，女性患者が心臓リハビリテーションへ参加しない2つの大きな理由であった．他の研究[16]でも，年齢や手続き，臨床的な身体条件をマッチングさせた術後患者において，女性患者のほうが心臓リハビリテーションについての情報提供量や心臓リハビリテーション参加への勧めが少ないことを報告している．

また，女性患者は男性患者に比べて，心臓リハビリテーションに対する動機づけやアドヒアレンス（adherence）が低く，脱落しやすいと考えられているけれども[17,18]，この問題について直接検討した研究は少ない．ただしCannistraら[7]は，心臓リハビリテーションプログラムの完遂率や参加率に関して，女性患者は男性患者と同程度であることを指摘している．また，Schuster & Waldron[9]は，統計学上有意ではないものの，心臓リハビリテーション開始の初期段階（最初の1カ月）では，セッションを1日だけ欠席する割合は男性患者のほうが高い（男性患者50％，女性患者29％）けれども，1週間以上欠席する割合は女性患者のほうが高い（男性患者24％，女性患者33％）ことを明らかにしている．

以上のことから，女性患者は心臓リハビリテーションへの参加が不十分であるという点については明らかな事実である．これらの分野の研究はまだ限られてはいるが，女性患者は男性患者と同等の医学的な情報を受けているにもかかわらず，女性患者のほうが心臓リハビリテーションへ照会される頻度が少ない傾向がある点は興味深い．一方，女性患者のほうが男性患者に比べて，心臓リハビリテーションへのアドヒアレンスが低いという点はあまり明確ではない．

3．心臓リハビリテーションの効果における性差

回復期心臓リハビリテーションは，冠危険因子の是正および運動能力の改善を主な目的としている．そして，冠危険因子の是正における性差について検討した2つの研究[10,13]では，男女間で異なる指標の改善が示されている．Lavie & Milani[10]は，男性患者はBMI，体脂肪，LDLコレステロール，HDLコレステロール，トリグリセリドのような指標が改善するが，女性患者では体脂肪のみしか改善しないことを明らかに

した．一方，O'Farrellら[13]の研究では，心臓リハビリテーション参加者は脂質プロフィール比（すなわち，LDL：HDL，TC：HDL）が改善するが，BMI，血圧，血中グルコースなどの指標の改善については性差が認められていない．それゆえ，心臓リハビリテーション参加によって冠危険因子の是正傾向が男女とも同等か否かを現状で結論づけることは難しい．また運動能力に関しては，男女とも一貫して，心臓リハビリテーション終了時点で運動時間および最高METSが有意に改善することが示されている[7,10,11,13]．すなわち，女性患者は男性患者に比べて心臓リハビリテーション開始時点では運動能力が低いけれども，その改善の割合は男女間で同等であることが明らかにされている．

心臓リハビリテーションへの参加が心理的機能の改善と関連していることは多くの研究によって証明されている[1]．例えば，心臓リハビリテーション参加者は不安[19,20]や抑うつ[20,21]の症状が改善することが報告されている．しかしながらLavie & Milani[10]の研究では，否定的な感情（例えば，不安，抑うつ）に対する心臓リハビリテーションの効果には，性差がみられることが示された．具体的には，不安の軽減は男性患者にも女性患者にも同程度に認められるが，抑うつ症状に関しては，女性患者は心臓リハビリテーション後すぐには改善しないことを明らかにした．

心臓リハビリテーションによって健康関連QOLを改善させることは，非常に重要なことである．心臓リハビリテーション開始後，8週間[20]および12カ月後[22]において，健康関連QOLは有意に改善することが報告されている．特に，心臓リハビリテーション患者は，一般的な治療を受けた患者よりも健康関連QOLが大きく改善している．しかしながら，これらの研究は女性の対象者が少なく，健康関連QOL改善における性差については検討していない．しかし，これらの研究以外に心臓リハビリテーションによるQOL改善の性差については，3つの研究において検討されている．そしてそれらの研究結果は，QOLの改善は男性患者および女性患者ともにはっきりと認められるが[10,13]，McEntee & Badenhop[23]の研究では女性患者のほうが男性患者よりも心臓リハビリテーションによってより大きなQOLの改善を示すことが明らかにされている．残念ながら，心臓リハビリテーション終了後，長期にわたるQOL改善の性差についての報告はない．

以上のように，男性患者，女性患者ともに，心臓リハビリテーションに参加することによって，冠危険因子，運動能力，心理的機能およびQOLが改善するという報告はあるが，それらの性差について言及した研究は限られている．すなわち，心臓リハビリテーションの効果に性差があるか否かについては，現時点で結論づけることは難しい．

III. 心臓リハビリテーションと性差に関する研究の今後の課題

わが国では，心臓リハビリテーションと性差に関連した研究報告は少ないのが現状である．そのため，わが国のこの分野における研究に役立つ基礎資料を得る目的で，本項は諸外国におけるこれまでの心臓リハビリテーションと性差に関する研究の動向について概観した．その結果，今後改善すべきいくつかの問題点が明らかになった．

まず，対象者の抽出や統計手続きなどに関連した研究方法の問題である．これまでの研究の多くは，対象となる女性患者が男性患者に比べて明らかに少なかった．そのうえ，女性患者は比較的高齢で，身体条件も好ましくない場合が多い．このような心臓リハビリテーション参加時点での患者背景因子について考慮することなく，心臓リハビリテーションの効果における性差を論じた研究が大半である．今後は，心臓リハビリテーション参加時点で性差のある患者背

景因子を特定するための研究を積極的に行うとともに，心臓リハビリテーションによって得られる効果に性差があるか否かについては，このような患者背景因子を統計学的に調整したうえで検討していくべきであろう．

次に，心臓リハビリテーションの効果における性差について論じる際には，対照群に対して施行される一般的な治療がどのような内容によって構成されるのかを詳細に検討すべきである．例えば，Frasure-Smithら[24]の研究では，心筋梗塞患者に対して看護師による心理社会的介入が有用であるか否かが検討されている．この研究では，一般的な治療を受けた群が心理社会的介入を含む実験群と同等の効果があり，その有用性を明らかにすることができなかった．しかしながら，この研究で考慮しなければならないのは，一般的な治療が多くの患者にとって効果的であり，これらの患者群は心疾患の医学的な管理に加えて，多くの付加的な心理社会的介入を受けている可能性がある点を理解しておくことである．したがって，心臓リハビリテーションの効果における性差を一般的治療群との比較によって検討していく場合には，実験群だけでなく対照群としての一般的治療群に関する手続きについても注意深く記述していくことが望まれる．

最後に，心臓リハビリテーションの効果における性差について，長期(例えば，1年後，5年後)にわたって検討する研究は，特に重要である．その理由としては，心臓リハビリテーションの目標が，冠危険因子の是正，運動能力や心理社会的機能における改善を長期にわたって維持することだからである．先行研究では，心臓リハビリテーションに参加した患者は，運動能力やQOLにおける改善を経験することが示されているが[22]，女性患者が特にこれらの利益を長期にわたって維持できているか否かについては明らかにされていない．さらに，心筋梗塞後およびCABG後の女性患者は男性患者に比べて，入院中[25,26]あるいは退院後[27,28]の死亡のリスクが大きいことが指摘されている．しかしながら，心臓リハビリテーションへ参加することが，これら死亡に対するリスクの性差を減じさせるか否かについて検討した研究はない．わが国における心臓リハビリテーションと性差に関する研究を推進していくためには，以上に示すような問題点について検討していく必要があると考えられる．

文献

1) Wenger NK, Froelicher ES, Smith LK, et al: Cardiac rehabilitation as secondary prevention. Clinical Practice Guidelines Quick Reference Guide for Clinicians. Bethesda, Md: Agency for Health Care Policy and Research and National Heart, Lung, and Blood Institute, 1995, pp 1-23
2) 森田博彦，西山安浩，大江征嗣，他：運動療法における性差．心臓リハビリテーション 7：75-77, 2002
3) 長山雅俊，北原公一，上野敦子，他：心臓リハビリテーションとジェンダー．心臓リハビリテーション 7：78-80, 2002
4) 田畑 稔，新井保久，瀬城亜也子，他：急性期心臓リハビリテーションは年齢・性差・歩行障害の有無に関わらず有効である―6分間歩行負荷テストのアウトカム評価から．心臓リハビリテーション 7：139-142, 2002
5) Lerner DJ, Kannel WB: Patterns of coronary heart disease morbidity and mortality in the sexes: a 26-year follow-up of the Framingham population. *Am Heart J* **111**: 383-390, 1986
6) Brezinka V, Dusseldorp E, Maes S: Gender differences in psychosocial profile at entry into cardiac rehabilitation. *J Cardiopulm Rehabil* **18**: 445-449, 1998
7) Cannistra LB, Balady GJ, O'Malley CJ, et al: Comparison of the clinical profile and outcome of women and men in cardiac rehabilitation. *Am J Cardiol* **69**: 1274-1279, 1992
8) Deshotels A, Planchock N, Dech Z, et al: Gender differences in perceptions of quality of life in cardiac rehabilitation patients. *J Cardiopulm Rehabil* **15**: 143-148, 1995
9) Schuster PM, Waldron J: Gender differences in cardiac rehabilitation patients. *Rehabil Nurs* **16**: 248-253, 1991
10) Lavie CJ, Milani RV: Effects of cardiac

rehabilitation and exercise training on exercise capacity, coronary risk factors, behavioral characteristics, and quality of life in women. *Am J Cardiol* **75**：340-343, 1995

11) Ades PA, Waldmann ML, McCann WJ, et al：Predictors of cardiac rehabilitation participation in older coronary patients. *Arch Intern Med* **152**：1033-1035, 1992

12) Ades PA, Waldmann ML, Polk DM, et al：Referral patterns and exercise response in the rehabilitation of female coronary patients aged greater than equal to 62 years. *Am J Cardiol* **69**：1422-1425, 1992

13) O'Farrell P, Murray J, Huston P, et al：Sex differences in cardiac rehabilitation. *Can J Cardiol* **16**：319-325, 2000

14) Evenson KR, Rosamond WD, Lueoker RV：Predictors of outpatient cardiac rehabilitation utilization：the Minnesota Heart Surgery Registry. *J Cardiopulm Rehabil* **18**：192-198, 1998

15) Thomas RJ, Miller NH, Lamendola C, et al：National Survey on Gender Differences in Cardiac Rehabilitation Programs：Patient characteristics and enrollment patterns. *J Cardiopulm Rehabil* **16**：402-412, 1996

16) Caulin-Glaser T, Blum M, Schmeizl R, et al：Gender differences in referral to cardiac rehabilitation programs after revascularization. *J Cardiopulm Rehabil* **21**：24-30, 2001

17) Tardivel J：Gender differences in relation to motivation and compliance in cardiac rehabilitation. *Nurs Crit Care* **3**：214-219, 1998

18) Ginzel AR：Women's compliance with cardiac rehabilitation programs. *Prog Cardiovasc Nurs* **11**：30-35, 1996

19) Bohachick P：Progressive relaxation training in cardiac rehabilitation：effect on psychologic variables. *Nurs Res* **33**：283-287, 1984

20) Oldridge N, Guyatt G, Jones N, et al：Effects on quality of life with comprehensive rehabilitation after acute myocardial infarction. *Am J Cardiol* **67**：1084-1089, 1991

21) Burgess AW, Lerner DJ, D'Agostino RB, et al：A randomized control trial of cardiac rehabilitation. *Soc Sci Med* **24**：359-370, 1987

22) Oldridge N, Gottlieb M, Guyatt G, et al：Predictors of health-related quality of life with cardiac rehabilitation after acute myocardial infarction. *J Cardiopulm Rehabil* **18**：95-103, 1998

23) McEntee DJ, Badenhop DT：Quality of life comparisons：gender and population differences in cardiopulmonary rehabilitation. *Heart Lung* **29**：340-347, 2000

24) Frasure-Smith N, Lesperance F, Prince RH, et al：Randomised trial of home-based psychosocial nursing intervention for patients recovering from myocardial infarction. *Lancet* **350**：473-479, 1997

25) Vaccarino V, Abramson JL, Veledar E, et al：Sex differences in hospital mortality after coronary artery bypass surgery：evidence for a higher mortality in younger women. *Circulation* **105**：1176-1181, 2002

26) Vaccarino V, Parsons L, Every NR, et al：Sex-based differences in early mortality after myocardial infarction. National Registry of Myocardial Infarction 2 Participants. *N Engl J Med* **341**：217-225, 1999

27) Rosengren A, Spetz CL, Koster M, et al：Sex differences in survival after myocardial infarction in Sweden：data from the Swedish National Acute Myocardial Infarction Register. *Eur Heart J* **22**：314-322, 2001

28) Vaccarino V, Krumholz HM, Yarzebski J, et al：Sex differences in 2-year mortality after hospital discharge for myocardial infarction. *Ann Intern Med* **134**：173-181, 2001

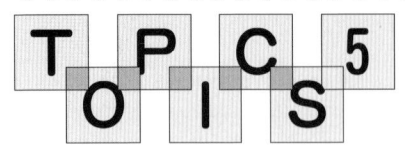

TOPICS 5 心臓リハビリテーション指導士

長山雅俊 ■榊原記念病院循環器内科

◆ Key Questions ◆
認定試験，受験資格，資格更新

I. はじめに

わが国における心臓リハビリテーションに対する取り組みは，日本心臓リハビリテーション学会の前身である日本心臓リハビリテーション研究会が1978年に発足したことにより始まった．本研究会は発足当初から医師のみならず，コメディカルの積極的な参加を呼びかけ，多方面からの活発な発言が得られるようになった．そして，同研究会は17回を数え，1995年に日本心臓リハビリテーション学会として生まれ変わり，本学会は研究会からの意志を受け継ぎ，心臓リハビリテーションとはさまざまな職種によるコラボレーション（協働）であることを基本理念とした．

本学会のもう一つの目的として，心臓リハビリテーションの啓蒙と普及という大きな課題があった．わが国において心臓リハビリテーションが根付かない原因の一つは，医療者における心臓リハビリテーションの重要性の意識が低いことや心臓リハビリテーション施設認定における保険制度上のハードルの高さがあるが，マンパワー不足も大きな原因の一つである．そこで本学会では心臓リハビリテーションにかかわるどの職種においても，心臓リハビリテーションを遂行するうえで必要とする正しい知識と技能を習得し，心臓リハビリテーションの専門性と意識の向上，さらに心臓リハビリテーションにかかわる人たちの裾野を広げる意味でもなんらかの資格認定を含めた教育制度の準備が必要と考えられた．こういった意見は学会発足時からあったが，1999年二代目の本学会理事長であった村山正博先生の英断のもと，本学会評議員有志による専門制度準備委員会（濱本紘委員長）が設置された．正式名称は「日本心臓リハビリテーション学会認定心臓リハビリテーション指導士制度」である．そして，2000年9月1日に行われた第6回本学会学術集会の会期前後に講習会と実技実習，筆記試験が行わるに至った．第1回本制度試験は，受験者数109名，合格者101名（合格率92.7％）で，2003年7月には第4回認定試験が行われた．受験者の内訳は，医師と看護師が約20％，理学療法士と臨床検査技師が約25％，健康運動指導士は4.4％であった．これまでに483名の心臓リハビリテーション指導士が誕生したことになる．本認定制度の詳細については，インターネットホームページ（http://www.c-rehamaster.jp/?11,50）で閲覧が可能であるが，概要について述べる．

II. 資格試験受験までの流れ

1. 心臓リハビリテーション指導士認定試験

　本資格は，毎年1回行われる筆記試験に合格した者に対して認定証が交付される．試験は全50題のマルチプルチョイス，マークシート方式で行われ，心臓の解剖と機能・運動生理・運動心臓病学・リハプログラム・栄養学・心理学・救急処置・保険制度などから幅広く出題されている．ホームページには養成カリキュラムおよびテキスト，参考図書が紹介されている．

2. 受験資格

1) 心臓リハビリテーション指導士委員会主催の講習会を当該年度に受講していること

　本講習会は，通常学術集会の前日に第1部が行われ，学術集会の翌日に第2部と筆記試験が行われる．第1部は本委員会が認めた同等の内容を有した講習会を受講することによって免除されることができる．同等の内容を有した講習会には，本委員会主催の心臓リハビリテーションスキルアップセミナー，運動処方講習会，埼玉心臓リハビリテーションセミナーなどがあるが，ホームページを参照されたい．

2) 医師・看護師・理学療法士・臨床検査技師・管理栄養士・薬剤師・臨床工学士・臨床心理士，あるいは健康運動指導士のいずれかの資格を有していること

　心臓リハビリテーションにかかわる職種で国家資格を原則としたが，心臓リハビリテーションの現場ではすでに多くの健康運動指導士が運動指導などにかかわっているため，健康運動指導士にも資格を与えている．2005年の試験からは，作業療法士も受験可能となった．

3) 申請時に本学会会員であること（通算して2年以上の会員歴があること）

　次回の受験資格にかかわる会員歴，養成講習会や認定試験の案内は，学会ホームページ（http://www.sunpla-mcv.com/JACR/）にも掲載されるので参照されたい．

4) 本学会の理事または評議員の推薦のあるもの

　理事・評議員の推薦がもらえない場合，受験者の勤める施設長に推薦状を書いて貰ってもよい．

3. 書類申請

① 心臓リハビリテーション指導士資格認定審査申請書
② 2-2)に定める資格を有していることを明らかにする書面（資格免許書の写しを含む）

4. 資格更新

　本資格は，指導士のレベルの保持向上を目的として認定を受けた年から5年を経た時，資格更新の認定を受ける必要がある．資格更新認定に必要な5年間に取得すべき研修単位数は20単位であり，日本心臓リハビリテーション学会に参加5単位，日本心臓リハビリテーション学会学術集会における，一般演題・シンポジウムなどにおける演者として発表10単位，同共同発表者5単位など，簡単なものである．

III. おわりに

　本制度開始時の準備委員の思いには，すでに心臓リハビリテーションの現場で働いているスタッフへの専門知識の統一化と心臓リハビリテーションスタッフへの1つの勲章としてささげたいという思いがあった．しかしながら，予想を反した非常に多くの応募者があり，その多くが心臓リハビリテーション業務未経験者であったため，多くの受験応募者に受験資格が与えられないという混乱が生じた．その反面，本資格受験のために本学会に入会し，学会参加の機会から心臓リハビリテーションに興味をもった者も多く，予想を遙かに超えた学会の発展に結びついたようである．今後は本資格がなんらかの社会的に影響を与える資格となり，心疾患リハビリテーション料にかかわる施設認定基準において，必要スタッフの所定の研修として必須項目となるよう厚生労働省にも働きかけている．また，本制度の準備段階から心臓リハビリテーション指導士と心臓リハビリテーションの運営を管理する心臓リハビリテーション管理指導士の2段階制度にすることが論じられたが，発足時には管理指導士の資格は見送られている．本制度も2004年でいよいよ5年目を迎え，はじめての資格更新の時期にあたることでもあり，管理指導士の新設を含めて今後の本制度の見直しを迫られるところである．

第6章

心肺運動負荷試験
―方法と解釈

心肺運動負荷試験―方法と解釈

安達 仁[*]

◆ Key Questions ◆
1. 心疾患患者の運動処方に嫌気性代謝閾値（AT）を指標とする意義は何か
2. ATに影響を与える因子は何か
3. 運動耐容能の代わりに心エコーの左室駆出率（LVEF）で心機能を評価してはいけないか

I. はじめに

心疾患患者は，運動負荷に対する応答が種々で，年齢や性別からは予測できないことも多い．また，運動中の危険性も健常人よりも多い．そのため，運動処方作成のためには運動負荷試験を行い，個別に運動処方を作成することが望ましい．本項では，運動処方作成を目的に適している心肺運動負荷試験（CPET：cardiopulmonary exercise test）について解説する．

II. 心肺運動負荷試験の原理

1. 細胞代謝と呼吸の連関

CPETは，通常の運動負荷試験に呼気ガス分析を併用したものである．ガス分析を併用することによって，従来は連続して採血を行わないと知り得なかった運動中のエネルギー代謝を，非侵襲的に推測できるようになった．図1がいわゆるワッサーマンの歯車である[1]．呼気ガスを分析することによって，骨格筋での代謝を知りえるとともに，どのような病態が呼気ガス分析に影響を与えるかを示すものである．

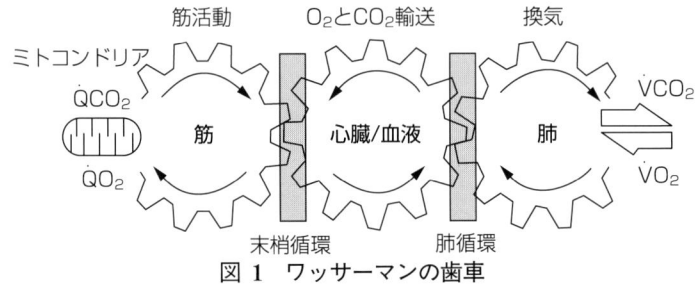

図1 ワッサーマンの歯車
呼気ガス分析を行うことにより，骨格筋での代謝状態を非侵襲的に推測できることを示している．呼気ガス分析に関与するパラメータには，肺・肺循環・心機能・末梢循環・骨格筋機能が関与することがこの図から理解できる．

---

[*] Hitoshi ADACHI／群馬県立心臓血管センター循環器内科

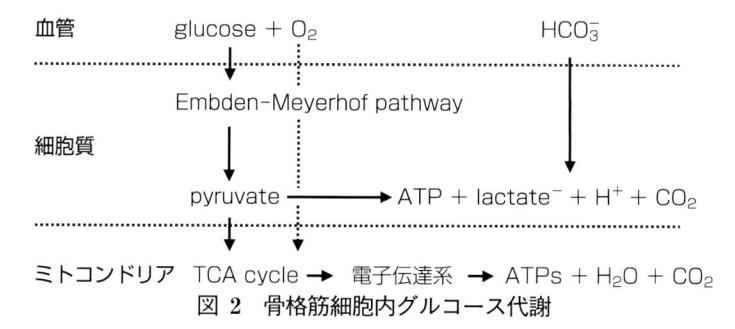

```
血管        glucose + O₂           HCO₃⁻
                ↓
          Embden-Meyerhof pathway
細胞質           ↓                      ↓
             pyruvate  ──→  ATP + lactate⁻ + H⁺ + CO₂
                ↓
ミトコンドリア  TCA cycle  →  電子伝達系  →  ATPs + H₂O + CO₂
```

図 2　骨格筋細胞内グルコース代謝

2. 運動中のエネルギー代謝

運動中，最初に利用されるエネルギー源は骨格筋中のアデノシン三リン酸（ATP：adenosine triphosphate）である．その後，クレアチンリン酸・ブドウ糖が利用され，次いで，これらの貯蔵エネルギー源が枯渇した後は，血中ブドウ糖がエネルギー源となる．そして，運動開始数十分後からは，ブドウ糖に変わって徐々に血中脂質の利用割合が高まってくる．CPETは約10分で運動負荷が終了するため，CPET中のエネルギー源としてはブドウ糖代謝を主に考える必要がある．図2にブドウ糖代謝を示す．血中のブドウ糖は，インスリン受容体にインスリンが結合することが刺激となり，グルコーストランスポーター（GLUT 4）が骨格筋細胞膜表面に出て，細胞中に取り込まれる．すなわち，骨格筋細胞によるブドウ糖の取り込みはインスリン依存性である．

細胞質内に取り込まれたブドウ糖は，解糖系に入って代謝が始まる．この過程で1 molのブドウ糖から2 molのATPが産生される．最終的にピルビン酸を経てアセチルCoAとなり，ミトコンドリア内に入る．

ミトコンドリアではTCAサイクル（クエン酸回路），電子伝達系により代謝されて36 molのATPが産生される．ミトコンドリア内の代謝は好気的（有酸素的）に行われ，1 molのブドウ糖が代謝される時に6 molの酸素を消費し，6 molの二酸化炭素と6 molのH_2Oに変わる．

$$C_6H_{12}O_6 + 6\,O_2 + 38\,ADP$$
$$\rightarrow 6\,CO_2 + 6\,H_2O + 38\,ATP$$

すなわち，この代謝系では酸素消費量と二酸化炭素産生量が等しく，好気的代謝あるいは有酸素的代謝と呼ぶ．

一方，運動強度が増して短時間に多量のATPが必要になると，上記の代謝系ではATP産生速度が追いつかなくなる．これは酸素がミトコンドリア内に入る部分に制限があるためとされている．そこで，解糖系により細胞質内で産生されたピルビン酸が乳酸に代謝されてATPを産生する系が加わる．この代謝系ではATPが2 molしかできないが，酸素を必要としないためすばやくATPを産生できる．これを無気的あるいは嫌気的（性）代謝と呼ぶ．また，漸増運動負荷試験中にこの代謝過程が加わった場合，その時点の酸素摂取量を嫌気性代謝閾値（AT：anaerobic thershold）と呼ぶ．

乳酸は酸性であるため，この代謝が始まるとすばやく緩衝反応が始まる．運動負荷試験中の場合，最初は重炭酸塩（HCO_3^-）による緩衝がなされ，次いで過呼吸による緩衝が起こる．過呼吸による代償が始まる時点を呼吸性代償開始点（RCP：respiratory compensation point）と呼ぶ．

III. 心肺運動負荷試験法

1. 器具

CPETを行うために必要な器具を図3に示す．これは心疾患患者を対象にした運動負荷試

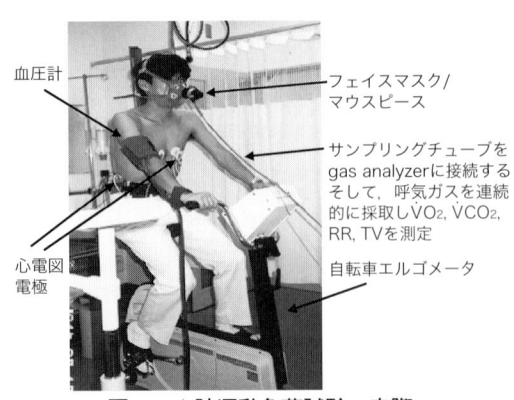

図 3　心肺運動負荷試験の実際

（図中ラベル）血圧計／フェイスマスク/マウスピース／サンプリングチューブをgas analyzerに接続する．そして，呼気ガスを連続的に採取し$\dot{V}O_2$, $\dot{V}CO_2$, RR, TVを測定／自転車エルゴメータ／心電図電極

験であるので，心電計と血圧計は必須である．呼気ガスのサンプリングにはフェイスマスク，あるいはマウスピースを用いる．マウスピースを使用する場合にはノーズクリップを用いて，鼻腔からの呼吸の影響を排除する．マウスピースとフェイスマスクでは死腔量が異なるため，$\dot{V}E$-$\dot{V}CO_2$ slope や $\dot{V}E/\dot{V}CO_2$（二酸化炭素換気当量）などの値を解釈する時には注意を要する．そして，気流計とサンプリングチューブを用いて呼気ガスを分析装置につなげる．

呼気ガスの分析には，呼気ガス分析装置を用いる．酸素および炭酸ガスの濃度計は，質量分析装置が最も正確であるが，管理が大変で高価であるため，一般のラボ向けではない．通常は市販のジルコニア式分析装置と赤外線吸収法を用いた分析装置を使用する．

さらに，分析したデータを解析するためのコンピュータとソフトウェアも必要であるが，市販の分析装置を用いる場合には，通常，分析装置に付属してくる．

負荷装置として自転車エルゴメータ，あるいはトレッドミルを用いる．ちなみに自転車エルゴメータのほうが安定し，最大負荷までかけても安心であるが，実際の運動療法に歩行運動やトレッドミルを用いる場合には，運動処方に換算式が必要となるため，処方の正確性が減じてしまう欠点がある．また，被検者の身長が低い場合，足が届かなかったり，自転車に慣れていない場合には検査そのものができない場合もある．一方，トレッドミルは運動の方式としては，麻痺などのある場合を除いて歩けない人はいない．しかし，装置自体が高価であり最大負荷時には転倒の危険もある．

2．較正法

正確な呼気ガス分析の結果を得るためには装置の較正が欠かせない．較正は，通常，ガス濃度，流量，気流計と分析装置間の時相差について行う．

ガス濃度の較正は，大気よりも濃い濃度の酸素と二酸化炭素を用いて二点較正を行うことが多い．また，ガス濃度を較正する時は，測定装置に近寄りすぎて，検者の呼気の影響が加わらないように注意する．流量の較正には2 l の流量計を用いる．通常，流量計はプラスチックでできているため，温度の変化によって容積が変化する．流量計全体を包むようにもって，体温で容積を変化させないように注意する．時相差については，通常自動的に行われる．大きくずれている場合には，サンプリングチューブが詰まっていないか，フィルターに不具合がないかを，まず確認する．そして，これらの較正は1日に1回行う．

3．患者の準備（電極，血圧計，フェイスマスクあるいはマウスピース）

検査について目的と方法を説明した後，心電図電極をつける．前胸部誘導に関しては，通常どおり第3肋間に添付することが多いが，座位になり心臓がわずかに下垂することを考慮して第4肋間に装着している施設もある．肢誘導は四肢ではなく，被検者の背面に装着する．上肢帯の骨格筋も最大負荷時には収縮するため，この上に電極を装着していると筋電図の影響が混じるので注意する．

4．CPETで測定するパラメータ

CPET中，呼気ガス分析装置は，酸素摂取量（$\dot{V}O_2$），二酸化炭素排出量（$\dot{V}CO_2$），呼吸数（RR），一回換気量（TV）を測定する．

breath-by-breath法の場合，酸素摂取量と二酸化炭素排出量は吸気ガス，すなわち大気中の酸素および二酸化炭素濃度と呼気中のそれぞれの濃度差から計測する．

呼吸数は，気流系にある熱線が呼吸による温度変化を感知して計測する．したがって，運動負荷中の呼吸様式を「2回吸って2回吐く」という方法で行うと，分時換気量が半分の値となってしまう．なお，気流の測定には回転翼を用いる場合もある．これはタコメータの回転方向を感知して呼吸数をカウントする．

一回換気量は熱線計の場合，温度変化を感知して計測し，回転翼の場合には回転数から計算する．

これら4つの指標から，$\dot{V}E$（分時換気量）とその他のパラメータを計算する．

5．ランプ負荷法の決定

CPETには，漸増負荷法（ランプ負荷法）を用いる．主目的が呼気ガス分析によるATあるいは$\dot{V}E$-$\dot{V}CO_2$ slopeの決定などであるため，各パラメータが負荷中，スムーズに変化する必要がある．図4に示すように，ステップ負荷を用いると酸素摂取量，二酸化炭素排出量などがスムーズに増加しない．

CPETは，運動時間を8～12分間で終了することが望ましい．したがって，自転車エルゴメータでランプ負荷試験を行う時には，**表1**に示すごとく，最大酸素摂取量と$\Delta\dot{V}O_2/\Delta WR$の標準値から漸増の度合いを計算する．しかし通常，日本人の場合，心疾患患者や50歳代以上で運動習慣のない健常人では10 w/分，50歳代以上でも激しい運動習慣のある人や若年者には20 w/分，若年で激しいスポーツを行っているものには25～30 w/分を用いて問題はない．

IV．心肺運動負荷試験から得られる各指標

以下に，安静時・ウォームアップ時・ランプ負荷時に得られるパラメータについて解説する．

1．安静時に注目すべき点

1）$\dot{V}O_2$

安静時，$\dot{V}O_2$は通常3.7～8.0 ml/分/kgくらいである．大きくずれている時には，呼気ガス分析装置の較正をしなおす．

2）$\dot{V}E/\dot{V}CO_2$

安静時，$\dot{V}E/\dot{V}CO_2$は通常40前後を示す．肺血管拡張能が悪いほど$\dot{V}E/\dot{V}CO_2$は大きな値を示す．これは，換気血流不均衡分布が増大することに起因する．通常，心疾患では肺胞低換気を示さないため，肺血流の低下が換気血流不均等分布の原因となる．また，$\dot{V}E/\dot{V}CO_2$が一定のCO_2を呼出するための必要な換気の量と考えると，換気血流不均衡分布が大きくてガス交換の効率が悪いほどCO_2を追い出せず，たくさん換気をしなければならなくなり$\dot{V}E/\dot{V}CO_2$が高値になることは理解できよう．なお，高値を示す代表的な疾患が慢性心不全である．ただし，被検者が緊張して過換気になると$\dot{V}CO_2$は増えないのに$\dot{V}E$のみ増加するため$\dot{V}E/\dot{V}CO_2$は高値を示す．

3）心拍数（HR）

通常60～80/分のことが多い．安静時の心拍数は副交感神経により主に制御されている．そして，副交感神経は精神的緊張にきわめて敏感であるため，安静時の心拍数は微妙に変動を示すのが正常である．したがって，心拍数のグラフが定規で引いたように一直線を示すのは，ペースメーカーによる調律の場合か，重症慢性心不全の状態を考える．重症慢性心不全では，安静時から交感神経活性が副交感神経活性を凌駕しており，安静時の心拍数の制御も交感神経

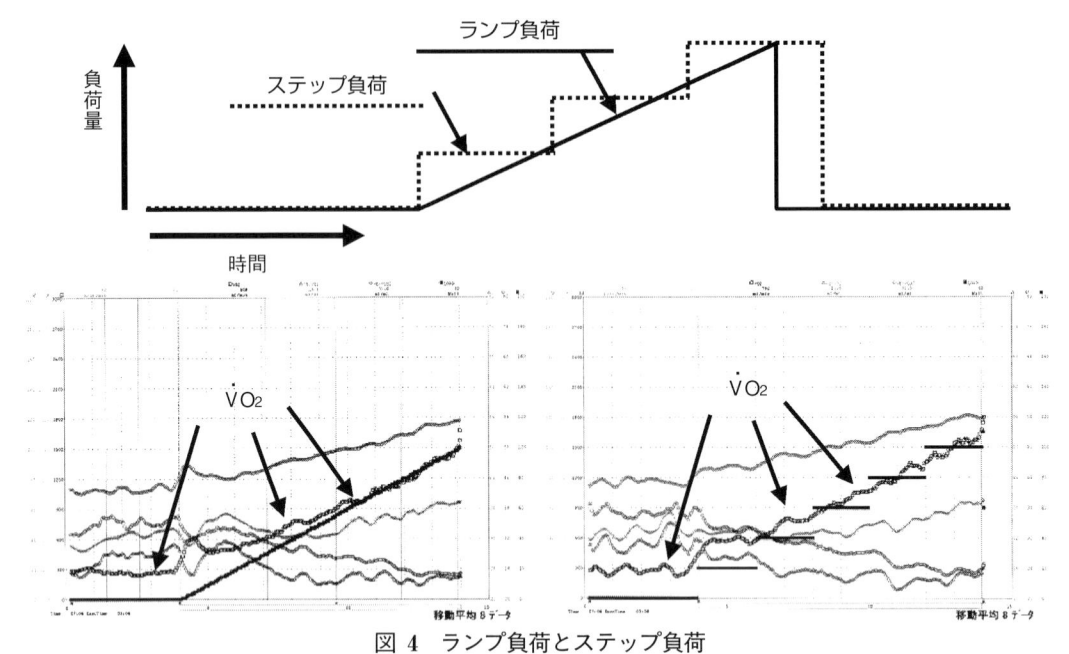

図4 ランプ負荷とステップ負荷
ステップ負荷（図右）では酸素摂取量が漸増せず，階段状に増加していることがわかる

表1 ワッサーマンによる漸増運動負荷法の決定法（文献1）より引用）

①自転車エルゴメータでの予測最大酸素摂取量（ml/分）の計算
　　男：（身長－年齢）×20
　　女：（身長－年齢）×14
②安静時の予測酸素摂取量の計算：(6×体重)－150
③酸素摂取量/ワットは通常 10 ml/分/watt
　→予測最大仕事率＝（予測最大酸素摂取量－安静時予測酸素摂取量）/10
　→1分間当たりに増加させる仕事＝予測最大仕事率/8～12（理想ランプ負荷時間）

例：50歳男性，175 cm，70 kg の場合
　{((175－50)×20)－(6×70－150))}/10/10＝(2500－270)/100＝22.3
　となり，20 w/分のランプ負荷を使う

活性に依存する．交感神経活性は副交感神経活性のように急激な変動が乏しいため心拍数の揺れも少なくなる．そのため，安静時心拍数が高く，揺らぎの少ない場合には慢性心不全の状態があまりよくないことを疑う．ただし，安静時の左室駆出率（LVEF：left ventricular ejection fraction）が悪い重症心不全でも，運動療法を適切に行っている場合には，安静時心拍数が下がり，心拍数の揺らぎが回復する．

4）$\dot{V}E$

一部の心不全患者では $\dot{V}E$ が大きく揺れることがある．これを oscillatory ventilation あるいは oscillation という（図5）．これは換気中枢に異常があるために，適切な換気量を維持できず過大反応を示すのが原因と思われる．

2．ウォームアップ時に注目する各指標

1）時定数（タウ，time constant）

通常，酸素摂取量についての時定数を解析す

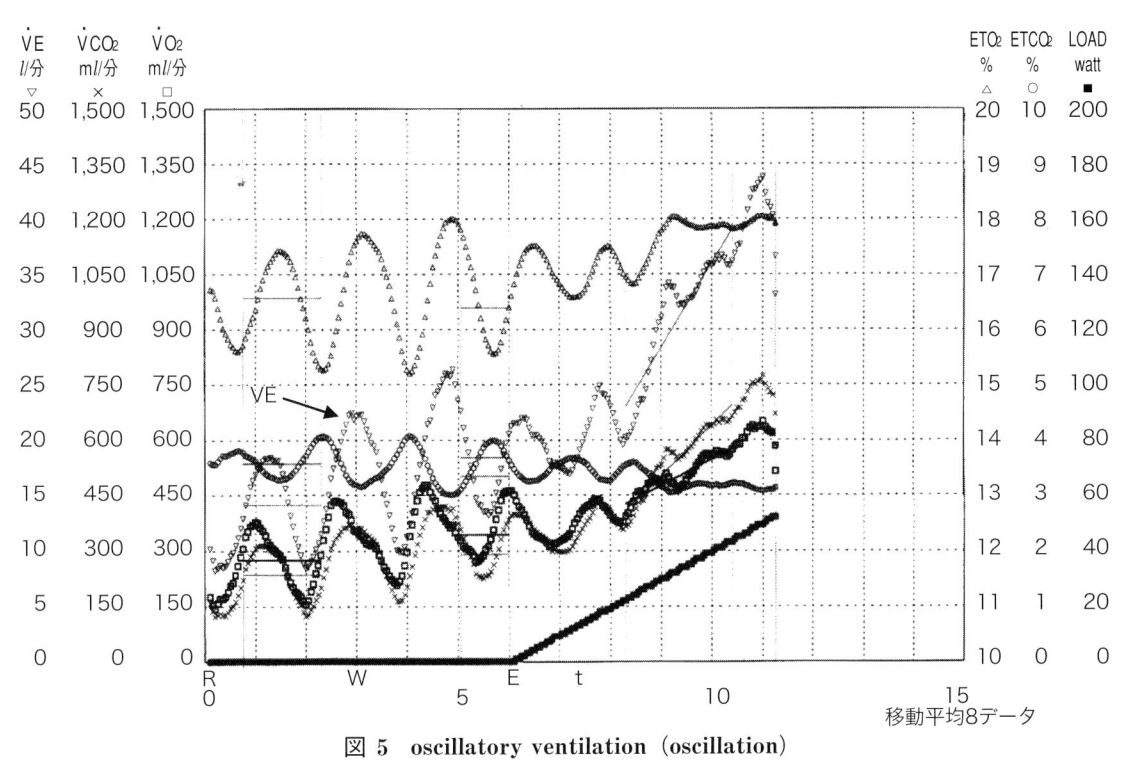

図 5　oscillatory ventilation（oscillation）
約 90 秒の周期で $\dot{V}E$ が増加と減少を繰り返す．運動強度が増加すると消失する

る．安静状態からウォームアップ状態に移る時の生体の response time（応答時間）に関する指標である．この response time とは安静時から定常状態の 1/e（約 63％）に達するまでの時間がその値となる．$\dot{V}O_2$ は心拍出量と動静脈酸素含有量較差の積なので運動開始時の心拍出量と動静脈酸素含有量較差の応答を反映する．しかし運動開始時に心拍数が増加しない例やきわめて強い心不全例を除いて，通常心拍出量との相関のほうが強い．また，心拍出量は一回拍出量と心拍数の積なので，運動開始時の心拍数の増加が強い例ほど，その応答は早くなる．年齢が高くなると延長し，同一例でも運動強度が高いほど延長する．20 watts 開始時で約 20〜40 秒が正常値である．

2）$\dot{V}O_2$

通常，ウォームアップ開始 2 分以内に $\dot{V}O_2$ は定常状態となる（「プラトーに達する」と表現する）．また，AT 以上の運動レベルで一定量負荷を行うと，$\dot{V}O_2$ はプラトーにならない．したがって，$\dot{V}O_2$ がプラトーにならない時は患者の運動耐容能がきわめて低く，ウォームアップ時にすでに AT を超えてしまっていることを疑う．このような患者の予後は不良である．

3）ガス交換比

ウォームアップ開始時，ガス交換比（RER：respiratory exchange ratio）は低下することが多い．これはエネルギー基質の変化を示すものではなく，骨格筋細胞への溶解性が CO_2 のほうが O_2 よりも高いために，一時的に $\dot{V}CO_2$ が低下することに由来する．

4）$\dot{V}E/\dot{V}CO_2$

$\dot{V}E/\dot{V}CO_2$ は運動開始と同時に低下する．安静時，吸入された空気は肺の上部 2/3 くらいにしか入らない．一方，肺血流は肺の下部 2/3 くらいにしかない．したがって，ガス交換は肺の中央部 1/3 でしかなされていない．ところが，運動が始まると同時に呼吸が深くなり，肺下部

の肺胞にも空気が入り込む．また，心拍出量も増加し，肺血管も拡張するため，肺血流も肺上部に到達する．そのためにガス交換の場が広がり，換気効率が改善して$\dot{V}E/\dot{V}CO_2$が減少する．ちなみに肺血管拡張能の低下している心不全患者では，減少の度合いが少ない．

3．ランプ負荷中に注目すべき各指標

1）$\dot{V}O_2$

ランプ負荷開始後，しばらく（数十秒）してから$\dot{V}O_2$が増加し始める．時定数同様，response timeの長い人，すなわち高齢者や心不全患者ほど立ち上がりが遅れる．そして，増加し始めると最大負荷時まで，ほぼ一定のレベルで増加する．厳密には，ATを超えると健常人では若干増加率が大きくなる．これはアシドーシスになると同時に体温が上がり，酸素解離曲線が右方にシフトして（Bohr effect），ヘモグロビンから酸素が放出されやすくなること，酸素輸送に必要な赤血球数が増加すること，H^+の増加によって血管が拡張すること，などに依存する．

しかし，慢性心不全患者では，むしろ$\dot{V}O_2$増加度は負荷量が増えるに従って低下する．これはエネルギー産生における嫌気性代謝の割合が徐々に増加するためと考えられる．

また，冠動脈近位部（左冠動脈seg. 6, seg. 11, 右冠動脈seg. 1など）に有意狭窄があり，負荷中に心筋虚血が生ずる時には，$\dot{V}O_2$増加度は頭打ちになる（hockey-stick pattern）．これは心筋虚血が生ずると心収縮力が低下する（冬眠心筋：myocardial hibernation）ためである．カテーテル冠動脈治療術（PCI：percutaneous coronary intervention）を行い，虚血を解除すればこの現象は消失する．

ちなみに，自転車エルゴメータによるCPETの場合，負荷終点付近で自転車の回転数が低下すると$\dot{V}O_2$の増加率が減少する．このことを上記の現象と混同してはならない．

2）$\dot{V}CO_2$

$\dot{V}CO_2$は，ATまでは$\dot{V}O_2$と同じ割合で増加する．しかし，ATに達すると乳酸を緩衝するためにCO_2産生量が増大し傾きが急峻となる．

3）$\dot{V}E$

$\dot{V}E$は，ATまでは$\dot{V}O_2$と同じ割合で増加する．ATにおいて$\dot{V}CO_2$とともに傾きが急峻となり，RCPにおいて$\dot{V}CO_2$よりもさらに傾きが急峻となる．

4）AT

ATは$\dot{V}O_2$に対して$\dot{V}CO_2$が増加し始める時点の$\dot{V}O_2$である（図6）．これは被検者の意思に左右されない指標である．Peak $\dot{V}O_2$（最高酸素摂取量）の約60％であり，Borgのスコアの13に相当することが多い（表2）．運動負荷中にATを判断する時には，$\dot{V}E/\dot{V}CO_2$が増加せずに$\dot{V}E/\dot{V}O_2$が増加し始める点（図7）をATと考える．これはまた，$PETCO_2$（呼気終末二酸化炭素分圧）が変化せずに$PETO_2$（呼気終末酸素分圧）が増加し始める点でもあり，RERあるいは$\dot{V}E$の$\dot{V}O_2$に対して上昇し始める点でもある．被検者によっては，ATあたりになると「ウッ」と声を出して回転数を一瞬遅くしようとすることがある．乳酸が産生され始めたのを感知して，なんらかの反応を示しているようにも見受けられる．

運動処方を出す場合には，AT（レベルの$\dot{V}O_2$）になるような運動レベルあるいは心拍数を処方する．ところで$\dot{V}O_2$にはresponse timeが存在するため，AT時の$\dot{V}O_2$は，ATを示した仕事率よりも少し以前の仕事率に対する$\dot{V}O_2$を反映している．正確にはATレベルでの時定数を測定しなおして，それに応じた時間だけさかのぼる必要があるが，便宜的にATの1分前の負荷量を運動処方に採用する．心拍数で処方する場合には，ATレベルでの心拍数を処方する．

ATは，心機能・骨格筋機能・血管内皮細胞機能などに依存する．したがって，心不全例では

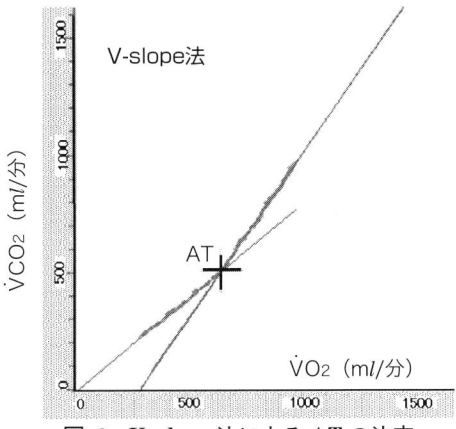

図6 V-slope法によるATの決定

ATは，$\dot{V}O_2$に対して$\dot{V}CO_2$が増加し始める時点の$\dot{V}O_2$であることより，X軸に$\dot{V}O_2$，Y軸に$\dot{V}CO_2$をとると，AT以前は45度（実際には45度弱）の角度の直線が引けるが，ATを超えると45度以上になる

表2 Borgの指数

自覚的運動強度を数値化する表である．ATは通常Borg 13を示し，RCPは17を指し示す

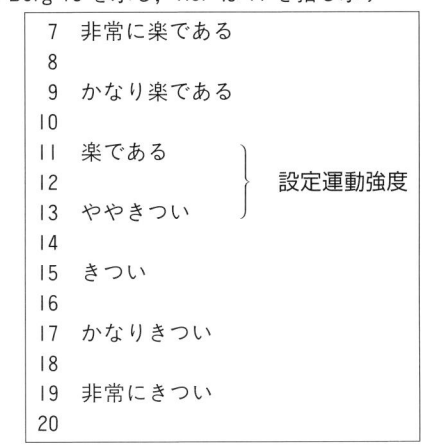

7	非常に楽である
8	
9	かなり楽である
10	
11	楽である
12	
13	ややきつい
14	
15	きつい
16	
17	かなりきつい
18	
19	非常にきつい
20	

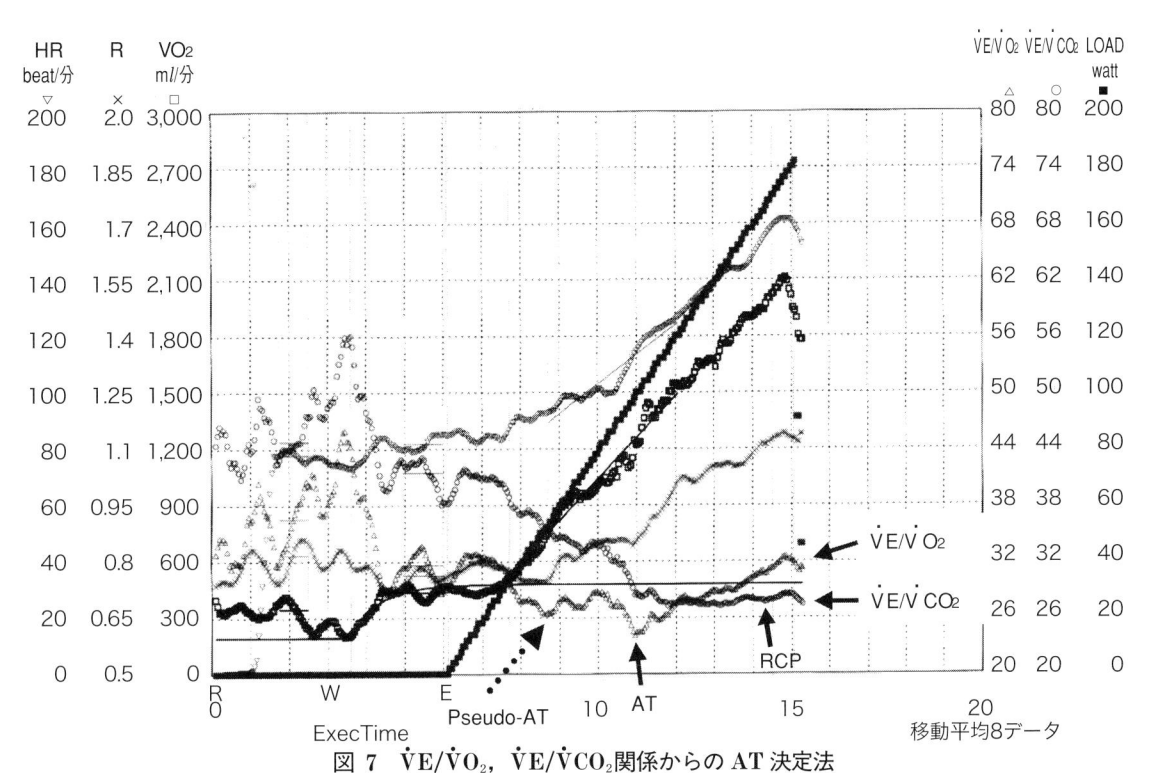

11〜13：設定運動強度

図7 $\dot{V}E/\dot{V}O_2$，$\dot{V}E/\dot{V}CO_2$関係からのAT決定法

$\dot{V}E/\dot{V}O_2$が漸減から漸増に転換する点がATである．この時点では$\dot{V}E/\dot{V}CO_2$は増加に転じていない．ランプ負荷中にリアルタイムにATをみつけやすい判定法である．ATになる前に，しばしば破線矢印で示すような一時的な$\dot{V}E/\dot{V}O_2$の増加が認められる（pseudo-AT）．あまりにもランプ負荷早期に$\dot{V}E/\dot{V}O_2$が増加に転じ，患者の表情がまったく楽そうである場合には，数分間，自転車をこぎ続けてもらい，pseudo-ATか本当のATかを見分ける必要がある．$\dot{V}E/\dot{V}O_2$はATで最低値をとる．一方，$\dot{V}E/\dot{V}CO_2$はRCPで最低値をとる（ワッサーマンの教科書には，ATで最低値に達し，RCPで増加を開始すると記載されている）

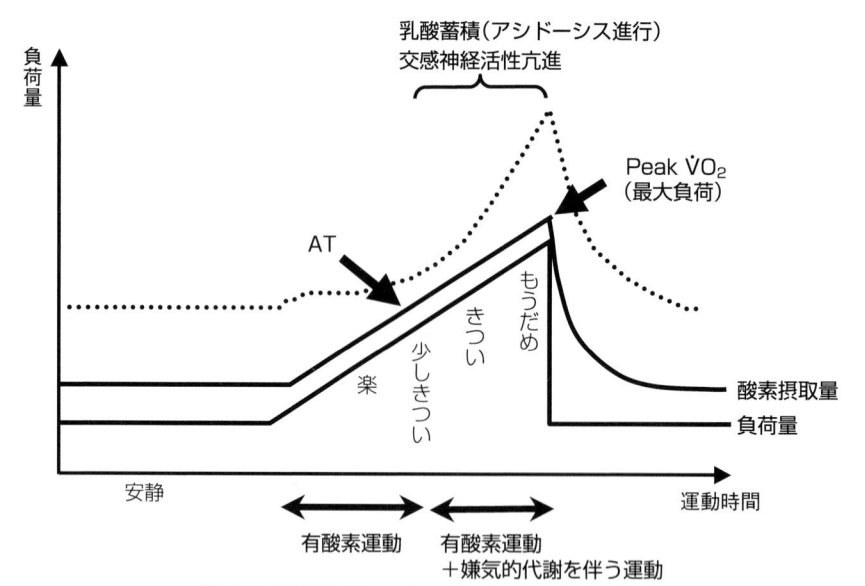

図8 AT以上，以下での運動の危険性の差異
AT以上では乳酸産生が亢進する以外に，交感神経活性も亢進する

ATは低下するが，狭心症で心筋虚血閾値がAT以上である場合にはATは低下しない．健常人でも日常，運動を行っていない例ではATは低下する．逆に心不全でも運動療法を適切に行っている患者のATは，健常人よりも高いことがある．このようにATは，心機能のみに依存するわけではないので，LVEF（心エコーで得られる安静時の心収縮能）とは相関関係がほとんど認められない．ところで，LVEFは必ずしも心不全重症度を反映するわけではない．すなわち，左室径が拡大すれば，LVEFが増えなくても一回心拍出量を増やすことはできる．したがって，LVEFのみをみて心機能を評価するのは危険である．さらに心不全と心機能低下状態とは同じものではないため，心不全重症度をLVEFで判断すると大きな過ちをおかすこともある．一方，NYHA (New York Heart Association) 心機能分類とは相関する．

心合併症との関連についてはAT以上では，交感神経活性が亢進するため，動悸・息切れが亢進するのみならず，不整脈の発生が増加する可能性もある．さらに，交感神経は血小板機能を規定しているため，血栓形成性が高まる．これが心疾患患者に運動処方を出す場合に，運動強度の指標としてATを利用する根拠の一つでありATの意義でもある（図8）．

5）RCP

AT以後，腎臓からHCO_3^-が産生されてアシドーシスを緩衝しようとするが，2～3分以内（運動負荷が10分間で最大負荷に到達する場合）にHCO_3^-による代償機構は破綻し，過換気による代償機構が働き始める．この過換気が始まる点をRCPと呼ぶ．$\dot{V}E/\dot{V}CO_2$が上昇し始め，$PETCO_2$が減少し始める点である．この点以後，アシドーシスは急速に進行し，血中カテコールアミン濃度もさらに急上昇する．狭心症・不整脈の発生が増えるのみならず，血小板機能が急速に活性化するとともに血液粘度が増加するため血栓形成性が高まる．したがって，ステント挿入数日以内の患者には，RCP以上の運動は危険である．自覚症状でみるとBorgの17に相当する（表2）．

6）Peak $\dot{V}O_2$

運動負荷試験の終点での$\dot{V}O_2$．被検者の意欲

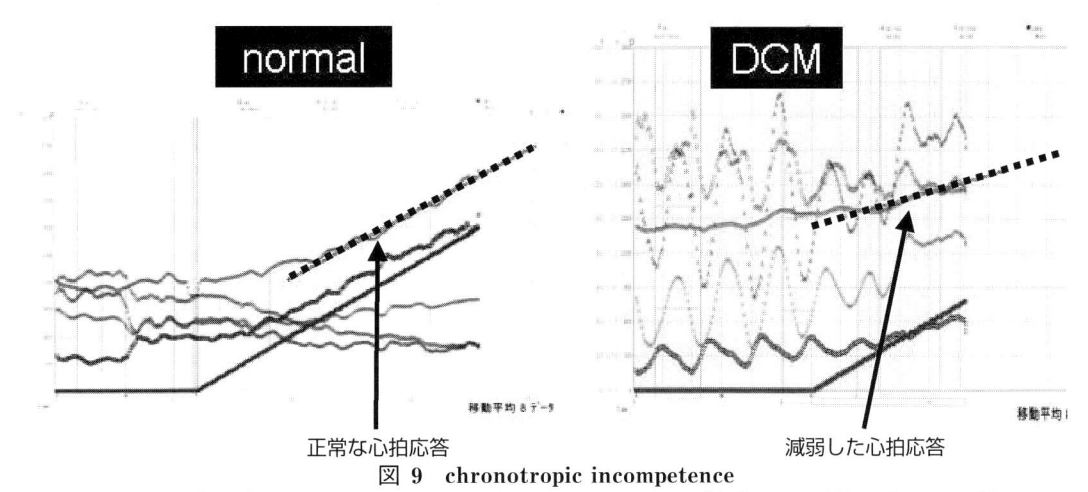

図 9　chronotropic incompetence
心不全患者（図右）では運動に応じた心拍応答が減少し，ランプ負荷中の心拍数の増加率が緩やかになる（DCM：拡張型心筋症）

に左右される指標である．ちなみに最大酸素摂取量（maximal $\dot{V}O_2$）とは，生体固有の最大酸素摂取能力のことで Peak $\dot{V}O_2$ とは異なる．また，負荷量を増加させても $\dot{V}O_2$ は増加しなくなった時の $\dot{V}O_2$ である．こちらは被検者の意欲に左右されない．Peak $\dot{V}O_2$ が 14 ml/分/kg 以下の場合，米国では心移植の適応となる．

7）Weber-Janicki 分類
$\dot{V}O_2$ を用いた運動耐容能重症度分類．

分類	AT	Peak $\dot{V}O_2$	
class A	>14	>20	none-mild
class B	11～14	16～20	mild-moderate
class C	8～11	10～16	moderate-severe
class D	5～8	6～10	severe
class E	<5	<6	very severe

単位は ml/分/kg

8）$\dot{V}E/\dot{V}CO_2$ at RCP（minimum $\dot{V}E/\dot{V}CO_2$）

$\dot{V}E/\dot{V}CO_2$ はランプ負荷中漸減し，RCP において最小値となる．また，face-mask を使用した場合，通常 32 くらいまで低下するが，換気血流不均等分布が大きい場合，高値にとどまる．したがって，これも心不全重症度の指標の一つである．

9）$\dot{V}E/\dot{V}O_2$
$\dot{V}E/\dot{V}O_2$ もランプ負荷中に漸減し，AT にて最低値をとる．

10）$\Delta\dot{V}O_2/\Delta WR$（$\Delta\dot{V}O_2/\Delta load$）
負荷量（仕事率）に対する酸素摂取量の増加度．正常値は約 10 ml/分/watt．有酸素能力が低い心不全患者では低値をとる．

11）Peak $\dot{V}O_2$/HR（O_2 pulse，最高酸素脈）
$\dot{V}O_2 = CO \times c(A-V)O_2$ difference という関係がある．CO は心拍出量で SV（一回心拍出量）×心拍数，c(A-V)O_2 difference は動静脈酸素含量格差で，運動時には末梢骨格筋における酸素利用能を示す．また，c(A-V)O_2 difference は，最大負荷時においては健常人・心疾患者を問わず一定値をとることが知られている．したがって，最大負荷時の peak $\dot{V}O_2$ を HR で除した peak $\dot{V}O_2$/HR は（CO/HR×一定値）ということになる．CO/HR とは SV であるので，peak $\dot{V}O_2$/HR≒SV ということになり，運動中の心機能の指標である．なお，peak $\dot{V}O_2$/HR の正常値は身長に依存するが，身長 160～170 cm の中高年では約 10 ml/beat を超えた場合，当院では健常人の 80％以上になることが多く，ほぼ正常と捉えている．

12）$PETCO_2$，$PETO_2$
呼気の終末成分は，肺胞内の CO_2 および O_2 分圧を示す．表示単位には 2 通りあり％表示を

図 10 RR-TV 関係

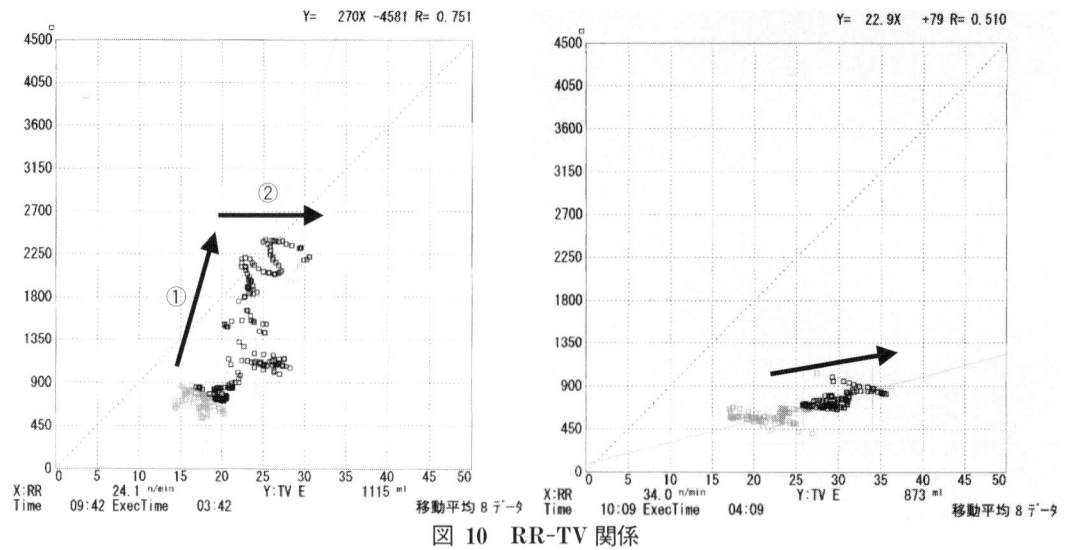

健常人（図左）では，運動初期は TV が著明に増加（①）し，AT あるいは RCP にて RR が増加し始める（②）が，心不全患者（図右）では運動初期から呼吸数の増加が目立つ

mmHg 表示になおす場合には，大気圧が 760 mmHg，体温が 37°Cの場合，37°Cでの水蒸気圧が 47 mmHg であるので％（％での数値/100）に 760−47（=713）をかけて求める．$PETO_2$ は AT で最小値をとり，$PETCO_2$ は RCP にて最大値をとる．$PETCO_2$ が増加するのは，肺血流が増加して換気血流不均衡分布が減少するためである．したがって，これは肺血流量・肺血管拡張能・心拍出量などの指標となりうる．

13) HR response to the exercise（運動に対する心拍応答）

運動負荷に対する心拍応答は自律神経活性の指標となる．交感神経活性が亢進している慢性心不全の場合には，安静時心拍数が高く，ランプ負荷に対する心拍応答が悪い（図9）．また，β受容体遮断薬やベラパミルを使用している患者でもやはり運動に対する心拍応答が低いが，安静時心拍数が少ない点で区別できる．心房細動の患者では，負荷中に突然心室レートが増加することがある．これは心室レートを規定している房室伝導が交感神経活性に依存しているため，運動中の交感神経活性の亢進が房室伝導を亢進させるためである．交感神経活性を安定化させて，心室レートを遅らせる目的で運動療法を行うことがあるが，運動療法中に心室レートが速すぎると心拍出量が極端に低下して心不全を誘発することがあるため，そのようなレベルでは運動療法は行わない．AT に捉われず，非常に低いレベルでも，心室レートがステップアップしないレベルで運動療法を行うと，徐々に心室レートが上がらなくなる．

14) RR-TV 関係

TV を Y 軸，RR あるいは $\dot{V}E$ を X 軸にとる．健常人では，運動初期には TV が増加し，AT あるいは RCP 以後に RR が増加する．心不全患者では，早期から RR が増加する．すなわち rapid and shallow breathing pattern（浅く速い呼吸パターン）を評価することができる（図10）．

15) $\dot{V}E/\dot{V}CO_2$ slope

$\dot{V}CO_2$ に対する $\dot{V}E$ の必要量，換気の効率を表す．換気血流不均衡分布が大きい時，一定量の $\dot{V}CO_2$ を達成するために必要とする $\dot{V}E$ が多いために slope は急峻となる．換気血流不均衡を増大させる因子は，血管内皮細胞機能や交感神経活性などである．なお，血管内皮細胞にお

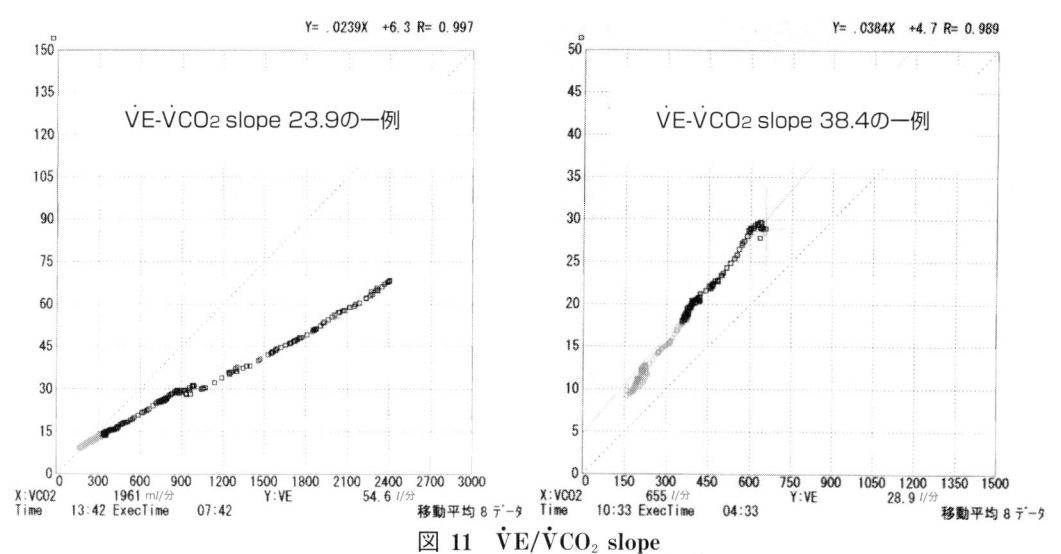

図 11 $\dot{V}E/\dot{V}CO_2$ slope
心機能が低下し，血管内皮細胞機能が増悪するほど $\dot{V}E/\dot{V}CO_2$ slope は急峻になる

表 3 負荷中止基準
以下の現象が起こった場合には，CPET は速やかに中断する

自覚症状
・進行性に増強する胸痛
・強い息切れ（Borg 19）
・強い疲労感（Borg 19）
・めまい
・がまんできない下肢痛
他覚所見
・チアノーゼ
・冷汗
心拍応答
・運動中の徐脈
・突然の頻脈
心電図
・進行性の ST 低下または上昇
以下の不整脈が負荷中に発生し，コントロールできない場合
・心房粗細動
・上室性頻拍
・心室頻拍
・心室粗細動
・房室ブロック
・心室内伝導障害
血圧変化
・収縮期血圧 250 mmHg 以上に到達
・負荷前に比して 10 mmHg 以上の低下

表 4 心筋虚血時に認められる変化

パラメータ	変化
$\Delta \dot{V}O_2/\Delta WR$	心筋虚血が出現すると shallow になることが多い
Peak $\dot{V}O_2$/HR	低下
Peak $\dot{V}O_2$	低下
AT	正常

表 5 慢性心不全で認められる変化

パラメータ	変化
$\Delta \dot{V}O_2/\Delta WR$	低下
Peak $\dot{V}O_2$/HR	低下
Peak $\dot{V}O_2$	低下
AT	低下
VE	安静時に oscillation を認めることがある
$\dot{V}E/\dot{V}CO_2$ slope	急峻化
時定数	低下
運動に対する心拍応答	低下

ける一酸化窒素（NO）合成能が低下していると血管拡張能が低下して $\dot{V}E/\dot{V}CO_2$ slope は急峻となる．また，交感神経活性は運動中の血管開存性（拡張能）を規定しているので，交感神経が緊張状態にある時には血管が拡張不全に陥り $\dot{V}E-\dot{V}CO_2$ slope が急峻となる．交感神経は，換気応答をつかさどる化学受容体の感受性にも影響を及ぼす．そのため交感神経活性が亢進していると，中枢における CO_2 への感受性や末梢における pH への感受性が亢進して過剰換気をもたらす．これは $\dot{V}E/\dot{V}CO_2$ slope の $\dot{V}E$ を増加させて $\dot{V}E/\dot{V}CO_2$ slope を急峻にさせる．これらは慢性心不全の時にみられる現象であり，したがって，$\dot{V}E/\dot{V}CO_2$ slope は慢性心不全重症度の指標である．また peak $\dot{V}O_2$ 同様，予後の指標ともなりうると報告されている（図 11）．

16）呼吸予備能

最大換気量（MVV：maximum voluntary ventilation）と peak $\dot{V}E$ との差が 15 l 以下，あるいは MVV の 10～40％以下の場合，呼吸予備能の低下が示唆される．肺気腫のような慢性閉塞性肺疾患（COPD：chronic obstructive pulmonary disease）の場合，呼吸予備能が低下する．呼吸予備能の使い方としては，労作時息切れ感（SOB on effort）を訴える患者に CPET を行い，呼吸予備能が正常で AT, peak $\dot{V}O_2$, peak $\dot{V}O_2/HR$ が低下していれば心疾患による症状を疑い，呼吸予備能が低下していれば肺疾患を疑う．もちろん，喫煙は心疾患の原因にも肺気腫の原因にもなりうるため，両者が合併している場合もありうる．また心疾患患者の場合，MVV は FEV 1.0 からの計算式は用いずに実測したほうが誤差は少ない．

V．運動負荷試験中止基準

心疾患治療に運動療法は有効であるが，方法を誤ると重大な事故を招く．表 3 に運動負荷試験中止基準を示した．これを遵守して運動負荷試験を安全に行う．

VI．心筋虚血および心不全時のパラメータの変化

表 4, 5 に心筋虚血および心不全患者のパラメータを示す．狭心症は虚血が心機能に影響を及ぼすと，CPET のパラメータにも影響が出る．心筋梗塞は再還流療法が成功して心機能が低下しなかった場合と，成功せず心筋にダメージが残った場合とで異なる．再還流療法成功例では，CPET のパラメータは健常人と差はない．一方，心筋のダメージが大きい場合には，心不全と同じパラメータの動態を示す．

VII．おわりに

運動処方作成に用いる CPET について概説した．この試験はパラメータが多い検査であり，非侵襲的に多くの情報を得られるので安全に適用して，臨床に生かしてほしい．

文　献

1) Wasserman K, Hansen JE, Sue DY, et al：Principles of Exercise Testing and Interpretation 2nd ed. Lea and Febiger, Philadelphia, 1994, p 3, p 130

第7章

二次予防

1. 運動でプラークは安定するのか
2. メタボリック症候群からみた二次予防
3. システムからみた二次予防

1 運動でプラークは安定するのか

砂山　聡* 代田浩之

◆ Key Questions ◆
1. プラークの不安定化と炎症機序
2. 運動習慣と炎症反応

I. はじめに

　日常的な運動習慣をもつ個人では，虚血性心疾患をはじめとした循環器疾患の有病率が低く，さらに長寿命であることが知られている．最近では，運動療法を中心とした心臓リハビリテーションの安全性と生命予後の改善効果が実証され[1]，虚血性心疾患における運動療法の重要性が広く認識されるようになってきた．運動療法の効果は，高血圧・肥満・高脂血症・インスリン抵抗性など，危険因子の改善を介したものと考えられているが，その機序に関しては不明な点も多い．

　近年，急性心筋梗塞や安静狭心症の多くは，冠動脈硬化病変の破綻（プラーク破裂：plaque rupture）を契機とした局所の血栓形成によって生じ，一方，心筋壊死の有無は冠動脈血行障害の程度によって規定されることが明らかとなった．このため，心筋梗塞と一部の不安定狭心症（安静狭心症）を同様の機序による連続した病態として捉え，急性冠症候群（acute coronary syndrome）と称する概念が広く受け入れられるようになった[2]．また，プラーク破裂のリスクと発症前の内腔狭窄度は必ずしも関連しないことから，破裂を生じやすい動脈硬化病変（不安定プラーク）の成因，診断について大きな関心が注がれている（図1）．

　さらに最近では，動脈硬化の発生や進展における炎症機序の関与が注目されるようになり，さまざまな面からの検討が進められている．特にC反応性蛋白（CRP：c-reactive protein）と心血管疾患リスクとの関連は数多くの臨床研究で報告されている（図2）．

　一方，運動習慣と炎症性マーカーの関連がいくつかの研究で示されており，運動療法による疾患予防効果が，一部，炎症機序の改善を介したものである可能性が示唆される．ここでは，動脈硬化の進展における炎症反応の役割，運動が炎症性マーカーに及ぼす効果などについて概説し，さらに運動療法による急性冠症候群予防の可能性について述べる．

II. 不安定プラークと炎症反応

　不安定プラークの病理組織学的特徴として，コレステロールエステルや組織因子に富む大きな脂質プール（lipid pool）と，血管内腔側の脆弱化した薄い線維性皮膜（fibrous cap）があげ

---

* Satoshi SUNAYAMA, Hiroyuki DAIDA/順天堂大学医学部循環器内科

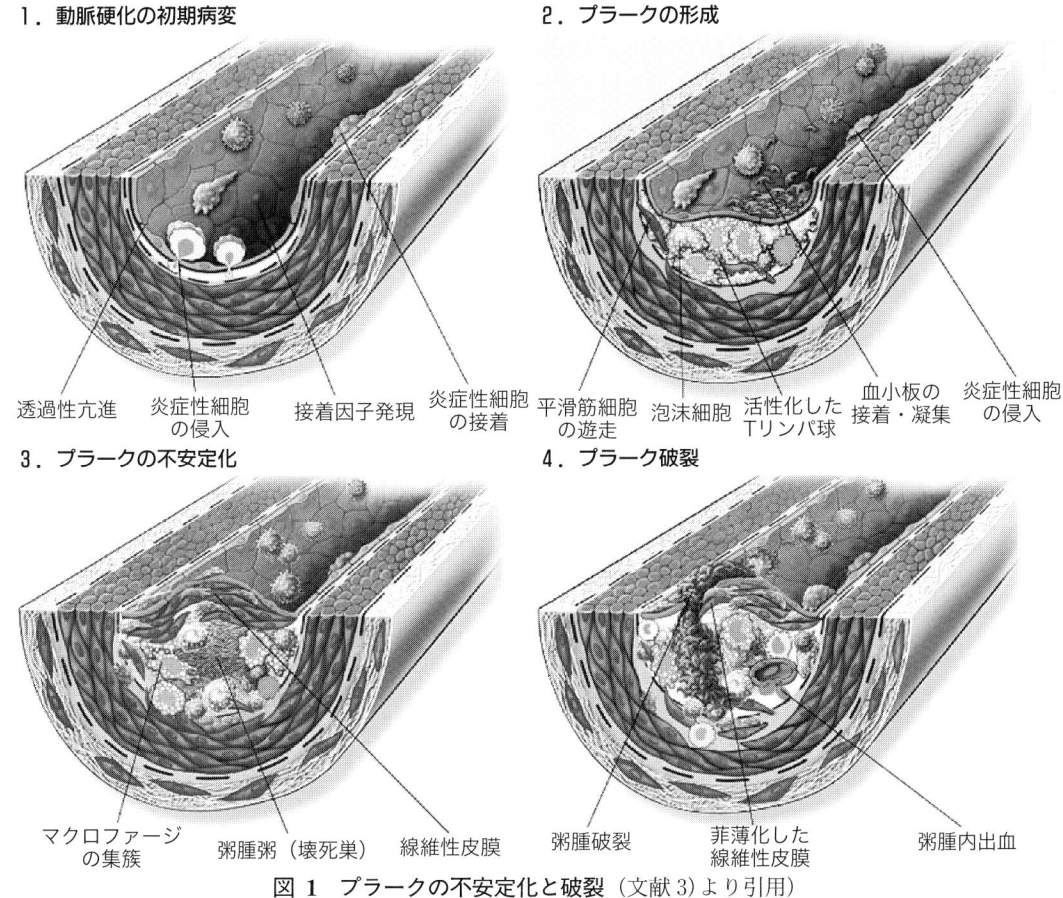

図 1 プラークの不安定化と破裂（文献 3）より引用）
心筋梗塞や不安定狭心症の多くは，不安定化したプラークの破裂を契機として発症する．さらに動脈硬化の進展やプラークの不安定化には炎症機序が重要な役割を演じていることが明らかとなった

られる．プラーク破裂をきたした病変では，マクロファージ，リンパ球など炎症性細胞の浸潤，線維性皮膜の脆弱化をきたすマトリックスメタロプロテナーゼ（matrix metalloproteinase）の発現がみられ，炎症機序がプラークの不安定化に重要な役割を演じている可能性が示されている[5]．

一方，臨床的にも血液中のさまざまな炎症性マーカーと心血管イベントとの関連が検討されている．特に古典的な炎症性マーカーである CRP は，大規模臨床試験を含む数多くの報告がなされ，虚血性心疾患診療における CRP 測定の有用性が広く認められつつある[6]．また，急性冠症候群と CRP の関連を検討した Liuzzo ら[7] は，不安定狭心症例の 65％，梗塞前狭心症を伴う心筋梗塞例の全例に超急性期の CRP 増加（≥ 0.3 mg/l）を認めたが，狭心症の先行を認めない心筋梗塞例の陽性率は 45％であったと報告した．さらに CRP 増加は，入院中に発生した心血管イベントの予測因子であった．その後に行われた数多くの臨床研究においても，ほぼ例外なく，軽度の CRP 増加が心血管イベント発生の予測因子であることが示されている．

急性心筋梗塞では，発症後 6 時間以降に中等度以上の CRP 増加がみられ，これは心筋壊死とその修復に伴う炎症機序の活性化と理解されている．一方，不安定狭心症の多くでみられる軽度の CRP 増加は，冠動脈病変局所で生じた

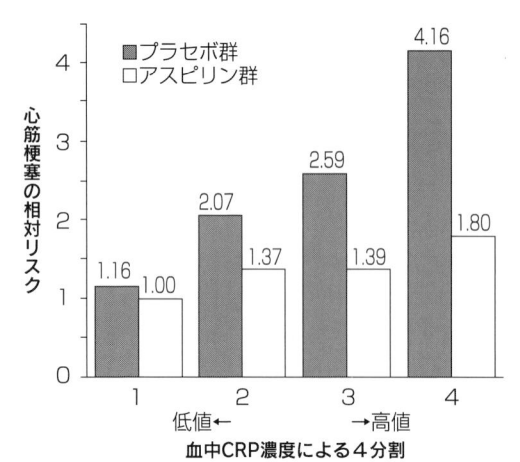

図2 心筋梗塞発症リスクと血中CRP濃度（文献4）より引用）
心血管疾患の既往のない米国人男性医師を対象としたPhysician Health Studyのサブ解析では，追跡開始時のCRP上昇が心筋梗塞発症の予測因子であることが報告されている．また，CRP上昇に伴うリスク増加は，アスピリン非服用群で顕著であった

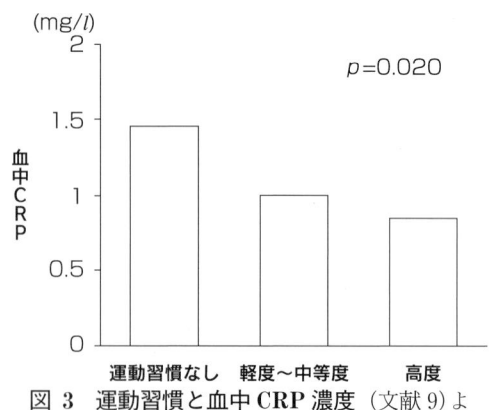

図3 運動習慣と血中CRP濃度（文献9）より引用）
イタリアで行われた研究では，アンケート調査による運動習慣の有無・強度は，CRP値と負の相関を示すことが報告されている

炎症機序の活性化，すなわちプラークの不安定化からその破裂をきたす一連の反応を反映している可能性が示唆されている．さらに最近では，急性冠症候群でみられるような，わずかなCRP増加を検出可能な高感度CRP測定法が臨床応用され，広く普及しつつある．

III．運動習慣と炎症性マーカー

運動不足は虚血性心疾患の重要な危険因子であり，一方，虚血性心疾患の発症には炎症機序が重要な役割を演じることが明らかになってきた．このような背景から，運動不足が炎症機序を介して虚血性心疾患リスクの増加をもたらす可能性が考えられるようになった．現在まで，いくつかの横断研究により運動習慣の頻度・強度と血中CRP濃度との関連が報告されている．

Pitsavosら[8]は，アッティカ研究（ATTICA study：ギリシャ・アテネ周辺に居住する成人男女を対象とした健康栄養調査）の参加者1,856例を対象として，余暇時間の運動習慣と炎症性マーカーとの関連を検討した．過去1年間に週1回以上行った運動習慣についてのアンケート調査を行い，軽度の運動（＜4 kcal/分：ゆっくりと歩行・固定式自転車運動・軽いストレッチ体操など），中等度の運動（4〜7 kcal/分：きびきびと歩行・屋外サイクリング・中等度の水泳など），高度の運動（＞7 kcal/分：坂道をきびきびと歩行・長距離ランニング・自転車レース・激しい水泳など），および運動習慣なし（sedentary）の4群に分類した．そして，その4群を高感度法で測定した血中CRPは，運動習慣なし群1.47±1.4 mg/l（n=1,158），軽度〜中等度運動群1.01±1.5 mg/l（n=299），高度運動群0.91±1.3 mg/l（n=419）であり，運動習慣の強度に伴いCRPの有意な低下がみられ（$p=0.02$），さらに運動強度とCRPの関連は，年齢・性別・危険因子に独立したものであった（$\beta=-0.102$, $p=0.007$）（図3）．

米国の第3次国民健康栄養調査（National Health and Nutrition Examination Survey III, 1988〜1994年）に登録した成人13,748例を対象とした検討では，過去1カ月間にほとんど運動しなかった群を基準としたCRP増加（男女別分布の85パーセンタイル以上）の調整オッ

ズ比は，軽度運動群0.98（95％ CI：0.78〜1.23），中等度運動群0.85（95％CI：0.70〜1.02），高度運動群0.53（95％ CI：0.40〜0.71）と報告されている[10]．

英国地域心臓研究（British Regional Heart Study）[11]では，登録から20年目の調査に参加した60〜79歳の男性3,810例について炎症性マーカーをはじめとした血液検査を実施し，アンケート調査による運動習慣との関連を検討した．スコア化により6群に分類された各群の血中CRP濃度は，運動習慣なし2.29 mg/l，不定期な運動1.80 mg/l，軽度の運動習慣1.73 mg/l，中等度1.68 mg/l，中等度から高度1.43 mg/l，高度1.54 mg/l（$p<0.0001$）であった．また，20年前と今回の運動習慣をその有無（軽度の運動習慣以上：20年前/今回）により分類した各群におけるCRPは，20年前/現在ともになし（運動習慣）－/－群1.73 mg/l，20年前あり/現在なし＋/－群1.73 mg/l，20年前なし/現在あり－/＋群1.57 mg/l，20年前/現在ともにあり＋/＋群1.42 mg/l（注：幾何学的平均，$p<0.001$）であり，過去の運動習慣にかかわらず，現時点で活動的であることが重要と結論している．

エアロビクスセンター長期研究（Aerobics Center Longitudinal Study）[12]では，運動耐容能とCRPとの関連が検討されている．米国テキサス州に在住する成人男性722例（平均年齢約50歳）にトレッドミル検査を実施し，最大負荷時の運動強度（METs）を運動耐容能の指標とした．そして，年齢で調整した運動耐容能で対象を5分割した各群（低い→高い）のCRP濃度（年齢・危険因子・薬物服用などで調整）は，1.82 mg/l，1.07 mg/l，1.03 mg/l，0.79 mg/l，0.70 mg/l（$p<0.001$），CRP増加（≥ 2 mg/l）の調整オッズ比（運動耐容能が最も低い群を基準としたロジスティック回帰分析，運動耐容能低い→高い）は，1.00, 0.43（95％CI：0.22〜0.85），0.33（95％CI：0.17〜0.65），0.23（95％CI：0.12〜0.47），0.17（95％CI：0.08〜0.37）であった．

IV．運動療法による炎症性マーカーの改善

Smithら[13]は，虚血性心疾患の危険因子を有する43例（うち男性18例，平均年齢49歳）を対象とし，運動プログラム前後（6カ月）の炎症性マーカーの変化について検討した．運動プログラム前後のCRP減少は統計学的に有意なものではなかったが（35％減少，4.81±1.09→3.13±0.64 mg/l，$p=0.12$），前値が高いものでは減少率が大きい傾向を認めた．

Espositoら[14]は，合併症のない肥満女性（20〜46歳）を対象とし，無作為に介入群（n=60，10％の減量を目標とした食事指導および運動指導），対照群（n=60）に割付け，2年後の食事内容・体重・炎症性マーカーなどの変化について検討した．そして，介入群（BMI 35±2.3→30±2.1，$p<0.01$），対照群（BMI 34±2.4→34±2.4，$p=0.04$）における高感度法によるCRPの変化は，それぞれ，3.2→2.1 mg/l（$p=0.01$），3.4→3.1 mg/l（$p=0.19$）であり，減量効果（BMI変化）とCRPの減少には有意な相関がみられた（$r=0.41$，$p=0.008$）．

これまで報告されてきた横断研究では，ほぼ例外なく，運動習慣の強度・頻度と血中CRP濃度との負の相関が示されている．一方，運動がCRPに及ぼす影響については，激しい運動直後のCRP上昇など，傷害マーカーとしての意義を示した報告は散見されるものの，疾患リスク減少を意図した長期の運動療法によるCRP低下を明確に示した成績はない．ここに示した2編の報告は，いずれも疾患リスク減少を意図したものであり，運動療法によるCRP低下を示唆するものである．しかし，従来のCRP測定キットを用いたSmithらの検討では，介入による有意なCRP低下はみられておらず，また減

量に伴うCRP低下がみられたEspositoらの報告からは，CRP低下が運動療法によるものか否かについては言及できない．しかし，運動療法の効果の一部が炎症反応の改善を介したものである可能性は高く，研究デザインの工夫，近年，普及しつつある高感度CRPキットの使用などで明確な結論を導くことは比較的容易と思われる．

V．運動でプラークは安定化するのか？

冠動脈閉塞はプラークになんらかの誘因が加わって発生するが，従来，その誘因について大きな関心が寄せられていた．ちなみに激しい運動では，一過性の血圧上昇・カテコールアミン増加・血液凝固系の活性化などがみられることより，運動は冠動脈閉塞の誘因の一つと考えられていた．しかし，重症冠動脈病変例においても運動負荷試験中に心筋梗塞を発症することはむしろまれで，さらにプラーク自体の不安定化がプラーク破裂，すなわち急性冠症候群発症の重要な規定因子であることが明らかとなり[15]，運動を虚血性心疾患の誘因として論じる否定的な意見は影を潜めた．一方，プラーク不安定化における炎症反応の関与，運動による炎症反応改善の可能性などが明らかにされ，プラーク安定化をもたらす介入手段の一つとして運動療法が期待されるようになった．

現時点においては，運動療法によるプラークの安定化や急性冠症候群のリスク低下に関する明確なエビデンスはない．しかしながら，その仮説を支持する基礎的・臨床的報告は数多くなされており，心臓リハビリテーションに関する臨床データの蓄積により，運動療法による急性冠症候群の予防が実証されるものと期待される．

文献

1) Jolliffe JA, Rees K, Taylor RS, et al: Exercise-based rehabilitation for coronary heart disease. *Cochrane Database Syst Rev*: CD 001800, 2000
2) Fuster V: Lewis A Conner Memorial Lecture. Mechanisms leading to myocardial infarction: insights from studies of vascular biology. *Circulation* **90**: 2126-2146, 1994
3) Ross R: Atherosclerosis-an inflammatory disease. *N Engl J Med* **340**: 115-126, 1999
4) Rider PM, Cushman M, Stampfer MJ, et al: Inflammation, asprin, and the risk of cardiovascular disease in apparently healthy men. *N Engl J Med* **336**: 973-979, 1997
5) Libby P: Current concepts of the pathogenesis of the acute coronary syndromes. *Circulation* **104**: 365-372, 2001
6) Blake GJ, Ridker PM: Inflammatory biomarkers and cardiovascular risk prediction. *J Intern Med* **252**: 283-294, 2002
7) Liuzzo G, Biasucci LM, Gallimore JR, et al: The prognostic value of C-reactive protein and serum amyloid a protein in severe unstable angina. *N Engl J Med* **331**: 417-424, 1994
8) Pitsavos C, Chrysohoou C, Panagiotakos DB, et al: Association of leisure-time physical activity on inflammation markers (C-reactive protein, white cell blood count, serum amyloid A, and fibrinogen) in healthy subjects (from the ATTICA study). *Am J Cardiol* **91**: 368-370, 2003
9) Pitavos C, Chrysohoou C, Panagiotakos DB, et al: Association of leisure-time physical active on inflammation makers (C-reactive protein, white cell blood count, serum amyloid A, and fibrinogen) in healthy subjects (from the ATTICA study). *Am J Cardial* **91**: 368-370, 2003
10) Ford ES: Does exercise reduce inflammation? Physical activity and C-reactive protein among US adults. *Epidemiology* **13**: 561-568, 2002
11) Wannamethee SG, Lowe GD, Whincup PH, et al: Physical activity and hemostatic and inflammatory variables in elderly men. *Circulation* **105**: 1785-1790, 2002
12) Church TS, Barlow CE, Earnest CP, et al: Associations between cardiorespiratory fitness and C-reactive protein in men. *Arterioscler Thromb Vasc Biol* **22**: 1869-1876, 2002
13) Smith JK, Dykes R, Douglas JE, et al: Long-term exercise and atherogenic activ-

ity of blood mononuclear cells in persons at risk of developing ischemic heart disease. *JAMA* **281**：1722-1727, 1999
14) Esposito K, Pontillo A, Di Palo C, et al：Effect of weight loss and lifestyle changes on vascular inflammatory markers in obese women：a randomized trial. *JAMA* **289**：1799-1804, 2003
15) Falk E：Why do plaques rupture? *Circulation* **86**：III 30-42, 1992

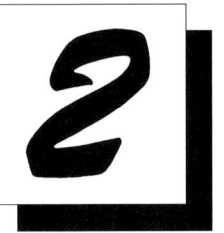

2 メタボリック症候群からみた二次予防

木村 穣*

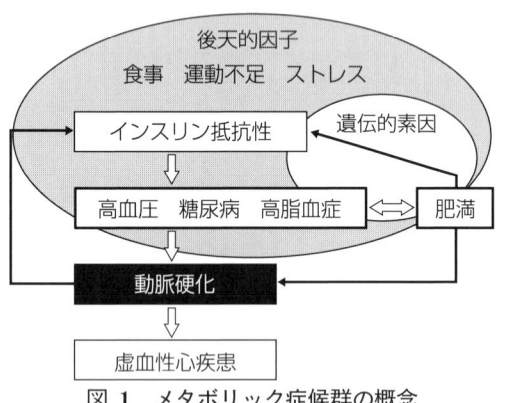

◆ Key Questions ◆
1. メタボリック症候群の概念
2. メタボリック症候群の病態とは
3. メタボリック症候群の具体的介入法

I. はじめに

メタボリック症候群とは、従来シンドロームX、死の四重奏、インスリン抵抗性症候群、内臓脂肪症候群など、その病態を表す呼称で呼ばれてきたが、実際の病態は耐糖能異常・高脂血症・高血圧などが重複した病態であり、マルチプルリスクファクター症候群とも呼ばれてきた。しかし、その最も上流に位置する病態はインスリン抵抗性を基盤とするさまざまな代謝系異常の集積であることより国際的に呼称の統合が進み、現在のメタボリック症候群に至っている[1]。一方、循環器リハビリテーションは二次予防から考えると、いかに動脈硬化の伸展を防ぐか、ということであり、このメタボリック症候群を理解し、単独の疾患や病態に捉われず複合的に危険因子を捉え、総合的な治療戦略を組み立てることが、循環器リハビリテーションの今後の方向を考えるうえで重要になると思われる。本稿ではメタボリック症候群の概念、個々の病態との相互関係につき理学療法、運動療法との関連を中心に解説する。

* Yutaka KIMURA/関西医科大学心臓血管病センター

図1 メタボリック症候群の概念

II. メタボリック症候群の概念

メタボリック症候群を単純に疾患として表現すると、図1のようにインスリン抵抗性を基本とし、このインスリン抵抗性の生体における疾患としての表現型が高血圧・糖尿病・高脂血症であり、その結果、発現するのが動脈硬化となる[2]。このインスリン抵抗性の原因として、遺伝的素因とともに食事・運動不足および、これらの生活習慣に基づく肥満が大きく関与している[3]。同時にこの動脈硬化は、臓器障害を通じて高血圧・糖尿病・高脂血症、そしてインスリン抵抗性を助長させていく動脈硬化促進ループを形成していく。したがって、これらの危険因子

レプチン受容体（Ob-R）

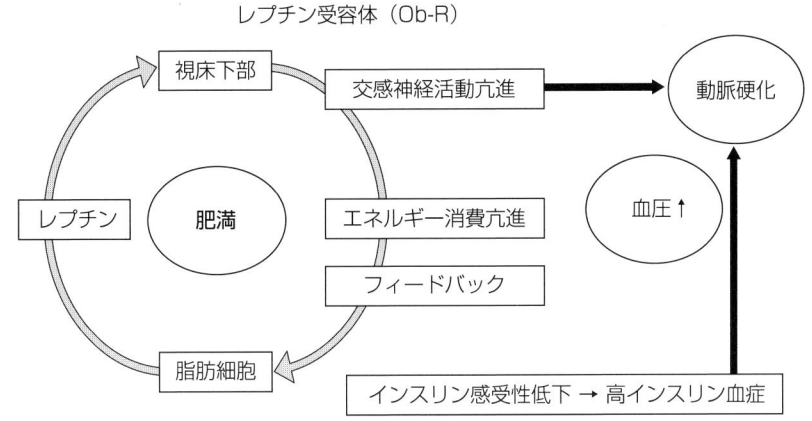

図2 肥満を中心としたメタボリック症候群の概念

が重複することにより，単純な因子の加算ではなく相乗的に動脈硬化が加速され，冠動脈疾患などの発症リスクが高くなることが理論的にも十分予測され[4]，また大規模臨床研究による疫学調査においても確認されている[5]．また逆に，単独の疾患・病態に捉われることなく，その上流に位置するインスリン抵抗性，生活習慣への介入は動脈硬化，循環器疾患の治療・予防戦略上，非常に大きな効果を発揮できると考えられる．

これらの概念は，シンドロームX，死の四重奏，インスリン抵抗性症候群などとも称され，いずれもインスリン抵抗性を基礎とした疾患を表している．また肥満，特に内臓脂肪における脂肪細胞から分泌されるサイトカインによるインスリン抵抗性を強調して内臓脂肪症候群と表現されることもある．最近では，インスリン抵抗性による動脈硬化の機序が，分子・代謝レベルで解明されてきたため，メタボリック症候群と称されるようになってきている．特に日本人を含む東洋人種は，インスリン抵抗性が高いことが報告されており，本邦における動脈硬化疾患の治療上で非常に重要な病態と考えられる[6]．

III．メタボリック症候群の病態

高血圧・糖尿病・高脂血症，3つの疾患はもちろんおのおのの発症の原因として遺伝的素因も存在するが，程度の差はあれインスリン抵抗性の関与は小さくないと考えられ，インスリン抵抗性とこれら疾患の関連につき概説する．

インスリン抵抗性により出現する1つの病態は，インスリンの機能低下により血糖を下げる能力が低下し，その結果，血糖の上昇を抑えるために過剰なインスリン分泌を余儀なくされた高（過剰）インスリン状態である．この過剰なインスリンは，本来の血糖調節としては有用であるが，それ以外に血管内皮細胞・血管平滑筋・腎臓へと作用し，血管内皮細胞でのNO産生，血管平滑筋増殖，腎臓でNa再吸収に関与し高血圧へと導く（図2）．また，インスリン抵抗性のもう一つの標的臓器は脂肪細胞および肝臓であり，中性脂肪・遊離脂肪酸の増加・総コレステロール・LDLコレステロールの増加をきたし，高脂血症となる[7]．最終的にインスリン抵抗性が高度になってくると，インスリン本来の目的である血糖コントロール機能の低下をきたし，血糖上昇をもたらす．この状態ではインスリンが存在するにもかかわらず血糖値は高くなる（II型糖尿病）．

肥満は前述のインスリン抵抗性に大いに関与

```
インスリン抵抗性                          肥満
      ↓                                  ↓
    血糖上昇
      ↓
インスリン分泌増加 = 高インスリン血症 ┄┄┄┄┄┄┄ レプチン
      ↓                                サイトカイン
血管内皮・血管平滑筋・腎臓（尿細管）          ↓
┌─────────────────────────────┬─────────────┐
│NO産生低下・Na-Hポンプ機能亢進・Na再吸収亢進│交感神経機能亢進│
└─────────────────────────────┴─────────────┘
      ↓
末梢血管抵抗増加・体液量増加・心拍出量増加
      ↓                    ↓
┌─────────┐       ┌─────────────────┐
│  高血圧  │       │ 糖尿病  ・  高脂血症 │
└─────────┘       └─────────────────┘
      ↓         ↓
      動脈硬化
```

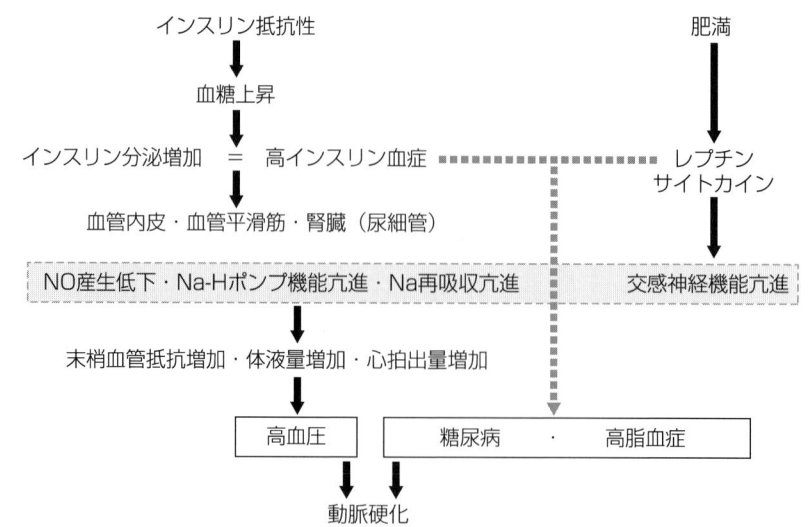

図 3　肥満におけるインスリンを介した動脈硬化
レプチン：脂肪細胞より分泌されるサイトカイン

するが，同時にレプチンやアディポネクチンなどのサイトカインを介して動脈硬化を促進させる（図3）．

IV．虚血性心疾患における二次予防（の意味）

　虚血性心疾患患者における再発のリスクは，非罹患者に比べ高率であり，また再発による心機能の低下は避けがたく，当然，重症心不全をきたすことが多く，治療にかかる医療費の増大や，また予後にも大きく影響する．したがって，初回虚血性心疾患患者の再発予防は患者のQOLのみならず，医療費の面においても非常に重要である．本項における二次予防とは，狭心症・心筋梗塞の再発予防およびその合併症の予防も含んだ広い意味での再発予防と考え，最近よく使われる二次，三次予防の概念を合わせもった医療とする．ここで再発予防を考える時，リスクに応じた二次予防のストラテジーを組み立てていくことである．したがって，リスクの的確な評価とその程度に応じた実現可能な二次予防が必要となってくる．本項では運動を中心に述べるが，心臓リハビリテーションの基本は包括的リハビリテーションと称され，それぞれのリスクに応じた，個人に即したリハビリテーションプログラムの提供が重要である[8]．

V．メタボリック症候群の介入方法

　メタボリック症候群の具体的な病態としては，生活習慣病が主となる．同時にその生活習慣病の原因となる生活習慣そのものも，メタボリック症候群として重要である．したがって，本項では生活習慣病への介入方法と同時に，生活習慣そのものへの介入方法についても，筆者らの施設での検討を中心に述べてみる[9]．また，高脂血症についてはスタチンを中心とする大規模臨床介入試験によるエビデンスが充実しつつあり[10]，薬物療法による作用機序を把握したうえで，運動の併用による追加，相乗効果として運動療法を用いることが可能になると思われる．

1．高血圧

　高血圧の診断が臨床的になされている場合，二次予防としてまず現状の血圧が適切な血圧値まで降圧されていることが重要である．高血圧

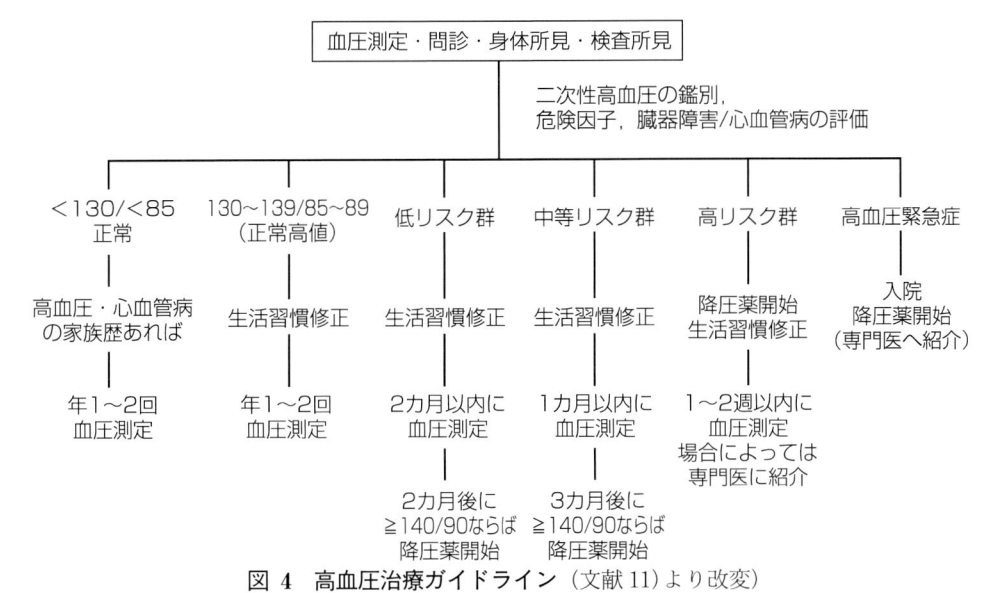

```
                    血圧測定・問診・身体所見・検査所見
                                  |
                         二次性高血圧の鑑別，
                         危険因子，臓器障害/心血管病の評価
    ┌──────────┬──────────┬──────────┬──────────┬──────────┬──────────┐
  <130/<85   130～139/85～89  低リスク群   中等リスク群   高リスク群   高血圧緊急症
   正常      （正常高値）
    |           |            |            |            |            |
 高血圧・心血管病  生活習慣修正    生活習慣修正    生活習慣修正    降圧薬開始      入院
 の家族歴あれば                                            生活習慣修正    降圧薬開始
    |           |            |            |            |         （専門医へ紹介）
 年1～2回     年1～2回      2カ月以内に    1カ月以内に    1～2週以内に
 血圧測定     血圧測定      血圧測定      血圧測定      血圧測定
                                                      場合によっては
                                                      専門医に紹介
                           2カ月後に      3カ月後に
                           ≧140/90ならば  ≧140/90ならば
                           降圧薬開始     降圧薬開始
```

図 4　高血圧治療ガイドライン（文献 11）より改変）
血圧値，糖尿病とその他の危険因子の有無により低・中・高リスクの 3 群に分類し，治療方針を決定する

治療における降圧療法のストラテジー（計画）は，一般的に安静時の血圧値および高血圧による臓器障害の程度，他の合併症の有無により，薬物療法・食事療法・運動療法の選択が決められてくる（図4）[11]．ここで重要なのは，循環器リハビリテーションとしての運動療法をいつ，どの段階で介入させるかである．

基本的に，高血圧による臓器障害が少なく，また安静時の血圧値が中等症以下である場合，運動療法は他の非薬物療法とともに第一選択として選ばれる．一方，食事や禁煙，アルコール，ストレスコントロールなど運動を用いない介入の場合，基本的に適応の禁忌は少ない．しかし運動の場合，積極的な運動療法により介入を試みる場合は，心電図による心筋虚血の判定や不整脈の有無の確認は必須とし[12]，その他運動時の血圧も重要な評価指標となる．すなわち，安静時血圧が軽症であっても，軽度の労作・運動負荷により著明な血圧上昇を認めることがあり注意を要する．運動時には心拍出量の増加に伴うより多くの循環血液量の維持が必要であり，そのため安静時より血管抵抗は増加し，その結果，血圧値は安静時に比し増加する．しかし，その血管抵抗が過剰に反応すると，運動時の過剰な血圧上昇となり，心負荷を増すばかりでなく，末梢循環の悪化，動脈壁ストレスの増加による動脈硬化の促進も危惧される．したがって，軽症高血圧であっても処方する運動強度以上の運動負荷試験を施行し，運動中の過剰な血圧上昇の有無について確認しておく必要がある[13]．

運動時の過剰な血圧上昇を認める場合，初期の運動処方強度を乳酸や呼気ガスで求めた運動強度ではなく，運動時の血圧で設定することも必要である．一般に運動時の血圧は 180～200 mmHg 以下が適切とされており，筆者らの施設においても運動中の血圧を測定し，収縮期血圧が 180 mmHg 以上の場合，運動強度の軽減を指示している．その後，運動療法により運動時の血圧が安定したり，運動耐容能が増加した段階で，再度呼気ガス分析などにより指摘運動強度の設定をするようにしている．筆者らのトノメトリー法による運動時収縮期血圧値のスペクトル解析での運動時自律神経機能評価では，高血圧例では運動時の過剰な血管作動性交感神経刺

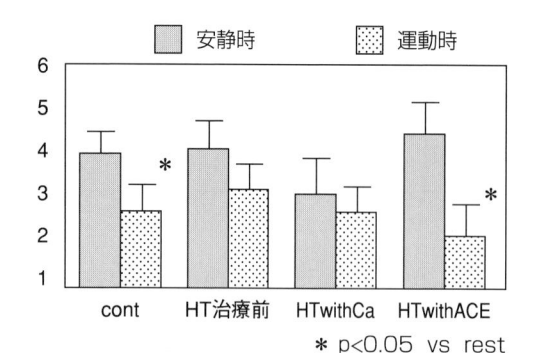

図5 有酸素レベルでの運動負荷時の血管作動性交感神経機能（Bps-LF/HF）
cont：正常血圧群，HT：高血圧，HTwithCa：持続性ニフェジピン投与例，HTwithACE：アンギオテンシン変換酵素阻害薬投与例
正常血圧およびACE阻害薬では，運動時の血管作動性交感神経機能が有意に低下する

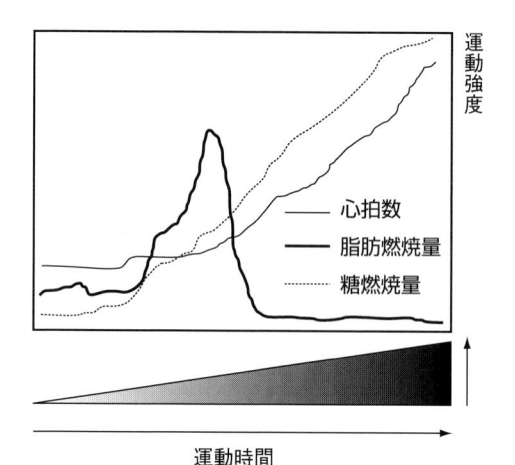

図6 運動負荷時のエネルギー動態
脂肪燃焼は運動強度が増加するにつれて増加するが，有酸素レベルを超えると減少する．一方，糖燃焼運動強度とともに増加する

激が存在する可能性があり，薬物療法との併用も重要である．しかしこの場合，Ca拮抗剤は運動時の血管作動性交感神経機能を過剰に上昇させる可能性があり注意が必要である．一方，アンギオテンシン変換酵素（ACE）阻害薬は運動時の過剰な交感神経機能の亢進を認めず，自律神経機能からみた運動療法との併用の有用性が期待されている（図5）．最近，大規模臨床試験の結果が蓄積されつつあるアンギオテンシンレセプター阻害薬（ARB）についても，ACE阻害薬と同様の効果が期待でき，今後のエビデンスによっては高血圧を合併する運動療法において，より積極的な適応が認められる可能性が考えられる．

2．高脂血症

運動による高脂血症改善の機序として，HDLコレステロールの増加，リポ蛋白リパーゼ（LPL：lipoprotein lipase）活性の増加，インスリン作用の増強，超低比重リポ蛋白（VLDL：very low-density lipoprotein）の異化の亢進，運動時のエネルギー消費としての脂肪燃焼，血清中性脂肪の低下などが考えられている[14]．

運動処方の中で，最も重要な指標は運動強度である．特に高脂血症の場合，運動時の脂肪燃焼を重要視する必要があり，その強度の設定は重要である．運動時の脂肪燃焼として呼気ガス中の酸素，二酸化炭素濃度よりエネルギー消費を算出するインダイレクトカロリメトリー（IDC）を用いた検討では，通常，無酸素運動閾値（AT：anaerobic threshold）レベルにおいて脂質酸化が最も高く，脂肪燃焼を考慮した運動強度の設定にIDCは有用と考えられる（図6）[15]．

同様に運動時間についても脂肪燃焼を考慮する必要がある．一般に運動開始後，15～20分後から脂肪燃焼は大きくなるといわれており，1回の運動時間は最低15分以上持続した運動が必要と考えられる．しかし最近では，運動時間は1回の運動時間より，むしろトータルの運動時間を重要視する考え方にあり，あまり運動時間にこだわる必要はないと思われる[16]．運動の持続時間にこだわりすぎて，むしろ短時間の運動時間を逸しているほうが問題と思われる．

また，栄養指導との連携が重要であることはいうまでもない．この場合，運動の時間・食事の時間とのバランスも重要である．一般に食事直後の運動は，腸管の運動を妨げ体内カテコー

ルアミンの動員も多くなるといわれ，その結果，脂質燃焼も低下すると考えられている．なお，過度の食事制限は運動時のエネルギー供給を妨げ，肝機能障害などを引き起こすことがあり，運動量に見合った食事・栄養指導が重要である[15]．

ところで高脂血症，特にLDLコレステロールのコントロールにおいて，残念ながら運動は必ずしも効果的でない場合もある．特に中性脂肪のあまり高値でない例，すなわちIIa型高脂血症，家族性高脂血症やLDL受容体の機能が低い例では，肝臓でのLDLコレステロールの取り込みが制限されているため血中LDLコレステロールが上昇するが，この場合，食事や運動にはLDL受容体の機能を増加させる作用は少なく，運動療法によるLDLコレステロールのコントロールは困難と考えられる．しかし，現在臨床的に最も汎用されているHMG-CoA還元酵素阻害薬は，このLDL受容体を増加させLDLコレステロールを減少させることが可能であり，少なくともこのような例においては積極的な薬物療法の適応が望まれる[17]．もちろん運動療法によるLPL活性の増加による高脂血症改善の効果は十分期待でき，両者の併用が理想と考えられる．

3．インスリン抵抗性

運動療法によるインスリン抵抗性の改善は多くの報告がなされており，心臓リハビリテーションにおける運動療法の有用性の大きな根拠になり得ると考えられている[18]．このインスリン抵抗性改善の機序として，従来の持久的有酸素運動による末梢筋組織におけるタイプII線維の増加，毛細血管床の増加による末梢循環血液量の増加などがあげられている．同時に筋組織自体の増加もインスリン抵抗性の改善に関与している可能性が考えられている．したがって，筋組織の増加を期待するレジスタンストレーニングも，特にインスリン抵抗性の改善の面からは重要である．この効果は，たとえ運動機能が十分でない脳卒中患者でも認められており，心疾患を合併する脳卒中患者などに対する新しいリハビリテーションの方向として，今後の研究が期待される．

インスリン抵抗性は，最近チアゾリジン誘導体による改善が報告され，臨床においてもよく用いられるようになってきた．しかし，心機能低下例などにおいては服用により心不全を招くことがあり，その使用には十分注意が必要である．同時に，このチアゾリジン誘導体の効果は，肥満や高インスリンの例で高い有効性が報告されている．一方，これら肥満例や高インスリン例に対する運動の効果はすでに報告されており[19]，チアゾリジン誘導体と運動療法の組み合わせは，今後のインスリン抵抗性に対するより有効な治療法として重要と考えられる．

インスリン抵抗性は，I型糖尿病におけるインスリン抵抗性においても重要である．すなわち運動療法により血糖コントロールに必要なインスリン量の減量が可能になることはよく知られており，運動療法はI型糖尿病においても重要である．

4．耐糖能異常，糖尿病

上記インスリン抵抗性の改善の面からも，糖尿病における運動療法は重要である．同時に糖尿病の運動療法は，糖尿病の合併症予防の面からもその有用性のエビデンスが確認されており，適切な運動療法は非常に有効である．

5．肥　満

肥満は上記インスリン抵抗性を増大させるのみではなく，高血圧・高脂血症の原因となりメタボリック症候群のより上流に位置する危険因子である．したがって，そのコントロールが最も重要かつ有用な二次予防の手段と考えられる（図7）．

一般に肥満治療においては，食事と運動によ

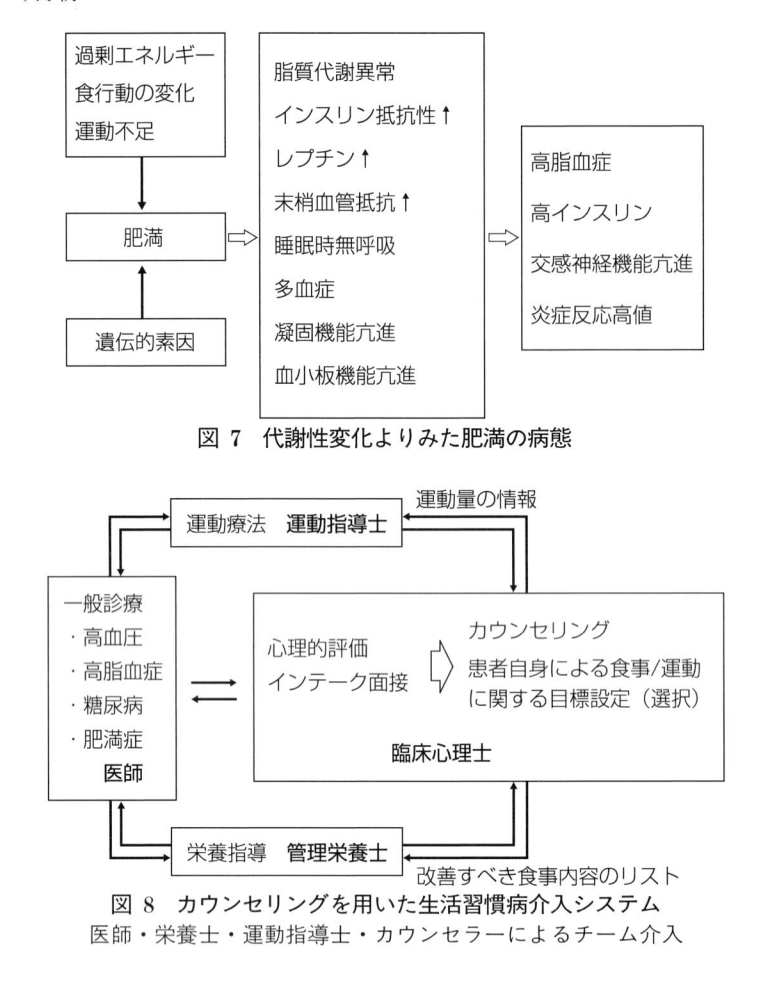

図7 代謝性変化よりみた肥満の病態

図8 カウンセリングを用いた生活習慣病介入システム
医師・栄養士・運動指導士・カウンセラーによるチーム介入

る摂取エネルギー, 消費エネルギーの両面の介入が重要である. しかし, それ以上に重要なことは, この行動介入のレールにいかに患者を乗せるかである. すなわち教育によりこれらの行動介入が重要なことが理解できたとしても, 実際の結果として食事や運動の行動改善を伴うとは限らず, むしろ介入者による叱責や患者自身の挫折感による介入の逆効果もよくみられる. そこで筆者らの施設では, 栄養士や運動指導士の介入とともに, 心理カウンセラーによる患者自身の生活習慣に対する認識を高める認知行動療法の手法を用い, 従来の食事・運動療法に比し有意な減量効果を認めている (図8)[20]. 患者自身に問題点や解決法を認識させ, 行動に向かわせる方法は個別指導が必要になり, かつ細かなカウンセリングの時間・要員を必要とするが, 非常に効果のある肥満介入と考えられる. 特に性格特性や対人交流パターンにおいて, 依存度や不安傾向の強い例では, このカウンセリングによる認知行動療法の技法は有用と思われる. また, 肥満以外のメタボリック症候群の生活習慣や危険因子の改善への介入手段として有効と考えられ, 今後の系統的な手法の確立が望まれる.

VI. おわりに

メタボリック症候群からみた二次予防として, その病態に基づきおのおのの介入方法を解説した. これらの危険因子は, 決して独立した

個別の病態ではなく，おのおの密接に関連した病態であり，個々の危険因子，病態に捉われることなく，総合的に介入していくことが重要である．また，これらの介入は医師や特定の職種のコメディカルのみで対応できるものではなく，各コメディカルの特徴を活かしたさまざまな介入により，より大きな効果を得ることができる．したがって，そのためには各コメディカルの分担と責任を明確に，かつ互いの情報を共有することが最も重要となってくる．これら二次予防のシステムについては次項に譲るとして，今後，各領域での介入がいかに有機的に連携し，かつ本邦の健康保険制度上（保険適用外も含め）で施行させていくかが大きな課題と考えられる．

文　献

1) Lakka HM, Laaksone DE, Lakka TA, et al：The metabolic syndrome and total and cardiovascular disease mortality in middle-aged men．*JAMA* **288**：2709-2716, 2002
2) Reaven GM：Role of insulin resistance in human disease．*Diabetes* **37**：1595-1607, 1988
3) Fujimoto WY, Bergstrom RW, Leonetti DL, et al：Metabolic and adipose risk factors for NIDDM and coronary disease in third-generation Japanese-American men and women with impaired glucose tolerance．*Diabetologia* **37**：524-532, 1994
4) Simomura I, Hammer RF, Richardson JA, et al：Insulin resistance and diabetes mellitus in transgenic mice expressing nuclear SREBP-1c in adipose tissue：model for congenital generalized lipodystrophy．*Genes Dev* **12**：3182-3194, 1998
5) Kannel WB, Castelli WP, Gordon T：Cholesterol in the prediction of atherosclerotic disease. New perspectives based on the Framingham study．*Ann Intern Med* **90**：85-91, 1979
6) Whincup PH, Gilg JA, Papacosta O, et al：Early evidence of ethnic differences in cardiovascular risk：cross sectional comparison of British South Asian and white children．*BMJ* **324**：635, 2002
7) 及川慎一：インスリン抵抗性と高脂血症．臨床医 **24**：102-104, 1998
8) 木村　穣：心筋梗塞予防の基本計画―ライフスタイル：運動療法．綜合臨牀 **52**：1475-1480, 2003
9) 木村　穣：身体活動と生活習慣病．日本臨牀 **58**：226-228, 2000
10) Law MR, Wald NJ, Rudnicka AR：Quantifying effect of statins on low density lipoprotein cholesterol, ischaemic heart disease, and stroke：systematic review and meta-analysis．*BMJ* **326**：1423, 2003
11) 日本高血圧学会（編）：高血圧治療ガイドライン 2000 年度版，2000
12) 木村　穣：生活習慣病としての心血管疾患者の運動療法．CLINICIAN **47**：81-86, 2000
13) 木村　穣：高血圧運動療法．日本臨牀 **58**：56-59, 2000
14) Hong Y, Rice T, Despres JP, et al：Evidence of a major locus for lipoprotein lipase (LPL) activity in addition to a pleiotropic locus for both LPL and fasting insulin：results from the HERITAGE Family Study．*Atherosclerosis* **144**：393-401, 1999
15) 木村　穣：高脂血症の実際．臨床スポーツ医学 **20**：448-453, 2003
16) Lee IM, Sesso HD, Paffenbarger RS Jr：Physical activity and coronary heart disease risk in men：does the duration of exercise episodes predict risk? *Circulation* **102**：981-986, 2000
17) Liao JK：Role of statin pleiotropism in acute coronary syndromes and stroke．*Int J Clin Pract Suppl* **134**：51-57, 2003
18) Milani RV, Lavie CJ：Prevalence and profile of metabolic syndrome in patients following acute coronary events and effects of therapeutic lifestyle change with cardiac rehabilitation．*Am J Cardiol* **92**：50-54. 2003
19) Satoh N, Ogawa Y, Usui T, et al：Antiatherogenic effect of pioglitazone in type 2 diabetic patients, irrespective of the responsiveness to its antidiabetic effect．*Diabets Care* **26**：2493-2497, 2003
20) 馬場天信，木村　穣，佐藤　豪：運動療法におけるカウンセリング介入システムの試み．臨床運動療法研究会誌 **3**：23-29, 2001

3 システムからみた二次予防

牧田　茂*

◆ Key Questions ◆
1. わが国の心臓リハビリテーションはどの程度普及しているか
2. ドイツの心臓リハビリテーションはどのようなシステムで行われているか
3. NPOとは何か
4. 維持期心臓リハビリテーションを普及させるためにはどうしたらよいか

I. はじめに

わが国では，虚血性心疾患に対する心臓リハビリテーション（以下，心リハ）はその重要性が認識されているにもかかわらず，急性期における病院内での心リハに限られ，特に回復期・維持期患者に積極的に実施している施設は少ない．後藤ら[1]は，日本における急性心筋梗塞後患者の回復期心リハ参加率が，保険診療算定のための施設基準を満たしている病院では34.7%であるのに対し，満たしていない病院でのそれは8.0%と極端に少ない事実を報告している．そして，わが国における心筋梗塞後患者の回復期心リハ参加率を4.8～11.7%と算出している．このように心筋梗塞発症後または冠動脈バイパス術後の心リハ開始から150日間は，心大血管疾患リハビリテーション料として保険算定が可能であるにもかかわらず，施設基準の制限のため普及が遅れており，さらに150日以降の維持期における運動療法への保険診療が認められないため，長期にわたる運動療法を継続するための受け入れ施設も乏しいのが現状である．

一方，虚血性心疾患の死亡率がわが国より約5倍高いドイツでは[2]，心リハが急性期から維持期にかけて継続的に行われるシステムが整備されており，特に維持期のリハビリテーションは地域にあるスポーツクラブ（Sportverein）を中心に実践されている．本項ではドイツでの先進的な心リハシステムを紹介し，今後わが国での実施可能性について検討したい．

II. ドイツにおける心臓リハビリテーション

ドイツの心リハは，急性期（第1相）は救急病院で離床訓練を中心としたリハが1～2週間行われ，その後の回復期（第2相）リハは約3週間行われる．この期間は，大都市郊外の風光明媚なところにあるリハビリ専門病院（Rehabilitationsklinik）またはクア病院（Kurklinik）で滞在型の心リハを行うか，開業医や他の病院で外来通院型もしくは部分入院型のリハを選択するようになっている．クア（Kur）は，療養とか療治という意味で，温泉地には必ずといっていいほどKurhaur（保養所）やKurklinik（療養者対象の病院・療養所）が建てられている．また，わが国でよく知られているKlinik Hoehenriedはミュンヘン郊外に建てられ，シュタルンベル

---

* Shigeru MAKITA/埼玉医科大学リハビリテーション科

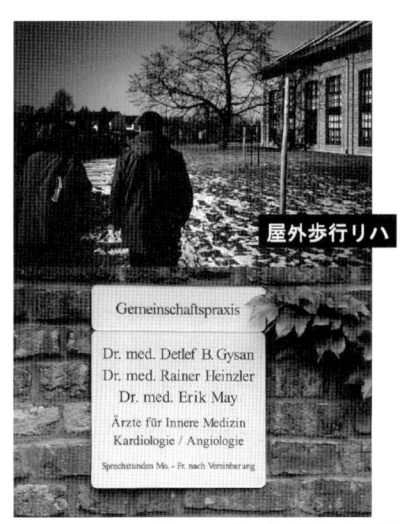

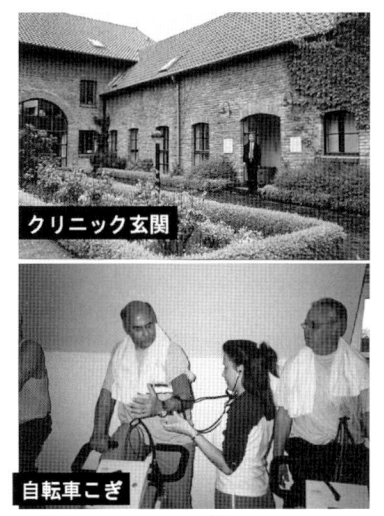

図 1 外来通院型回復期リハビリテーションの例
ケルンにある循環器専門クリニックでの心リハの風景

グ湖畔にある循環器専門の回復期リハ病院である．ドイツでは歴史的に滞在型リハが先行しており，外来通院型はまだ十分普及するに至ってはいないため，ほとんどの患者は滞在型リハを好んでいるのが現状である．しかし，コストの面から今後は徐々に外来通院型に移行していくように思われる（図1）．リハ専門病院に限らず，心リハに携わるスタッフは，医師・看護師・理学療法士・栄養士・運動指導員など多くの専門職種によりリハチームが構成されている．心リハにかかわる医療費は，公的保険や私的保険にかかわらず保険会社の指示のうえ支払われる．
さらに回復期に続く維持期（第3相）は，住居地に戻り ambulante Herzgruppe（AHG：outpatient heart group）と呼ばれるスポーツを中心とした運動療法グループに参加して地域リハを行う．このグループでの活動は患者が望めば一生涯継続できることになっている．このようにドイツでは，心筋梗塞発症もしくは心臓手術後の急性期から維持期まで切れ目のない心リハを行うことができるシステムが構築されている．

III. 維持期（第3相）リハビリテーション

AHG は，1965年に南ドイツの Schorndorf という小さな村においてその原型ができあがり，70年代はじめ Hamburger Model が注目されて以来，各地で地域リハモデルが盛んにつくられ，1977年には77グループ，1987年は1,563グループとうなぎのぼりにその数を増やしていき[3]，2000年には全国で5,434グループを数えるまでになっている（図2）．グループを運営している母体の多くはスポーツクラブである．ドイツのスポーツクラブは，日本の民間商業施設のクラブとはまったく違い，非営利を目的とする団体である．ドイツでは，スポーツクラブ名の終わりに e. V.（eingetragener Verein）という単語がついているが，これは登記されたつまり法律的に認められた団体であることを意味している．日本でいえば NPO（non-profit organization：非営利団体）法人にあたる．したがって，ドイツのスポーツクラブは地域住民のための営利を目的としない広義の公益法人といえる．
また AHG は保険給付の対象となっており，

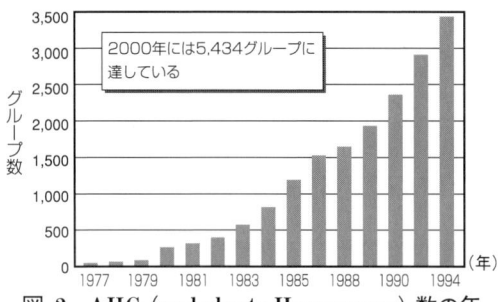

図2 AHG (ambulante Herzgruppe) 数の年次推移

(吹き出し: 2000年には5,434グループに達している)

図3 スポーツクラブ DAKSE 97 の定款が記載されているパンフレット

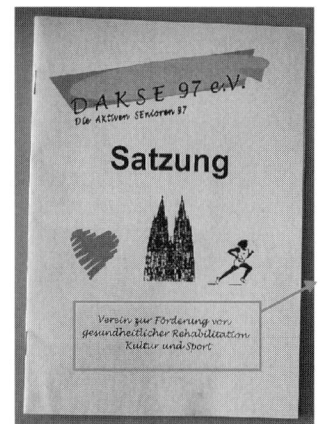

(注記: クラブの目的 / 健康維持・増進のリハビリテーション, 文化, スポーツ振興を目的とする)

Landessportbund（州スポーツ連盟：日本では体育協会に相当する）からも補助金が下りる．ちなみに1グループ当たり10〜20名の患者が参加しており，主治医から運動療法の許可と運動処方箋が出されている．また，1グループに1人の運動指導員（Sportlehrer または Uebungsleiter）が担当している．彼らは，心疾患患者に対するリハビリテーションの専門的教育を受け資格を有している．ケルンにあるドイツ体育大学（Deutsche Sporthochschule）には，そのための養成コースがあり，これら指導員の重要な養成機関となっている．ドイツ体育大学では，Diplomsportlehrer と呼ばれる体育教師の資格を取得するに際し，基礎科目終了後，競技スポーツや社会体育の指導者を目指すコースか，または障害者スポーツやリハビリテーションスポーツを目指すコースを選択することができる．心臓病患者の運動指導はこのうち後者のコースを選択し卒業したものに資格が与えられる．また，Sportlehrer のほかには先に述べたごとく，Uebungleiter として運動指導を行う道もあり，その場合は州スポーツ連盟が定めた320時間にわたる講義と実習を受けた後に資格が与えられるが，さらに2年ごとの再講習が義務づけられている．また AHG は，数グループに1人の医師が監視にあたっており，スポーツ医資格のある医師がその役を負うことが多い[3]．そして，AHG を含めドイツ全体の心リハを統括している全国組織が DGPR e.V.（Deutsche Gesellschaft fuer Praevention und Rehabilitation）と呼ばれる協会である．協会から AHG の所在地と連絡先および運動指導員の名前を記した冊子が発行されており，紹介する医師や患者はこの冊子を参考にして AHG とコンタクトをとることができる．毎年，医師会員そして2年に1回全会員参加による協会主催の学術集会が開催されている．

IV. DAKSE 97 (Die AKtiven SEnioren 97) e.V. について

ケルンに活動拠点のあるこのスポーツクラブは1997年に設立された．Akitiven Senioren とはアクティブシニアという意味である．1970年代からケルンの多くの AHG は，ケルン市が設立母体となり活動しており，Sport-und Baederamt という部門が管轄にあたり，患者の受け入れ，施設の確保や，監視の医師の割り当てなどを行っていた．しかし，次第に経済的に行き詰まりをみせ，市はやむなくこの事業から撤退したのであるが，患者側の強い存続要望のため市から独立する形で参加者自らこのクラブを設立したいきさつがある．クラブの定款にあるように活動の目的は，心臓病患者の生涯にわたる運動療法を支えることである．定款の表紙には，

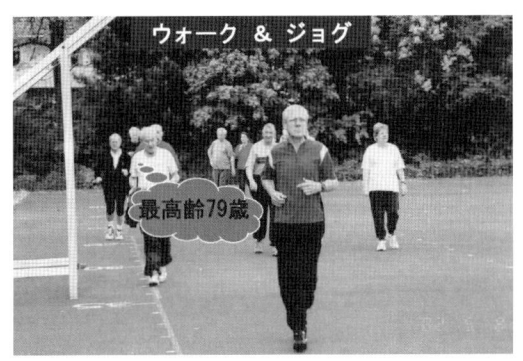

図4 高校の校庭を借用して行っている運動療法風景：歩行・ジョギング

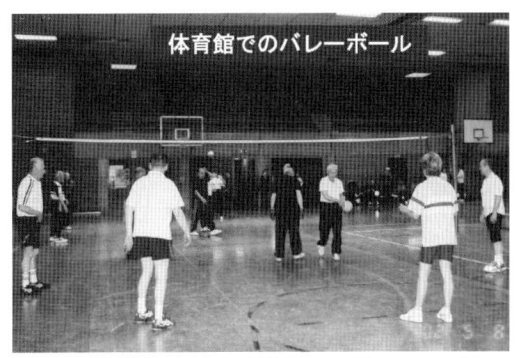

図5 高校の体育館を借用して行っている運動療法風景：バレーボール

このクラブの目的を「健康維持・増進のリハビリテーション，文化，スポーツ振興を目的とするクラブ」と謳っている[4]（図3）．定款の冒頭では詳しくその内容が記されており，最初に治療法としての心臓病スポーツの実施と記載されている．また理事会の構成メンバーとして，医療専門家として医師の参画が決められている．

財政的には，参加者が支払う年間125ユーロの会費と参加者1人1回当たり7.65ユーロ（保険から3.75ユーロと州スポーツ連盟が3.9ユーロ補助）の収入でまかなっている．運動指導員と監視の医師に払われる人件費は45分当たり23ユーロと両者同額である．DAKSE 97 e. V. には280名の会員がおり，そのうち約65％がスポーツ活動に参加し，65％の半数は毎週定期的に参加しているという．また保険から支払われる条件として，患者は少なくとも半年から1年ごとに主治医からリハビリテーションの必要性を証明した処方箋を交付してもらわねばならない．これには運動負荷試験結果を含んだ運動処方箋も含まれている．

運動療法は週2回（1回90分）行われ，高校や大学の公共施設を借用して行われる．州スポーツ連盟からの補助を受けるためには，クラブ活動拠点としての運動施設の使用が条件とされている．つまり公道や公園を無断で使用してクラブ活動を行うことは禁止されているのである．大規模クラブは自前で施設をもてるが小規模クラブでは借用するということになる．

運動プログラムは，準備運動・ジョギングまたはウォーキング，スポーツとしてバレーボール・整理運動（リラクセーション含む）となっている．はじめの30分は，体操を含むウォーミングアップで，引き続き15分間の歩行もしくはジョギング（患者ごと運動強度が決められている）を屋外の運動場で行った後（図4），体育館でバレーボールを試合形式で行っている（図5）．最後にリラクセーションをかねたクーリングダウンを10〜15分行って終了となる．ウォーミングアップも指導員は毎回趣向を凝らし，ゲームを行ったり手具やボールを使うなどして変化をもたせている．運動療法中は自己検脈と必要な場合，医師による血圧測定が行われ，各自記録用紙に記録している．また，除細動器を含む蘇生用具は常備されており，これら医療器具の手配や管理もクラブが行うことになっている．DAKSE 97 e. V. には，13グループが登録されており週2回（1回90分）定期的に活動している．多くの場合，開始時間は18〜19時ごろからとなっているが，最も遅いグループは20時30分開始である．筆者が見学したグループはすでに25年間継続して活動を続けており（ケルン市が組織していた時期を含める），運動指導員は1978年からこのグループを担当し開始当初から変わらない．開設当初から参加を続けている患者は3名いるとのことである．

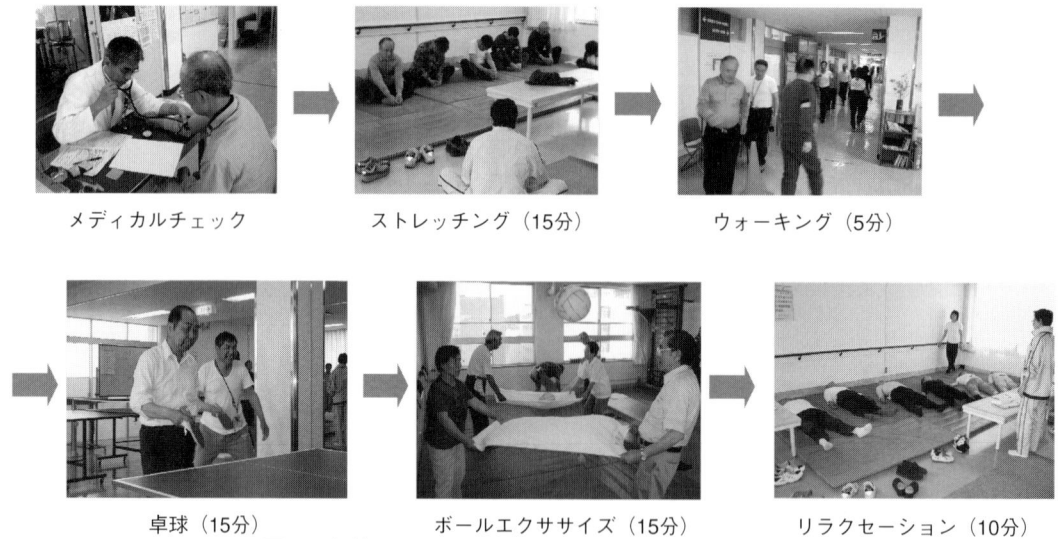

| メディカルチェック | ストレッチング（15分） | ウォーキング（5分） |

| 卓球（15分） | ボールエクササイズ（15分） | リラクセーション（10分） |

図6　維持期心臓リハビリテーション風景（埼玉医大）

スポーツを用いて心臓病患者に運動療法を行っているのがドイツでの特徴的な心リハであり，わが国では京都大学を中心としたグループが先駆けてこの方式を導入した[5]．埼玉医科大学でも2年前より患者の強い要望で集団スポーツ運動療法を実施している（図6）．しかし，発症もしくは術後1年以上をすぎているため心大血管疾患リハビリテーション料の算定が不可能で，ベッド数の制約から生活習慣病指導管理料の算定もできず，学校法人であるため医療法42条適用も不可能で，経済的にはまったく採算がとれないのが現状である．また，地域には心臓病患者の運動療法を受け入れてくれるスポーツクラブまたは医療機関がないため，われわれのような問題を抱える医療機関は，今後増加してくると思われる．したがって，このような現状を打開する方策としては，NPO法人を利用することが一つの解決策として考えられる．

V. わが国での取り組み

ドイツの先進的な例にならい，わが国でもようやくNPO法人による心臓病患者への運動療法支援の取り組みが模索されつつある．これは1998年12月にNPO法（特定非営利活動促進法）が施行され，民間グループの社会活動参加が法律的に保護されたことが端緒である．スポーツ活動においても文部科学省が総合型スポーツクラブ構想を立ち上げて，これが各地域に広がりをみせていることも拍車をかけていると考えられる．ただし，総合型スポーツクラブは文字どおり，複数のスポーツ種目のプログラムをもち，しかも参加者が子どもから高齢者までを含めることが義務づけられている．残念ながら地域の有疾患者や障害者，低体力者に対する特別な運動プログラムを実践している事例がみあたらない．そこで，独自に心臓病患者の運動療法支援を目的にNPO法人を立ち上げて活動を開始したグループがある．特定非営利活動法人JHC（ジャパンハートクラブ）である．URL：http://www.npo-jhc.org を参考にしていただきたい．JHCは，医療保険の給付対象とならない心臓病患者で，運動療法継続を希望するものを主な対象としており，参加費を支払うことにより既存の運動施設を利用して定期的な運動療法の指導が受けられる．今後は経済的自立はもとより，この活動を支える地域の医師の理解と良質な運動指導員の確保と教育が課題と

なろう．

VI. おわりに

わが国では，心臓病を中心とする生活習慣病患者に対する運動療法の受け皿がほとんどない．中高年者はなんらかの健康上の異常を有していることが多いため，今後ますますこういった対象への運動の重要性が増してくると予想される．それに運動療法は生涯を通じて行うことが望ましく，また継続性を重視するなら，楽しんで行えるスポーツを取り入れることが理想である．高血圧・糖尿病・高脂血症の運動療法に対しては，医療保険から算定可能となっているが，運用上の問題があり実際に算定している医療機関は少ない．さらに医療法42条施設や民間健康増進施設での試みもあるが，まだ十分普及しているとはいえない．したがって，医療機関や既存のシステムでの実施が十分でないならば，ドイツのAHGにみられるようなNPOによる運営方法も大いに参考にすべきであると考える．そして，仲間同士が決まった時間に毎週集い，和やかな雰囲気の中で治療としてのスポーツを享受できる場を設けることが必要と思われる．

なお，この内容の大要は第54回日本体育学会大会（熊本）にて発表した．

文 献

1) Goto Y, Itoh H, Adachi H, et al：Use of exercise cardiac rehabilitation after acute myocardial infarction. *Circ J* **67**：411-415, 2003
2) 厚生統計協会：国民衛生の動向 **49**：420-421, 2002
3) 牧田 茂，山口樹里：西ドイツにおける心臓病患者の運動療法について．臨床スポーツ医学 **6**：449-455, 1989
4) DAKSE 97 e. V. Satzung, 1997
5) Nohara R, Kambara H, Mohiuddin IH, et al：Cardiac sports rehabilitation for patients with ischemic heart disease. *Circ J* **54**：1443-1450, 1990

理学療法MOOK 12
循環器疾患のリハビリテーション

発　　　行	2005年10月5日　第1版第1刷
	2011年4月1日　第1版第5刷©
シリーズ編集	黒川幸雄・高橋正明・鶴見隆正
責任編集	山田純生
発 行 者	青山　智
発 行 所	株式会社 三輪書店
	〒113-0033 東京都文京区本郷 6-17-9　本郷綱ビル
	☎ 03-3816-7796　FAX 03-3816-7756
	http://www.miwapubl.com
印　刷　所	三報社印刷 株式会社

本書の無断複写・複製・転載は，著作権・出版権の侵害となることがありますのでご注意ください．

ISBN 978-4-89590-235-9　C 3047

JCOPY ＜(社)出版者著作権管理機構　委託出版物＞
本書の無断複写は著作権法上での例外を除き禁じられています．複写される場合は，そのつど事前に，(社)出版者著作権管理機構（電話 03-3513-6969, FAX 03-3513-6979, e-mail：info@jcopy.or.jp）の許諾を得てください．

■ 21世紀の高齢者をサポートする理学療法の決定版、待望の全面改訂！

理学療法MOOK 10
高齢者の理学療法
第2版

【新刊】

責任編集：森本　榮（医療法人社団輝生会本部）

- 定価3,990円（本体3,800円＋税5％）
- B5　頁270　2011年　ISBN 978-4-89590-376-9

　総人口に占める65歳以上の老年人口が増えている日本は、世界に類を見ないスピードで高齢化社会に向かっている。現在、高齢化率は21％以上であり、今後さらに高齢化は進み、40年近くにわたってこの状態が続くと言われている。超高齢社会の幕開けである。それに伴う医療費の高騰や、高齢夫婦および一人暮らしの増加によって家族介護に頼れないなど、さまざまな問題が生じている。これらの問題に対して、理学療法士はどのようにして期待に応えることができるのか、今まさに問われている。

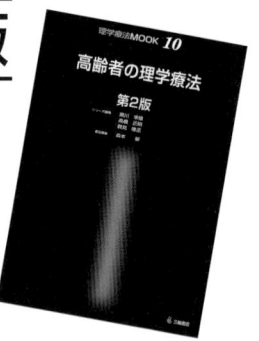

　本書では、高齢者の特性・障害（身体・精神・心理・QOL）および歴史的背景までを医学的知識だけでなく文化人類学的な視点からも解説。さらに急性期、回復期、維持期、在宅での理学療法の介入方法について、施設運営や福祉用具も含め、第一線で活躍されている方々が具体的な事例をとおして平易に述べた。高齢者を前にして悩める若い理学療法士にとって、問題解決・質の向上の一助となる必携の実践書である。

■主な内容■

第1章　高齢社会と理学療法

第2章　高齢者の特性
1. 高齢者の身体機能の特性
2. 高齢者の精神機能の特性
3. 高齢者の心理の特性
4. 日本の高齢者の特性―過去・現在・近未来
5. 高齢者のQOL

第3章　高齢者の障害と理学療法
1. 中枢神経障害
2. 骨関節障害
3. 呼吸障害
4. 循環器障害
5. 下肢切断
6. 内部障害

第4章　高齢者の施設内理学療法
1. ストロークユニットにおける理学療法①
2. ストロークユニットにおける理学療法②
3. 急性期における理学療法①
4. 急性期における理学療法②
5. 回復期における理学療法①
6. 回復期における理学療法②
7. 介護老人保健施設における理学療法①
8. 介護老人保健施設における理学療法②
9. 介護老人福祉施設における理学療法
10. 診療所外来における理学療法①
11. 診療所外来における理学療法②

第5章　高齢者の在宅理学療法
1. 高齢者における在宅理学療法
2. 訪問リハビリテーションにおける理学療法①
3. 訪問リハビリテーションにおける理学療法②
4. 訪問リハビリテーションにおける理学療法③
5. 訪問リハビリテーションにおける理学療法④
6. 通所リハビリテーションにおける理学療法
7. 通所介護における理学療法①
8. 通所介護における理学療法②
9. 環境調整と理学療法①―車いす
10. 環境調整と理学療法②―テクノエイド
11. 環境調整と理学療法③―インソール

高齢者に対しての考え方
1. 高齢者と価値を共有できるか
2. 気づきある理学療法
3. 誰のためのケアなのか
4. 高齢者の理学療法における基本的な考え方と配慮点
5. 内なるエイジズムに気づく
6. 臨床上で心がけていること
7. 全体像を捉える

好評既刊　理学療法MOOK

- 理学療法MOOK 1　**脳損傷の理学療法①**【第2版】　超早期から急性期のリハビリテーション
- 理学療法MOOK 2　**脳損傷の理学療法②**【第2版】　回復期から維持期のリハビリテーション
- 理学療法MOOK 3　**疼痛の理学療法**【第2版】
- 理学療法MOOK 4　**呼吸理学療法**【第2版】
- 理学療法MOOK 5　**物理療法**
- 理学療法MOOK 6　**運動分析**
- 理学療法MOOK 7　**義肢装具**
- 理学療法MOOK 8　**下肢関節疾患の理学療法**
- 理学療法MOOK 9　**スポーツ傷害の理学療法**【第2版】
- 理学療法MOOK 11　**健康増進と介護予防**【増補版】
- 理学療法MOOK 12　**循環器疾患のリハビリテーション**
- 理学療法MOOK 13　**QOLと理学療法**
- 理学療法MOOK 14　**腰痛の理学療法**
- 理学療法MOOK 15　**子どもの理学療法**
- 理学療法MOOK 16　**脳科学と理学療法**

お求めの三輪書店の出版物が小売書店にない場合は、その書店にご注文ください．お急ぎの場合は直接小社に．

〒113-0033
東京都文京区本郷6-17-9 本郷綱ビル

三輪書店

編集：03-3816-7796　FAX 03-3816-7756
販売：03-6801-8357　FAX 03-3816-8762
ホームページ：http://www.miwapubl.com